医药卫生高等院校创新教材

供口腔医学、口腔医学技术等专业使用

口腔修复学

（第 3 版）

主　　编　杜士民

副主编　刘绍良

编　　者　（以姓氏汉语拼音为序）

曹素芬　开封大学医学部

程　涛　郑州大学第一附属医院

杜士民　开封大学医学部

何宝杰　河南大学赛思口腔医院

李　锋　河南大学赛思口腔医院

刘绍良　广州卫生职业技术学院

曲竹丽　山东医学高等专科学校

任　旭　黑龙江护理高等专科学校

王　壮　辽宁医药职业学院

科学出版社

北　京

内 容 简 介

　　本教材是在第 2 版的基础上修订而成的，共 10 章，重点介绍了口腔缺损性疾病修复的基础知识、基础理论、基本技能。本教材在保持了第 2 版教材知识结构的连续性和系统性的基础上，进行了知识更新，并重点介绍了牙体缺损的修复、牙列缺损的修复、牙列缺失的全口义齿修复中的新技术。本教材设置了医者仁心模块，使学生在提高专业素养的同时，建立正确的价值观；案例模块，旨在培养学生临床思维能力。

　　本教材可供口腔医学、口腔医学技术等专业教学使用。

图书在版编目（CIP）数据

口腔修复学 / 杜士民主编 . —3 版 . —北京：科学出版社，2023.11
医药卫生高等院校创新教材
ISBN 978-7-03-075456-1

Ⅰ . ①口⋯　Ⅱ . ①杜⋯　Ⅲ . ①口腔科学 – 矫形外科学 – 医学院校 –教材　Ⅳ . ① R783

中国国家版本馆 CIP 数据核字（2023）第 073489 号

责任编辑：池　静 / 责任校对：周思梦
责任印制：师艳茹 / 封面设计：涿州锦晖

科 学 出 版 社 出版
北京东黄城根北街16号
邮政编码：100717
http://www.sciencep.com

北京汇瑞嘉合文化发展有限公司 印刷
科学出版社发行　各地新华书店经销

*

2005 年 8 月第 一 版　开本：850×1168　1/16
2023 年 11 月第 三 版　印张：15 1/4
2023 年 11 月第十四次印刷　字数：463 000
定价：89.80元
（如有印装质量问题，我社负责调换）

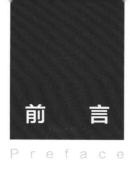

前　言

Preface

　　党的二十大报告指出："人民健康是民族昌盛和国家强盛的重要标志。把保障人民健康放在优先发展的战略位置，完善人民健康促进政策。"贯彻落实党的二十大决策部署，积极推动健康事业发展，离不开人才队伍建设。党的二十大报告指出："培养造就大批德才兼备的高素质人才，是国家和民族长远发展大计。"教材是教学内容的重要载体，是教学的重要依据、培养人才的重要保障。本次教材修订旨在贯彻党的二十大报告精神和党的教育方针，落实立德树人根本任务，坚持为党育人、为国育才。

　　本教材是在第 2 版的基础上修订而成的，内容上紧紧围绕学生工作岗位能力培养的需求，从培养高素质技术技能创新应用型人才的目标出发，注重学生自主学习能力和实践动手能力的培养，坚持体现基础知识、基础理论、基本技能，以及思想性、科学性、先进性、启发性和适教性的原则。本教材在保持了第 2 版教材知识结构的连续性和系统性的基础上，做了如下调整：重点介绍牙体缺损的修复、牙列缺损的修复，牙列缺失的全口义齿修复；更新了陈旧的知识并力求重点突出。

　　本教材编者均来自教学、临床一线，具有丰富的教学和临床实践经验。由于编者水平有限，书中可能存在不足之处，恳请广大读者提出宝贵意见。

编　者

2023 年 5 月

配 套 资 源

欢迎登录"中科云教育"平台，**免费**数字化课程等你来!

"中科云教育"平台数字化课程登录路径

电脑端

▶ 第一步：打开网址 http://www.coursegate.cn/short/2IGM4.action

▶ 第二步：注册、登录

▶ 第三步：点击上方导航栏"课程"，在右侧搜索栏搜索对应课程，开始学习

手机端

▶ 第一步：打开微信"扫一扫"，扫描下方二维码

▶ 第二步：注册、登录

▶ 第三步：用微信扫描上方二维码，进入课程，开始学习

PPT 课件，请在数字化课程中各章节里下载!

目 录

Contents

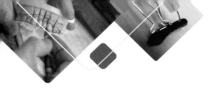

第**1**章
绪　论

第1节　口腔修复学的概况

口腔修复学是采用人工装置修复口腔及颌面部各种缺损、畸形并恢复其相应功能，预防和治疗口颌系统疾病的一门临床科学。

口腔修复学的工作内容主要包括：①牙体缺损或畸形患者的修复治疗，如牙体缺损或畸形的贴面、嵌体、部分冠、全冠、桩核冠修复；②牙列缺损患者的修复治疗，如牙列缺损的固定局部义齿、可摘局部义齿和种植义齿的修复；③牙列缺失患者的修复治疗，如牙列缺失的常规全口义齿和种植全口义齿修复；④颌面部缺损患者的修复治疗，如眼眶、耳、鼻及颌骨缺损的义眶、义耳、义鼻和义颌修复；⑤牙周疾病患者的修复治疗，如对牙周病松动牙的固定式、可摘式夹板治疗；⑥颞下颌关节疾病的修复治疗，如采用拾垫、咬合调整或咬合重建修复治疗颞下颌关节紊乱综合征等。其中，牙体和牙列缺损以及牙列缺失的修复治疗，是目前口腔修复学中需重点学习和掌握的内容。

口腔修复学的基本治疗手段是通过设计和制作修复体来恢复口腔及颌面部各种缺损和畸形所致丧失的形态与功能，使之尽可能达到或接近正常器官水平。

第2节　口腔修复学的发展

人类很早就重视牙病的防治，并积累了丰富的修复缺失牙及维持口腔功能的经验。考古学家在世界各地的古代墓穴中发掘出来的人类颌骨上，发现有采用竹子、木材，甚至兽骨或象牙雕刻而成的义齿（图1-1）。

宋代楼钥所著的《赠种牙陈安上》一文有"陈生术妙天下，凡齿之有疾者，易之以新，才一举手，使人终生保编贝之美"的记载。

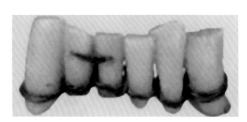

图1-1　古代用金丝结扎兽骨片的假牙

现代口腔医学起始于20世纪初。失蜡铸造技术的广泛应用是现代口腔修复学的第一个里程碑，它将工业铸造技术应用于口腔修复体的制作，并逐渐发展为精密铸造技术，其仍是目前口腔修复常规应用技术之一。20世纪50年代出现的金属烤瓷修复技术，使修复体兼顾功能性和美观性，其成为口腔修复学发展的又一项标志性技术。20世纪60年代出现的酸蚀-复合树脂粘接技术，为粘接式修复体的出现奠定了基础；同期出现的种植义齿，已经发展为口腔修复的重要手段，被誉为人类的第三副牙，是20世纪口腔医学最重要的进展。20世纪80年代出现的高强度全瓷修复技术，更好地满足了患者对美观和功能的要求，其正在成为口腔修复的主导性技术。随着计算机的广泛应用，计算机辅助设计和制作（CAD/CAM）技术，从根本上改变了传统口腔修复的理念与方法，带给口腔修复学和口腔工艺技术革命性的变化，代表了口腔修复学的发展方向。

第 3 节　口腔修复医生应具有的基本素质

口腔修复医生应具有以下基本素质。

1. 扎实的理论知识　口腔修复学是以基础医学、口腔基础医学、口腔临床医学、材料学、工艺学、生物力学、工程技术学、数字化技术及美学等为基础的应用性学科。口腔修复医生应具有丰富的基础知识结构，牢固地掌握口腔医学和相关学科知识。

2. 熟练的操作技能　口腔修复学较其他学科对于动手能力的培养有着更高的要求。修复医生必须熟练掌握基牙预备、印模制取、模型灌注、打磨、抛光、粘接、数字化印模及设计等20余项技术；还必须正确应用印模、模型、树脂、陶瓷、金属、粘接剂等多种材料，而这些操作技能和材料的应用都需要经过长时间的专门训练和临床经验积累方可掌握。

3. 良好的美学素养　口腔修复不仅要恢复患者口腔颌面缺损、缺失的形态和功能，而且要恢复患者的容貌。口腔修复学应是科学、技术和艺术的完美结合，要实现这一目的，就要求口腔修复医生具有良好的美学素养。一个好的口腔修复医生应具有美学、色彩学知识，绘画和雕塑技能，才能更好地服务于患者。

4. 爱岗敬业精神　爱岗，就是热爱自己的工作岗位，并能够为做好本职工作尽心尽力；敬业，就是用恭敬严肃的态度、认真负责的精神对待自己的工作。爱岗敬业是做好本职工作应具备的基本思想品格，是乐业的思想动力。工作就意味着责任和担当，口腔修复医生要始终不忘初心、牢记使命。

5. 较强的社交沟通能力　口腔修复医生的最终目的就是为患者制作出满足个体需要的修复体，这也是患者的心愿。医生只有具备良好的医患沟通能力，才能建立和睦的医患关系，取得患者积极全面的配合。医生应保持健康心态，学会换位思考，宽以待人，建立平等、友好、健康的医患、医技关系，这些都是医生个人素质的重要体现。

6. 创新精神　随着时代的发展，新理论、新材料、新工艺不断涌现，修复理论和方法、材料和技术不断创新，使口腔修复学不断丰富和发展。口腔修复医生在工作中要不断学习，积极创新，以更好地为患者口腔健康服务。

（杜士民）

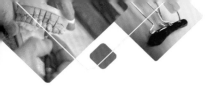

第2章
临床接诊

第1节 接 诊

接诊可以分为初诊、复诊和复查3个部分。初诊是患者首次向接诊医生主诉病症和主观要求，接受系统的检查并与医生商定治疗方案的过程。初诊是诊疗行为过程的开始，医生的态度、言行、价值观念及给患者的第一印象都会直接影响患者对医生和医院的信任程度。医生要牢固树立以患者为中心的理念，遵循医疗原则，严格按照操作技术规范要求开展接诊工作。本节将重点介绍初诊相关内容。

一、初诊的目的和内容

初诊的目的是获取患者相关资料，并与患者进行交流协商，共同制订出全面、合理、符合原则的治疗方案。初诊的主要内容如下。

1. 准确地获得患者的主诉。
2. 详尽地收集患者相关病史。
3. 系统全面地完成专科检查及必要的全身检查。
4. 得出初步诊断或在病情明确的情况下得出诊断。
5. 对与主诉有关的局部和全身病症提出诊疗方案或转诊建议，尽可能地提供必要的卫生指导与帮助。
6. 围绕各种治疗方案的预期效果及费用等因素，与患者商定治疗计划，并明确双方的责任，必要时与患者签署知情同意书等医疗文件，避免医疗纠纷发生。

二、初诊准备及临床检查顺序

（一）初诊准备

1. 医护人员　是为患者提供优质医疗服务的主体，在医疗服务中，除了要保证医疗服务质量外，医护人员还要做好充分沟通，保障患者的知情权、选择权和隐私权等。

2. 器械　初诊时所需的器械和辅助检查用品应齐全并放置于易于拿取的位置。

3. 椅位　应将治疗椅的水、电、气源接通，并调整好治疗椅位。将医生的椅位调整到合适的位置，方便医生检查。治疗过程中，若要调整治疗椅位，特别是要采取平卧位，应事先告知患者，然后再进行调整，避免惊吓到患者或给患者带来不适与伤害。

4. 灯光　诊室内照明光线宜柔和。治疗用照明灯的聚焦应准确限于手术检查的视野范围，避免投照到患者的眼睛及其他非检查部位。尽量使用不妨碍比色的标准光源或冷光源。必要时为患者佩戴遮光眼罩。

5. 患者　待患者坐在治疗椅上后，应正确调整患者体位，并对患者进行检查前的指导与教育，消除患者的紧张情绪。

6. 特殊准备　应为患有传染病的患者准备特殊的治疗间与设施,并做好医护人员的隔离防护。

(二)检查

1. 系统检查　避免只注意主诉病症,而忽视其他重要相关病症;同时避免只强调局部病症而忽视患者整体状况。

2. 检查顺序　检查应遵循有序的原则,先整体后局部,先外后内,先上后下,先左后右,先一般后特殊。循序望、问、探、叩、触、听、测的检查顺序。

3. 心理评价　有心理障碍者应请有关专家诊治后才可进行修复治疗。

三、初诊时的医患沟通

(一)医患沟通的概念

医患沟通是指医患双方为了治疗患者的疾病,满足患者的健康需求,在诊治疾病过程中进行的交流。医患沟通技术是医务人员必备的基本技能之一。

(二)医患沟通的形式

医患沟通的形式归纳起来基本有以下两个方面。

1. 一般性沟通　医生通过一般性沟通了解患者的相关信息,以便于疾病诊疗。

2. 法律性沟通　医患纠纷大多由医患交流不当所致,术前的沟通告知以及签订必要的知情同意书是维护患者合法权益及建立良好医患关系的重要措施。

(三)医患沟通的原则与技巧

医务人员在与患者沟通时要把握一定的技巧。医生掌握了医患沟通技巧,不仅会提高医疗效果,也会提高患者满意度。

1. 态度　医生的态度会给患者留下深刻印象,热情并富有亲切感和同情心的态度容易使患者接受和信任。交流时要措辞严谨、语言通俗易懂、实事求是,要尊重患者。医生对于患者偶然出现的冒犯或敌意性的语言要宽容和谅解。

2. 方式　医生要鼓励患者轻松自如地叙述病情。针对不同性格的患者,医生要学会转变方式,以适合患者的方式交流沟通,才能掌握必要的治疗信息。可使用小镜子或口腔内镜让患者亲眼看到病变,或运用 X 线检查结果、图片、模型、视频资料的演示交流,更为直观。要避免重复式提问,避免提出令人窘迫的问题。

3. 耐心　在与患者谈话的过程中,医生要专心和耐心倾听,不要轻易打断患者讲话。要善于发现患者未说出的问题,并引导患者表达,以指导诊断和方案制订。要善于察看表情、手势、姿势、肢体动作,判断非言语行为的意义和价值。在倾听过程中要做出适当的反应和反馈。

4. 提问　医生对需要了解的问题可以引导性地向患者提问,对重要问题可以探询式地提问,提问时要避免暗示。

第2节　病史采集

病史采集是医生通过问诊了解患者就诊的原因及要求,获得患者的系统病史、口腔专科病史资料等。在采集病史中,要仔细、耐心地倾听患者或家属对病史的叙述,根据患者主诉情况,了解疾病发生的时间、症状及其影响因素，疾病发展的过程和曾经治疗的经过，全身健康状况及曾经治疗的情况。按照主诉、现病史、既往史、家族史和全身健康状况，以及与疾病诊断和鉴别诊断有关的问题系统地询问，同时对患者的期望及心理需求做出合理的评估。

一、主　诉

主诉通常是患者用自己的语言来描述就诊的原因和迫切要求解决的主要问题。主诉的主要内容常是患者的感受，如疼痛、过敏、肿胀等；功能障碍，如咀嚼或发音不便；影响社交活动和美观，如口臭、缺牙、牙折、牙形态异常、牙变色等。

主诉过程中，要求医生认真听取患者的描述，有针对性地提问，进行归纳总结，确认患病的部位、主要症状及持续时间。

二、现　病　史

现病史的询问应围绕主诉的内容展开，包括患者患病后的全过程，即疾病的发生、发展、演变和诊治过程。牙齿缺失的患者，现病史问诊内容还应包括牙齿缺失的原因及时间；采用修复治疗的情况下，应了解采用何种修复方式，以及现有修复体使用情况及使用的时间等。

三、既　往　史

既往史包括患者过去健康状况、曾患疾病、治疗情况及生活习惯等。临床病史采集中可按（全身）系统病史、口腔专科病史分别进行询问和了解。

（一）系统病史采集

系统病史采集对现代口腔修复越来越重要。了解系统病史有助于医生拟定治疗计划，有助于判断是否在临床检查前或治疗前进行会诊或预防性用药。

口腔修复涉及范围广，操作复杂，如全口固定修复、固定-活动联合修复等治疗过程需要患者有一定的耐受能力。种植修复需要患者对种植修复有一定的了解和认识，以及活髓牙的牙体预备、排龈线的放置等操作中广泛使用局部麻醉，都要求医生注意了解患者的全身情况。在收集系统病史时，必须特别注意与本专业治疗安全性有关的内容，主要包括以下几个方面。

1. 患病史　患者是否患有心脏病、糖尿病、原发性高血压、传染性疾病等，目前是否正在接受全身性系统疾病治疗，是否做过放射治疗等。某些系统性疾病可导致支持组织对修复体的支持能力降低，如某些全身系统性疾病会影响种植体骨结合，了解病史有利于修复体的设计及判断预后。

2. 用药史　询问患者正在服用什么药物和对什么药物过敏。

3. 传染性疾病史　如乙型肝炎、丙型肝炎、艾滋病或梅毒等传染性疾病的患者或携带者，可成为交叉感染源，对医务人员或其他患者构成威胁，应采取适当的预防措施。

4. 其他　是否有出血不止的病史，对女性患者还应询问是否怀孕或是否在月经期等。了解患者的精神状况，是否有精神性疾病等。

采集全身病史的时候应该按照一定的程序进行，医生要善于运用医学知识和经验观察患者的行为和心理状态，用"无声"的问诊评价患者的病情。对全身情况的采集可采用问卷的形式，内容力求简单明了。问卷填写完成后，应标明日期并由患者签字。

（二）口腔专科病史采集

口腔专科病史一般包括口腔疾病发病的时间、原因、发展进程及曾做过的检查和接受的治疗。完整的专科病史资料包括以下内容。

1. 牙周病史　是否患有牙周病，曾进行过哪些治疗及效果如何。

2. 修复治疗史　是否曾做过牙体或牙列缺损、牙列缺失的修复，采用何种修复方式及现有修复体使用的时间等，对种植修复治疗后的患者，完整的修复病历资料尤为重要。了解这些情况对确定治疗方案和推断修复的预后有一定的意义。

3. 牙体、牙髓治疗情况　对无完整病历记录的患者，应详细询问牙体、牙髓的治疗情况，必要时进行X线检查予以确定。

4. 正畸治疗情况　有些牙根吸收是曾经做过正畸治疗所致，临床上应注意分析其原因，按照修复的原则和要求调整咬合。

5. 口腔外科治疗情况　对于要求先行正颌外科治疗后再进行修复的患者，应了解外科治疗的有关资料，将外科治疗与修复治疗计划全面整体地加以考虑。

6. X线检查图像资料　必要时辅以X线检查，了解患者当前的有关情况。患者既往的X线检查资料具有重要的参考价值。

7. 颞下颌关节紊乱综合征　是否曾经有颞下颌关节疼痛和（或）弹响、神经肌肉紧张疼痛等表现，发病与治疗情况如何。

8. 其他　一些影响口腔健康的生活习惯和疾病不容忽视，如偏侧咀嚼习惯的患者在进行修复治疗时要考虑修复设计的咬合关系问题。

专科病史有助于接诊医生进行口腔检查、制订全面的治疗计划，以及评估相关病史对治疗的预后影响等。

四、家 族 史

某些家族遗传性疾病会影响修复治疗计划的制订和修复效果。与遗传相关的口腔疾病有牙周病，如侵袭性牙周炎、牙龈纤维瘤病等，错𬌗畸形，遗传性乳光牙本质等。

第3节　临床检查

一、一 般 检 查

（一）口腔外部检查

1. 颌面部检查

（1）观察患者颜面部颜色与意识状态。

（2）观察颌面部外形，比较左右是否对称、比例关系是否协调，有无突出和凹陷，面部营养状况，有无肿胀和肿块，有无颌面部畸形等。

（3）口唇的外形，唇部松弛程度，笑线的高低，上、下前牙位置与口唇的关系。

（4）侧面轮廓是直面形、凸面形还是凹面形，颅、面、颌、牙各部分的前后位置、大小和比例是否正常，有无颌骨前突或后缩等异常情况。

（5）检查有无病理性语音，检查有无影响修复治疗的疾病，如腭裂、颌骨缺损，手术治疗后口腔组织缺损或瘢痕等。

2. 颞下颌关节检查

（1）面型 观察面部左右是否对称，关节区、下颌角、下颌支和下颌体的大小和长度是否正常，两侧是否对称，颏点是否居中，面下1/3是否协调等。

（2）颞下颌关节的活动度 用双手示指或中指分别放在两侧耳屏前方，髁突外侧，让患者做开闭口正中运动，感触髁突动度并触摸颞下颌关节区，检查双侧髁突的大小及对称性。

（3）下颌关节弹响 活动时有无弹响或杂音，观察弹响发生的时间、性质、次数及响度，是否伴有疼痛等。

（4）开口度及开口型 开口度指患者大张口时上、下中切牙切缘之间的距离。可用双脚规或游标卡尺测量。正常人的开口度为37～45mm，低于该值表明有张口受限。开口型是指下颌自闭口到张大的整个过程中下颌运动的轨迹。正常的开口型下颌向下后方，左右无偏斜，正面观直向下。若发现张口受限或开口型异常，可进一步用下颌运动轨迹图检查。

（5）下颌侧方运动 正常情况下，下颌最大侧方运动范围约为12mm。

3. 咀嚼肌检查 通常是对咬肌和颞肌等咀嚼肌群进行扣诊，触压是否有疼痛及判断压痛点的部位。检查当患者紧咬时，肌肉收缩的强度以及是否对称协调，判断有无因𬌗干扰而引起的咀嚼肌功能紊乱。

（二）口腔内部检查

口腔内部检查包括牙列的完整性、牙体缺损类型、牙周状况、咬合关系、修复体情况、口腔黏膜及口腔卫生状况。一般从患者主诉内容开始，包括以下几个方面。

1. 牙周检查 能够反映菌斑积聚、牙周健康状况或破坏的程度。这些检查对于选择基牙及评估修复体的预后有重要意义。修复治疗前应对牙周病进行有效治疗和控制。

（1）问诊 认真询问患者是否患有与牙周病有关的系统性疾病，询问牙周组织以外的口腔疾病情况，特别是有些疾病可同时发生在口腔及牙周组织，如牙龈上的窦道，外伤牙齿的松动，肿瘤或由压迫引起的牙齿松动，正畸治疗后的牙齿松动等。详细询问并记录牙周病史及治疗经过、效果。

（2）牙龈检查 检查牙龈应在稍干燥的条件下进行，因为湿的环境可能掩盖龈组织的细微变化。牙龈检查的项目包括龈组织的颜色、质地、大小和形态，然后轻轻挤压龈袋，检查是否有渗出物溢出。

（3）牙周探诊 用牙周探针测量牙周袋深度。通常情况下需要对每颗牙测量和记录6个部位的牙周袋深度，同时检查有无牙龈增生或萎缩现象、牙根分叉受累的情况。

（4）牙松动度检查 检查牙的松动度时用镊子夹住前牙切端或抵住后牙咬合面的窝沟，做唇舌向（颊舌向）、近远中向和上下向摇动牙齿，观察牙齿晃动的程度。

临床上常用的牙松动度测量和记录的方法有两种。

1）以牙的松动幅度计算

Ⅰ度松动：松动幅度小于1mm。

Ⅱ度松动：松动幅度为1～2mm。

Ⅲ度松动：松动幅度大于2mm。

2）以牙的松动方向计算

Ⅰ度松动：仅有唇（颊）舌向松动。

Ⅱ度松动：唇（颊）舌向及近远中向均有松动。

Ⅲ度松动：唇（颊）舌向及近远中向松动，并伴有垂直向松动。

2. 牙列检查 详细的天然牙检查资料有助于治疗计划的制订。牙列的检查包括以下几个方面。

（1）牙列缺损检查

1）问诊牙齿缺失的时间及原因；是否影响咀嚼；曾行义齿修复的情况；对修复治疗的了解及个人需求等。

2）缺牙：缺牙的部位及数目，缺牙区间隙大小是否正常。

3）缺牙区黏膜：黏膜色、形、质是否正常，是否有缺损、瘢痕、溃疡，缺牙区相关的唇颊舌系带情况，舌体情况。

4）缺牙区牙槽嵴：牙槽嵴有无妨碍修复治疗的骨尖、倒凹、骨隆突等。若伴有牙槽嵴和颌骨的缺损，应视缺损的部位、大小、范围、影响功能和美观的程度选择合适的修复方法。

5）邻牙：邻牙形态、大小、牙冠高度、牙周情况、松动度检查，邻牙有无龋坏、缺损，有无修复体，邻牙有无倾斜，邻牙与对颌牙的咬合关系等。

6）对颌牙：对颌牙牙体有无龋坏、缺损，牙周情况及修复体或充填体情况，有无伸长及松动度检查等。

7）咬合：咬合纸或殆蜡检查正中殆时上、下牙列是否有广泛均匀的殆接触，上、下牙列中线是否一致，是否为中性殆关系，有无错殆畸形，如拥挤、扭转等，覆殆覆盖是否在正常范围以内。

8）如行种植义齿修复，需对缺牙区牙龈和骨组织进行详细检查，做口腔计算机断层扫描（CT），详细了解缺牙区骨高度、宽度，骨密度，与神经管及窦腔的关系，评价种植手术的可行性。

（2）牙齿排列和邻接关系检查　通过视诊、探诊、牙线检查，X线检查牙齿数目、牙齿排列情况及邻接关系。

1）前牙：有无牙齿缺失、牙体缺损，有无个别牙的唇（颊）舌向错位、高低位、扭转、拥挤、反殆、开殆、前突等。上、下前牙中线是否一致。

2）后牙：有无牙齿缺失、牙体缺损，有无牙齿错位、扭转、拥挤、反殆、正锁殆或反锁殆等。

3）通过口腔内检查及X线检查牙齿数目是否正常，有无额外牙、阻生牙及其位置关系。

4）通过视诊、探诊、牙线检查牙齿的邻接关系，有无正常邻接关系、有无牙间隙、龈乳头情况及邻面是否有龋坏、缺损等。

（3）殆关系检查

1）采集病史：询问有无家族史，有无口腔不良习惯，有无正畸及其他治疗史等。

2）正中殆的检查：上、下牙列正中咬合时，是否有广泛均匀的殆接触关系；上、下颌中线是否一致；上、下颌第一磨牙是否是中性殆关系；前牙覆殆、覆盖是否在正常范围之内；左右侧殆平面是否一致。

3）息止颌位的检查：观察息止颌位与正中位时，上、下牙列中线有无变化；观察并探诊殆间隙大小有无异常。

4）殆干扰检查：利用咬合纸或殆蜡仔细检查正中咬合和前伸、侧方咬合移动时有无牙尖干扰，并扪诊牙齿在咬合移动时的动度变化，判断是否有早接触和创伤殆存在。

（4）无牙颌口腔检查

1）与患者面对面交谈，了解患者对义齿修复的理解程度及既往修复治疗的情况，询问患者的全身健康状况及年龄，观察患者的性格及精神心理情况。

2）观察患者的颌面部是否对称，唇的丰满度及长度，面部比例是否协调；下颌运动是否正常，颞下颌关节有无疼痛弹响、张口困难等症状。

3）结合拔牙后时间的长短，了解牙槽嵴吸收的稳定程度；检查牙槽嵴形态、大小。选择合适的义齿设计方案。一般在拔牙后2～3个月可行义齿修复。

4）检查上、下颌弓的形态和大小是否协调，上、下颌吸收情况是否一致，上、下颌弓的位置关系如何，分析是否有利于排列人工牙及义齿的支持和固位。

5）视诊口腔黏膜色泽是否正常，有无炎症、溃疡及瘢痕。检查舌体的大小、形状、静止状态时的位置，以及功能活动的情况。检查肌、系带的附着位置与牙槽嵴顶的距离。

6）检查唾液分泌量及黏稠度。

3. 牙体检查

（1）牙体缺损检查

1）询问病史：了解造成牙体缺损的原因及表现，是否进行过治疗及效果如何，是否影响咀嚼等。

2）视诊牙齿𬌗面、颊舌面、沟裂及邻面和牙颈部是否有可见的颜色改变、龋坏、缺损充填物、隐裂纹等。

3）探诊牙齿是否有邻面或沟裂龋坏或缺损，探诊缺损或龋是否有疼痛、敏感及穿孔；龋或缺损部位的范围、深浅、质地；充填体是否松动及边缘的密合程度、有无继发龋及悬突；牙本质敏感的部位和敏感程度。探诊牙体是否折裂及折裂片情况。

4）探诊龈下牙根是否完整，是否有根面的龋坏及牙根的折裂，探诊是否有牙周袋形成及深度，有无溢脓及瘘管形成；叩诊及咬诊是否有疼痛和不适。

5）温度测试或牙髓活力测试缺损牙齿的牙髓状况。

（2）天然牙的磨损情况检查 修复治疗前应对磨损引起的各种并发症状进行有效的治疗和预防。

1）询问患者的年龄，饮食习惯、咀嚼习惯，有无磨牙习惯或用牙咬物的习惯等。是否进行过修复治疗处理及效果如何。

2）视诊磨损发生的部位、累及面积及磨损程度，检查牙冠形态改变及牙本质暴露情况，有无尖锐牙尖及锐利边缘。发生于单颗还是多颗牙齿，是否有牙列紊乱，在咬合面或其他牙面是否出现了磨损。

3）探诊邻面是否有食物嵌塞、龋坏及牙周疾病。

4）探诊磨损面是否有牙本质敏感，是否有牙髓腔暴露及疼痛；叩诊及温度测试检查牙髓根尖周情况。牙龈及根尖区黏膜是否有瘘管形成。

5）磨损是否导致垂直距离过短，修复是否需要升高咬合；检查颞下颌关节是否有压痛、弹响及开口型是否正常。

6）咬合纸及扪诊检查不均匀磨损遗留的高陡牙尖，是否有创伤𬌗存在，是否造成颊、舌黏膜的刺激和溃疡。

4. 口腔修复体检查

（1）充填修复体检查

1）视诊：充填体的颜色是否正常，光亮度是否达到标准，充填体是否有缺损、裂纹，外形是否恢复牙齿生理外形，是否有继发龋，与邻牙是否有邻接关系，与对颌牙是否有咬合关系。

2）探诊：探诊充填体表面是否光滑及是否有隐裂纹；探诊充填体边缘是否密合及是否有悬突及龋坏，探诊是否疼痛，探诊充填体是否松动等。

3）咬合：用咬合纸检查充填体是否与对颌牙有广泛的咬合接触，是否有咬合高点；侧方𬌗及前伸𬌗是否有𬌗干扰等。

4）牙髓：温度测试牙髓活力是否正常，叩诊检查是否有疼痛。

5）牙周：视诊牙龈是否有肿胀，龈乳头是否有肿胀充血、萎缩或增生、坏死等；探诊有无牙周袋，累及范围和深度如何，袋内分泌物情况等。

6）特殊检查：必要时对充填体及牙齿进行X线检查。

（2）冠修复体检查

1）通过视诊和探诊检查冠修复体𬌗面形态及与对颌牙和邻牙的关系。检查𬌗面是否有破裂、穿孔等情况。观察修复体的颜色是否正常，是否符合功能和美观的要求。

2）检查修复体咬合关系，检查正中𬌗、前伸𬌗、侧方𬌗是否有𬌗干扰或早接触等。检查正中咬合时冠修复体与对颌牙的覆𬌗覆盖关系是否达到要求。

3）观察邻面形态和突度是否符合修复原则。观察邻接面的位置是否正常，用细牙线或塞尺检查邻接关系。

4）观察各外展隙和邻间隙是否清晰，包括唇、颊外展隙，切殆外展隙，舌外展隙。是否有食物嵌塞，牙龈及龈乳头色、形、质是否正常。

5）观察和探诊冠修复体龈边缘长短是否到达设计的位置，与牙颈部肩台外形是否一致，探诊检查冠边缘与牙体组织之间有无明显缝隙，允许微小缝隙不超过0.1mm。通过探诊可探入或发现明显缝隙均为冠边缘不密合。探针轻勾冠修复体龈边缘，检查冠修复体是否松动。

6）用直探针检查冠轴面的突度是否在牙颈1/3处，观察轴壁上颊舌向、殆龈向、近远中向的突度是否正常。观察和探诊检查轴面是否流畅和光滑，是否有利于修复体的自洁。

7）用镊子抵住牙冠殆面中央或夹住前牙切端，做颊舌向、近远中向、垂直向的晃动，仔细观察牙体是否松动，注意区别冠修复体与牙体松动的不同。

8）通过探诊和X线检查牙体是否有龋坏、缺损，牙根和牙冠是否有折裂。结合冷热刺激检查、叩诊检查及X线检查综合判定牙髓状况，通过X线检查判定根管治疗是否完善，根尖周组织破坏程度等。

9）视诊牙龈是否肿胀，颜色是否有改变，是否退缩，是否有溢脓。用牙周探针检查牙周袋深度，测量附着丧失情况，牙龈出血情况。

（3）可摘局部义齿检查

1）询问患者可摘局部义齿修复和戴用的时间，是否进行过修理或更换，使用情况及是否有疼痛等。

2）根据患者口腔情况，检查义齿的设计及制作工艺是否符合可摘局部义齿设计原则及制作要求。检查义齿的卡环、支托、基托、连接杆及人工牙有无折断、缺损、变形和脱落等。

3）视诊和探诊义齿就位后卡环、支托与牙面是否密合，卡环在基牙上的位置是否正确，是否影响咬合；基托、连接杆与黏膜组织是否紧密贴合，边缘伸展是否过长或过短，义齿有无翘动、摆动及压痛。

4）检查正中前伸及侧方咬合接触情况，是否有早接触点，覆殆覆盖关系是否符合人工牙排列要求。

5）检查基托是否引起软组织的损伤，黏膜是否有充血水肿或溃疡面；牙槽嵴部位是否有骨尖、骨突或骨嵴；检查基牙是否有牙体牙髓病、牙周病等引起义齿就位后不适或疼痛。

（4）种植义齿检查

1）询问患者种植义齿修复的时间及使用情况，了解使用的种植体系统。

2）根据患者口腔情况，检查种植义齿的咬合关系，种植体周围牙龈情况，对颌牙情况，相邻牙接触情况及稳固性等。

3）通过X线检查了解种植体的位置、种植体骨结合情况及种植体与周围组织的关系。

5. 口腔黏膜检查　遵循由外到内、由前到后、由浅入深的顺序检查，必要时应进行健、患侧的对比检查。

（1）检查唇、颊、牙龈黏膜、唇颊沟及唇颊系带情况。视诊和探诊检查有无颜色异常、质地改变；是否存在瘘管、窦道、溃疡、假膜、组织坏死、包块或新生物；腮腺导管乳头是否红肿、溢脓等。

（2）应依次检查腭部的硬腭、软腭，腭垂黏膜色泽、质地和形态。观察是否充血、肿胀，出现包块、溃疡和坏死；是否存在畸形和缺损。

（3）观察舌体、舌根、舌腹黏膜的色泽，舌苔变化、舌形及舌体大小；检查舌体运动有无障碍和伸舌偏斜；舌系带附着是否正常。

（4）除黏膜外，口底检查还应检查下颌下腺导管及其开口情况。扪诊口底有无占位性病变。

（5）口咽检查包括咽后壁、咽侧壁、扁桃体、软腭和舌根部检查。

二、影像学检查

X线检查是诊断口腔颌面部疾病的一种常规的检查方法，已成为重要的辅助检查手段。常规X线根尖片能确定牙根及牙周支持组织的健康状况,了解牙根的数目、形态、长度,有无根折和吸收,根管充填的情况。另外,根尖片常能够检查出牙邻面、牙颈部、牙根部等较为隐蔽部位的龋坏。对于牙体缺损修复和作为基牙的牙,可以了解其牙体、牙髓治疗情况和牙周情况。

曲面断层X线检查可全面了解颌骨、牙列、牙周、上颌窦及下牙槽神经的基本情况,对确定牙槽骨内是否有残根存留,有无第三磨牙埋伏阻生,颌骨有无其他病变很有帮助。由于X线曲面断层片将图像放大较多,变形较严重,其在判断和评价牙槽骨支持组织的状况、牙根的形态、有无龋坏或龋坏的范围等方面不够准确。

颞下颌关节侧位X线检查可了解关节凹、髁突的外形,以及髁突与关节凹的位置关系。头颅定位X线检查可用于分析颅、面、颌、牙的形态、位置,以及相互间的变化关系。

口腔CT检查已逐渐作为一种常规检查方法应用于临床工作中,口腔CT获得的三维信息,能更加清晰、准确地了解组织结构、病变位置,并可以准确地进行标识、测量和治疗方案设计,如牙根与上颌窦、神经管的位置关系对于种植修复前的诊断与设计尤为重要。

三、模型检查

制取印模并灌注牙列石膏模型可作为口腔检查的一个重要方法。特别对于一些复杂病情,模型检查可以弥补口腔内一般检查的不足,便于仔细观察牙的位置、形态,牙体组织磨耗和磨损印迹,以及详细的𬌗关系,进行缺牙区的间隙测量、试排牙研究等。同时方便进行会诊讨论。

四、咀嚼功能检查

牙列缺损或缺失后对口腔咀嚼功能会有不同程度的影响,修复前的一些功能检查可以了解咀嚼功能受影响的程度,并能进一步明确牙列缺失与口颌系统功能紊乱的关系,有助于制订正确的治疗计划和修复设计方案。常用功能检查方法有𬌗力检测、咀嚼效能的检测、下颌运动轨迹检查、肌电图检查。

第4节 诊断及治疗计划

一、诊 断

诊断是医生根据收集到的详细病史资料,口腔检查结果,X线检查、模型检查、化验检查结果,会诊结论加以综合分析,然后根据专业知识进行必要的鉴别诊断后对患者病情进行的判断,将为制订完善的治疗计划和预后评估提供帮助。诊断应包括主诉问题的诊断及检查中发现其他问题的诊断。与主诉相关疾病为第一诊断,其他诊断根据严重程度依次排列。

诊断要求使用医学术语,依据充足。诊断不明确时,应记录待诊。三次应诊仍不能确诊时,应请上级医生会诊,并详细记录会诊意见。

二、治 疗 计 划

确定治疗计划时应充分了解患者就诊的目的和要求,同时还应让患者了解自己的口腔患病情况,自身的修复条件,适合采取哪些修复方法,所需时间及费用等。在系统和局部检查及做出诊断的基础上结合患者的意愿,制订出一个科学合理的整体治疗计划,包括以解决主诉问题为中心的治疗方案;

也应包括对检查中发现的其他问题的治疗建议。整体治疗计划应按诊疗顺序及轻重缓急排列。

为了达到理想的修复效果，患者应了解必要的家庭配合及按时复诊或随访的重要性。另外，还有必要给患者介绍修复所用的材料、采用的方法、人工牙类别和价格等供其选择。对较为复杂的修复项目，如种植义齿的手术风险、固定局部义齿修复存在穿髓风险、全口义齿的固位与咀嚼效率、可摘局部义齿对发音的影响等情况，要事先向患者说明并征得患者同意，必要时签订知情同意书后才开始进行修复的操作。对整个治疗计划和治疗方案的改变，治疗的风险性和局限性，治疗费用的估计等都应先告诉患者或患者的监护人。对配合主诉的治疗计划要让患者理解和接受，必要时应有患者签字。

第 5 节　修复前的准备及处理

一、修复前口腔的一般处理

修复前准备是指经过全面检查、诊断之后，按照拟定的口腔修复设计，对口腔组织的病理情况或影响进行适当的处理，以保证预期效果。

1. 急性症状的处理　对由牙体折裂、牙髓病、根尖周病、牙槽脓肿、急性冠周炎或龈炎、口腔黏膜病，以及颞下颌关节紊乱综合征引起的疼痛或不适，应及时进行处理。

2. 牙周病的预防与治疗　口腔卫生状况直接关系到牙龈、牙周组织的健康，以及修复效果和修复体的使用寿命。同时，牙结石、牙垢等在牙面上的大量附着，将影响印模的准确性，所以修复前对牙结石和牙垢应彻底洁治清除。慢性牙周炎伴有不可逆性持续的骨损失应尽早予以控制和治疗，必要时进行系统的牙周病治疗。

3. 不良修复体的拆除　对设计不当、制作粗糙、质量低劣、危害健康组织的修复体，或修复体已经失去功能并刺激周围组织而又无法改正时，应予以拆除。

4. 龋病的治疗和控制　对龋坏造成硬组织缺损的牙，若常规充填治疗可获得满意疗效者可选做义齿的基牙；若发生牙髓病变时应行根管治疗；若拟作固定局部义齿基牙的牙髓情况疑有病变时，应行预防性的根管治疗，避免修复完成后又不得不将修复体拆除重做而造成不必要的损失。

二、余留牙的保留和拔除

1. 松动牙　对松动牙的处理应视其具体情况而定，有些松动牙是由不良修复体或创伤𬌗所致，病因去除后可逐渐恢复稳定。一般来说，对于牙槽骨吸收达到根 2/3 以上，牙松动达Ⅲ度者应予以拔除；对未达到这一严重程度的松动牙，经有效治疗后应尽量予以保留。

2. 残根　确定残根的拔除或保留应根据牙根的缺损破坏范围、根尖周组织的健康状况，并结合治疗效果与修复的关系综合考虑。

3. 慢性感染病灶的去除　对于慢性根尖周炎、牙周炎或智齿等引起的慢性感染性病灶应进行治疗和控制，必要时拔除患牙，清除病灶。

三、修复前正畸治疗

在修复前对牙缺失后长期未曾修复造成缺隙两侧牙倾斜移位，以及各种原因引起的牙错位（扭转牙、低位牙等），用牙矫正技术将有关牙矫正至正常位置后再进行修复，能扩大修复治疗的范围，尽量保存牙体组织，明显改善修复预后效果。

四、咬合调整与选磨

咬合调整的目的是引导殆力沿牙长轴传导，正中殆位时广泛接触，正中关系与正中位（牙尖交错位）协调一致，建立尖牙保护殆或组牙功能殆。

对咬合异常并有症状、体征的患者，修复前可以采取必要措施进行改正。如殆垫治疗、调殆、选磨及重度伸长牙的处理。

五、临床牙冠延长

被修复牙临床牙冠过短与邻牙龈缘曲线不协调时，会影响修复的美观效果，可以考虑临床牙冠延长处理。

六、口腔黏膜疾病的治疗

如果口腔黏膜有溃疡、白色损害等黏膜病症，必须先做治疗，以免修复操作和修复体本身对黏膜产生刺激作用而使疾病加剧。对是或疑似是修复体造成的口腔黏膜病，要高度重视。

七、修复前的外科处理

1. 唇、舌系带的矫正术　唇、舌系带接近牙槽嵴顶或舌系带过短，影响义齿的固位和功能活动时应进行外科系带矫正术。

2. 瘢痕或松动软组织的切除修整术　口腔内瘢痕组织对义齿的稳定和固位有影响时可考虑切除修整。由于有些患者戴用不良修复体时间过久导致骨质大量吸收，牙槽嵴表面由一层松软可移动的软组织所覆盖，这些软组织不能有效地支持义齿，还会因受压产生炎症及疼痛，可在修复前切除修整。

3. 牙修整术　拔牙时创伤过大造成牙槽嵴变形甚至骨折而又未能及时复位者，或拔牙后骨质吸收不均匀者，常形成骨尖或骨突。若有疼痛或有明显倒凹妨碍可摘义齿摘戴时，应进行牙槽骨修整术去除过突的骨尖或骨突。手术时间一般在拔牙后1个月左右较为合适。

4. 骨性隆突修整术　骨隆突系正常骨骼上的骨性隆起，组织学上与正常骨组织无区别。过大的骨隆突在义齿摘戴时可引起组织破溃疼痛，严重者义齿无法就位使用。修复前应有充分的估计和判断，及时施行修整术。

5. 前庭沟加深术　牙槽嵴过度吸收时影响义齿固位，可施行前庭沟加深术，改变黏膜及肌肉的附着位置，增加牙槽嵴的相对高度，从而增加义齿基托的伸展范围，扩大基托接触面积，达到增加义齿稳定性和固位力的作用。

第6节　病历记录

病历是检查、诊断和治疗过程的全面记录，是总结经验、评价医疗质量和进行科学研究的重要依据，在特定情况下，还将为可能出现的法律纠纷和医疗鉴定提供证据。因此，必须认真书写病历。要求书写规范，内容准确，项目齐全，书写清楚，不得随意涂改。病历的书写可以采用表格形式，也可以采用文字或文字与表格图形相结合的形式，完整的病历应包括下列内容。

1. 一般资料 口腔病历的一般资料记录在封面或首页上，项目包括姓名、性别、年龄、民族、籍贯、职业、婚姻状况、住址、病历号、就诊日期、药物过敏史和重大疾病史等。

2. 主诉 患者就诊时主要不适的症状、部位及发生时间，应简明扼要。

3. 现病史 按照时间顺序记录本次患病病史，包括疾病的发生、发展情况，做过何种治疗及目前情况。

4. 既往史 包括过去健康情况，曾患系统病史及口腔专科病史，治疗情况及生活习惯，有无传染病和过敏史等。

5. 家族史 与患者疾病有关的家族情况。

6. 口腔检查记录 记录所用口腔检查方法及检查内容，根据患者疾病的具体情况，全面而有重点地将检查结果记录在病历上。重要检查项目的阴性结果及体征应有记录；支持诊断的异常发现、检查结果、模型研究结果等必须充分而详细地记录下来。

7. 诊断 根据检查所得的资料，经过综合分析和判断，对疾病做出合乎客观实际的结论称为诊断，如对疾病不能确诊时，可用初步诊断等名称代之。

8. 治疗计划和修复设计 根据病情结合患者要求，制订治疗计划和修复体的具体设计，按轻重缓急分步实施，先解决主诉问题，再解决其他问题；先解决疼痛问题，再解决功能和美观问题等。治疗计划可用绘图、表格及文字等形式表示。此外，还应认真填写修复卡或义齿加工单，将临床有关的信息详细准确地传递给义齿加工单位。

9. 治疗过程记录 记录患者在修复治疗过程中每次就诊时医生所做的具体工作，以及治疗效果、患者的反应、下次计划进行的工作等。记载要简明扼要，每次复诊必须写明日期，医生必须签名，必要时应有患者签名。

10. 医嘱 书面说明本次治疗后可能出现的不适反应，术后注意事项，下次预约复诊的时间及治疗的项目等，患者阅读理解后签名。

11. 牙位记录 病历书写和口头描述中常涉及牙齿的位置，即牙位。理想的牙位表示方法应具备简明易学，明确无歧义，易输入计算机等优点。在病历书写时，对牙位的记载要用统一符号表示。常用的记录方法如下。

（1）世界牙科联盟（FDI）提出以两位数字系统来记录牙位（FDI牙位表示法）。其第一个数字表示象限，恒牙以1～4分别表示左、右、上、下四个象限，即1（右上）、2（左上）、3（左下）、4（右下）。乳牙则按同样顺序以5～8分别表示象限；其第二个数字则表示该牙在象限内的位置，恒牙以1～8表示，乳牙以1～5表示（图2-1）。例如，右侧上颌第一前磨牙的记录是14；左侧下颌第一前磨牙的记录是34。

```
               右上                左上
恒牙   18 17 16 15 14 13 12 11｜21 22 23 24 25 26 27 28
       48 47 46 45 44 43 42 41｜31 32 33 34 35 36 37 38
               右下                左下

               右上                左上
乳牙      55 54 53 52 51｜61 62 63 64 65
         85 84 83 82 81｜71 72 73 74 75
               右下                左下
```

图 2-1 FDI牙位表示法

（2）国内普遍应用的记录方法是将恒牙用阿拉伯数字表示，乳牙用罗马数字或用A、B、C、D、E

字母表示，习惯上还将右上、左上、右下、左下四个区以A（⌐）、B（⌐）、C（⌐）、D（⌐）代表。

恒牙记录方式，见图2-2。

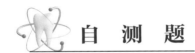

$$
\begin{array}{c|c}
A & B \\
\hline
87654321 & 12345678 \\
\hline
87654321 & 12345678 \\
\hline
C & D
\end{array}
$$

右 ← 左

图2-2 恒牙部位记录法

例如，上颌左侧第一磨牙的记录为 |6；下颌右侧第一磨牙的记录为 6|。

乳牙记录方式，见图2-3。

$$
\begin{array}{c|c}
A & B \\
\hline
V\ IV\ III\ II\ I & I\ II\ III\ IV\ V \\
\hline
V\ IV\ III\ II\ I & I\ II\ III\ IV\ V \\
\hline
C & D
\end{array}
$$

右 ← 左

或 右
$$
\begin{array}{c|c}
A & B \\
\hline
E\ D\ C\ B\ A & A\ B\ C\ D\ E \\
\hline
E\ D\ C\ B\ A & A\ B\ C\ D\ E \\
\hline
C & D
\end{array}
$$
左

图2-3 乳牙部位记录法

自 测 题

A₁型题

1. 下列不是主诉内容的是（　　）
   A. 肿胀　　　　　　B. 疼痛
   C. 职业　　　　　　D. 发音不便
   E. 缺牙

2. 系统病史的内容不包括（　　）
   A. 有无药物过敏史　　B. 修复治疗情况
   C. 是否患有糖尿病　　D. 是否用过抗惊厥药
   E. 是否有传染性疾病史

3. 下列不是𬌗关系检查的内容的是（　　）
   A. 上、下颌牙列中线是否一致
   B. 上、下第一磨牙是否是中性𬌗关系
   C. 牙列检查
   D. 息止颌位的检查
   E. 干扰检查

4. 制取模型检查的意义是（　　）

A. 检查牙周情况
B. 了解牙体、牙髓治疗情况
C. 了解牙根的情况
D. 可以弥补口腔内一般检查的不足
E. 了解关节的情况

5. 下列不是修复前准备与处理的内容的是（　　）
   A. 修复前口腔的一般处理
   B. 余留牙的保留与拔除
   C. X线检查
   D. 口腔软组织及牙槽骨的处理
   E. 修复前正畸治疗

6. 修复前外科处理不包括（　　）
   A. 拆除不良修复体　　B. 骨性隆突修整术
   C. 牙槽嵴修整术　　　D. 前庭沟加深术
   E. 唇舌系带的矫正术

（程　涛）

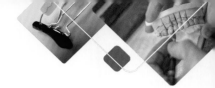

第**3**章
口腔印模、口腔模型和比色

第1节 口腔印模

口腔印模是用印模材料制取与口腔组织形态相反的阴性模型，可反映与修复有关的口腔组织的形态。

一、口腔印模的分类

（一）取印模次数

1. 一次法印模 使用印模材料一次性完成工作印模的制取。
2. 二次法印模 在第一次制取印模的基础上，用精确度高的印模材料进行第二次制取印模。

（二）是否进行肌功能整塑

1. 解剖式印模 印模是在口腔组织处于非功能状态下取得的，不进行肌功能整塑，常用于制取对颌印模。多用流动性较好的印模材料制取。
2. 功能性印模 是在印模材料未硬固前，模仿周围软组织的正常生理活动状态下制取的印模，需进行肌功能整塑。肌功能整塑可避免伸展到黏膜皱襞区的印模过长，对应基托过长而有碍肌功能活动。肌功能整塑分为主动修整和被动修整。主动修整要求患者主动做一些活动，如活动双唇、向前伸舌并左右摆动等。被动修整是医生用手指轻轻牵拉患者的唇颊部，上颌唇颊向前向下拉动，下颌唇颊向前向上拉动，帮助患者软组织做功能活动。

（三）是否对黏膜施加压力

1. 压力印模 取印模时对组织施加压力，反映出咬合状态下的组织形态。
2. 选择性压力印模 取印模时对部分区域施加压力，对另一部分区域不施加压力。适用于混合支持式义齿特别是牙列缺损类型为Kennedy第一类和第二类的义齿修复。这类义齿在功能状态时鞍基远端下沉的程度较基牙端多，采用选择性压力印模技术可以弥补这个缺陷。
3. 非压力印模 取印模时对组织不施加压力，反映出软组织无压力变形时的形态。

（四）患者张闭口情况

1. 张口印模 在张口状态下取印模，临床常用此法。
2. 闭口印模 在闭口状态下取印模，用旧义齿制作个别托盘取印模时采用此法。

（五）印模材料

1. 藻酸盐印模材料 为弹性不可逆性水胶体印模材料，常用于可摘局部义齿、全口义齿和对颌模型的制取。

2. 橡胶类印模材料　是目前口腔修复临床应用中最理想的一类印模材料。有聚硫橡胶、缩合型硅橡胶、加成型硅橡胶和聚醚橡胶。橡胶类印模材料具有理想的弹性、韧性、强度，以及良好的流动性、可塑性和体积稳定性。制取的印模清晰、精确、易于脱模，与模型材料不发生化学反应。

3. 其他　还有印模膏、琼脂等印模材料。

（六）制取方法

1. 分段印模法　主要用于张口受限的患者。先用半侧部分托盘取一侧印模，并保留在口腔中不取出，再用另一侧半侧部分托盘取印模，先后有部分重叠，然后分别取出印模将其拼在一起，灌注完整模型。

2. 分层印模法　主要用于对颌骨缺损较深者的修复。先用印模膏取较大缺损处印模，然后在印模膏组织面上均匀刮去一层，再以弹性印模材料衬印完成。亦可在缺损区分层用印模膏取模，在口外拼对固定后灌注模型。

3. 分瓣印模法　主要用于下颌牙列舌侧倒凹大的患者。软化两片片状印模膏，先将一片覆盖舌侧与𬌗面，再将另一片覆盖颊侧与𬌗面，两者在𬌗面重叠做标记。待其固化后分别取出并拼对，即形成两瓣部分托盘。将其内侧刮去一层，再按前述顺序用弹性印模材料分两瓣取印模，印模分别取出后拼在一起灌注模型。

（七）取印模方式

1. 传统印模　用口腔印模材料记录口腔颌面部各部分组织形态和关系的阴模。

2. 数字化印模和模型　伴随计算机辅助设计（CAD）和计算机辅助制作（CAM）在口腔修复体制作中的迅速发展与广泛应用，需要把传统印模与模型转化为数字化印模与模型。

（1）一种数字化印模和模型是把传统印模或模型通过扫描设备采集其数字印模或数字模型数据，并由技师在电脑上完成修复体设计。

（2）另一种数字化模型是医生通过口内扫描仪直接在患者口内采集数字模型，相当于同时完成了传统方法的取印模和模型制备，以及转换成数字模型数据的过程。

（八）修复方式

1. 口腔固定局部义齿修复印模。

2. 可摘局部义齿修复印模。

3. 全口义齿修复印模。

二、口腔印模托盘的分类

（一）成品托盘

根据成品托盘（图3-1）的材质分类如下。

1. 金属托盘　强度高，不易变形，可高温消毒反复使用。托盘材料为铝合金和不锈钢。

2. 塑料托盘　一次性托盘，可有效防止交叉感染。

3. 金属-塑料托盘　美观、耐用，具有金属托盘强度高的优点，但价格较高，消毒较困难。

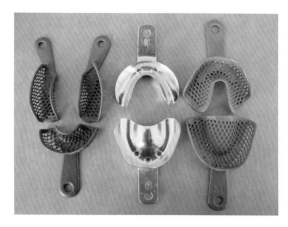

图3-1　成品托盘

（二）特定托盘

选择托盘的印模范围应包括所有基牙、邻牙、缺牙区牙槽嵴和相关软组织。临床中患者个体差异显著，有时无法满足这些条件，这时可以制作特定托盘来提高印模的精确性，同时减少了印模材料的用量。特定托盘多用自凝树脂制作。

三、口腔印模制取步骤

（一）藻酸盐印模材料制取步骤

1. 取适量粉水，按照厂家提供的粉水调和比例（一般为2：1）混合调拌。

2. 用调拌刀调拌，可以减少印模表面的气泡。

3. 快凝固型藻酸盐印模材料调和时间为45秒，常规型藻酸盐印模材料调和时间为1分钟。

4. 从调和藻酸盐印模材料开始到凝固时间为3～4分钟；为确保凝固后材料强度，最好在凝固后2～3分钟从口腔内取出。

5. 藻酸盐印模材料稳定性较差，从口腔取出时应迅速。用冷水冲洗去除表面唾液和血液。

6. 用碘剂或含氯复合物消毒印模。

7. 因为藻酸盐印模材料吸水后体积膨胀，失水后体积收缩，所以应尽快灌制石膏模型。无法立即灌制模型时应将印模保存在100%相对湿度的塑料薄膜袋中，或用湿毛巾包裹。

8. 灌注石膏模型前应去除印模表面的水分，因为水分可使石膏模型表面变软和粉化。

（二）橡胶类印模材料制取步骤

临床常用的橡胶类印模材料主要有硅橡胶和聚醚橡胶。橡胶印模材料在未凝固前有高流动性、中流动性和低流动性之分。根据橡胶印模材料的流动性不同，制取印模方法也不相同，主要分为单一印模法和双重印模法。

1. 单一印模法　用一种中流动性橡胶材料（如聚醚橡胶）注入托盘，同时也将此种中流动性橡胶材料注入患牙及其周围，然后将托盘就位一次性制取出印模。此方法简便易行、节约时间且获得印模准确，但技术要求较高。

2. 双重印模法　因含两种流动性的橡胶材料被称为双重印模法。

（1）双重两步法　双重两步法印模为双组分印模。先混合油泥型（低流动性）硅橡胶印模材料，放入托盘并制取初印模。待初印模凝固后取出，用修整刀去除印模中患牙周围1～2mm厚度的印模材料及阻碍印模二次复位的部分，并形成排溢沟。添加适量精准硅橡胶印模材料（高流动性）至修剪过的印模区，同时在预备过的患牙及其周围注入高流动性硅橡胶印模材料。再使托盘重新在牙列上就位，印模材料凝固后取出即获得更精准的终印模。该方法的优点是利于多个牙位修复体印模的制取，便于获得精准龈缘印模。缺点是取两次印模耗费时间，初印模二次就位时易影响准确性。

（2）双重一步法　将混合好的油泥型硅橡胶或其他低流动性硅橡胶注入或放入托盘中，同时在预备过的患牙及其周围注射高流动性硅橡胶印模材料，然后将托盘就位一次性制取印模。

四、口腔印模消毒方法

口腔是一个有菌环境，其中具有致病性的微生物可通过唾液、血液、牙垢等污染印模表面。为了预防口腔修复治疗过程中发生交叉感染，印模和模型的消毒受到医务工作者的高度重视，也成为保护医护人员的重要措施之一。印模须经过流水冲洗、消毒、再次水冲洗后才可灌注模型。

单纯用水冲洗只能冲掉印模上大部分污渍和有机物，并不能去除表面的微生物，要想达到消除微生物的效果，还必须结合使用其他消毒方法。

1. 化学消毒法 ①化学浸泡消毒法和喷雾消毒法：目前最常用的印模消毒方法是化学浸泡消毒法。常用的浸泡消毒液主要有2%戊二醛、10%次氯酸钠、2%碘伏（聚维酮碘）等，其中以2%戊二醛使用最多。浸泡时间一般在10分钟左右，浸泡法的消毒效果较好，但该法对印模的尺寸稳定性、表面湿润性、细微结构等会造成影响。亲水的聚醚橡胶印模材料、藻酸盐印模材料和琼脂印模材料要慎用浸泡法消毒，如使用浸泡法则浸泡时间不宜过长，也可使用喷雾消毒法，此法以碘伏喷雾最多见。硅橡胶印模材料和聚硫橡胶印模材料最稳定，各种消毒方法都适用。除了传统的消毒液，中性氧化电位水近年来逐渐应用于口腔印模消毒，它是一种中性，含有效氯的新型消毒剂，具有快速、强大、持久的杀菌作用，同时具有对金属托盘无腐蚀性、杀菌后无残留等优势。②自身消毒法：适用于藻酸盐印模材料，是用消毒溶液代替水与藻酸盐印模材料混合，制取印模从而达到消毒抗菌的效果。消毒溶液有0.1%氯己定、0.525%次氯酸钠、0.01%碘伏、0.125%壳聚糖等。

2. 物理消毒法 包括紫外线消毒法、微波消毒法和臭氧消毒法等。

第2节 口腔模型

用模型材料灌注于制取的口腔印模内，待模型材料凝固后脱出得到的阳模称为口腔模型。

一、口腔模型的类型

1. 工作模型 直接用于制作修复体的模型称为工作模型。由于要在工作模型上进行修复设计、模型处理及制作等，对其强度、精确度等性能要求特别高。临床上常用硬质石膏或超硬石膏来制作工作模型。

2. 非工作模型 是工作模型的对颌模型。用于确定上、下颌位关系，辅助在正确的咬合关系下进行修复体制作。临床上常用普通石膏灌注。

3. 研究模型 为了设计口腔修复或正畸治疗方案，以及检查、评价治疗效果而制取的口腔模型称为研究模型。

二、口腔模型的基本要求

1. 准确反映口腔组织解剖结构 模型要能准确反映口腔组织解剖的精细结构，即要求模型体积变化小、尺寸稳定、不变形、精确度高，模型表面无缺陷，如无气泡、石膏瘤等。

2. 模型有一定厚度和形状 模型要有一定的厚度和形状以保证修复体的制作。即模型的厚度应在10mm以上，模型的基底面要修整成与𬌗平面平行，模型的边缘宽度以3～5mm为宜。

3. 模型表面光滑，硬度高 能防止修复体制作时磨损的发生。

三、口腔模型的灌注方法

（一）灌注方法

1. 一般灌注法 对印模不做处理直接灌注模型。将调好的石膏浆从印模高而开阔处开始灌注，同时持托盘手柄轻敲橡皮碗边缘或将托盘置于振荡器上，石膏浆逐渐从高处流至全部牙列。牙列模型灌注后，稍微静置，继续添加石膏，一直加至牙列颈缘线上1.0～1.5cm。这种方法可使模型材料充满印模的每个细微结构，使模型灌注完全，减少气泡形成。通常上颌印模从腭侧最高处灌入，下颌从舌缘侧灌入。也可以采用从一侧向另一侧灌注的方法。灌注时切忌一次性将大量石膏直接倾注在印模低凹处，易导致空气无法排出而形成气泡。注意模型远中部分的石膏量一定要加至所需厚度。

2. 围模灌注法　首先在印模边缘下约2mm处，用直径5mm的软性黏蜡条将印模包绕，如果是下颌印模则需在下颌舌侧口底用蜡片封闭空隙。然后用蜡片沿蜡条外缘围绕一周呈柱状，并使蜡片高于印模最高点10mm。用蜡封闭固定蜡片与黏蜡条间的间隙。然后置于振荡器上，用调和好的模型材料灌注于印模内。此方法灌注制成的模型厚度适宜、外观整齐、便于义齿制作。但此方法操作复杂，较耗费时间。

3. 分层灌注法　指在灌注模型时先在印模组织面灌注超硬石膏，模型底座部分用普通石膏。这种方法既可以保证模型工作区的强度和硬度，防止模型在义齿制作当中发生磨损或损坏，又可以节约材料，降低成本。操作中注意，要在超硬石膏未完全凝固前灌注普通石膏，且普通石膏不要太稠，两者间不要产生空隙，以免脱模时两种模型材料分离。

（二）模型要求

1. 检查模型　模型应完整无缺，表面无气泡和石膏瘤，能清晰反映牙颌组织的细微纹路。模型边缘系带和黏膜返折线清晰且能显露肌功能整塑的痕迹。模型最薄处厚度大于10mm，模型边缘宽度为3～5mm。

2. 修整模型　模型修整的目的是使其整齐、美观、利于义齿制作，并便于观察保存。模型刚脱出时，模型材料未达到最大强度，此时应及时修整。模型修整通常是用模型修整机进行。

（1）底面　先修整模型底面使其与𬌗平面平行，并且模型底座的厚度应不小于10mm。

（2）后壁、侧壁及后侧壁　修整模型后壁使之与底面及牙弓中线垂直。修整模型两边的侧壁使之与前磨牙、磨牙颊尖的连线平行。修整模型后侧壁使之与侧壁和后壁形成的夹角平分线垂直。

（3）前壁　修整模型前壁，使上颌模型的前壁为等腰三角形，其顶角正对中线；下颌模型的前壁修成弧形，约与牙弓前部弓形一致。

（4）模型前壁及侧壁应在黏膜返折处外3～5mm。

（5）用工作刀修去模型上的石膏瘤等影响咬合的部分，但必须保持原有解剖形态，以恢复正常咬合关系，并使下颌舌侧平展，以利于修复体的制作。

第3节　比　　色

将需要修复的牙体的颜色记录并准确传递给技师是获得修复体美观效果的关键。口腔医生将个体牙与比色卡比较，选择并记录最为接近天然牙颜色的色号，这个过程称为比色，也就是确定修复体颜色的过程。了解颜色的基础知识、熟练使用不同的比色板及熟悉瓷修复体的结构是准确比色的关键。

一、颜色的基础知识

（一）颜色的产生

我们肉眼所见到的光线是由频率范围很窄的电磁波产生的，不同频率的电磁波表现为不同的颜色。

（二）光源

临床工作中所使用的光源主要有以下3种。

1. 自然光　光谱分布均匀，常被用作标准光源。但自然光受时间、天气等因素影响较大。晴朗天气中午的非直射自然光是比较理想的比色用光源。

2. 白炽灯　光谱中黄光成分较多而缺少蓝、蓝绿光线。

3. 荧光灯　光谱中蓝光成分较多而缺少黄、橙光线。

因此在白炽灯及荧光灯下进行比色时要注意其影响。

（三）观察者

颜色是不同波长或光谱组成的可见光刺激视觉引起的一种主观感觉，它除了与光对人眼产生的物理刺激有关，还与生理、心理等领域有关，这就导致不同观察者之间对同一颜色有着不同的理解，因此常出现医生、技师和患者对颜色的感知不同。在生理方面以下两个因素不容忽视。

1. 人眼对颜色的感知　视网膜中的视杆细胞只感知光线的强弱，在暗环境中发生作用；视锥细胞可感知物体的颜色，可分成3种，分别对红、绿、蓝光敏感，在明亮环境中发生作用。视杆细胞容易疲劳，只在最初接触某种颜色时较为敏感，因此在比色时要优先对比明度或亮度，这样符合人眼的生理规律。

2. 人眼对颜色的适应性　人眼对某种颜色注视时间越长对该颜色的感知敏感性会逐渐下降而出现适应，同时对其互补色的感知敏感性增强。因此在比色时要避免长时间注视，若出现视觉疲劳，可先注视蓝色来增强人眼对黄色的敏感性。

（四）被观察的物体

被观察物除了具有不同的颜色，其表面的粗糙度及结构，物体的厚度、形状、透光特性等均影响比色的准确性。

二、颜色的描述系统

（一）孟塞尔系统

孟塞尔系统是目前最常用的颜色描述定位系统之一，临床上的比色基于此系统。孟塞尔系统将物体的颜色描述为三大要素。

明度：又称亮度。指物体反射光线的强弱。孟塞尔系统将明度值由黑至白分为0～10共11个梯度。自然牙的明度值一般为4～8，相同色调的物体明度与透明度成反比。

纯度：又称色彩饱和度、色度、彩度，是指彩色的纯净程度。

色调：又称色相，它是色彩的一种特性，是由物体所反射光线的波长决定的。孟塞尔系统中有10种基本的色调：红（R）、黄（Y）、绿（G）、蓝（B）、紫（P）5种主要色调，以及黄红（YR）、绿黄（GY）、蓝绿（BG）、紫蓝（PB）、红紫（RP）5种中间色调。每种色调又可分成10个等级，天然牙的色调一般为黄红，范围为6YR～9.3YR。

（二）国际照明委员会表色系统

国际照明委员会于1978年为定量地测量颜色而规定了一种标准色度系统，此系统中颜色由三基色刺激值L*、a*、b*表示。L*表示亮度；a*、b*分别代表红绿度和黄蓝度，两者的绝对值大小决定饱和度。此系统主要用于天然牙、修复体的色度学定量研究。

三、天然牙的颜色特征

牙齿的颜色是牙齿外观的重要特征，是牙体构成成分及特殊结构的综合反映，会受到诸多因素的影响。

（一）增龄性改变

随着年龄的增加，牙齿的色泽变暗，颜色加深，由白黄到黄橙到橙棕并出现磨耗、染色等特征色。牙齿增龄性改变的原因如下。

1. 随着年龄的增加，牙本质小管逐渐变窄，管周牙本质逐渐发生矿化直至闭锁，导致牙本质透明度的改变。

2. 牙本质小管内的牙本质细胞发生萎缩，细胞突起消失，高度矿化，仅留下牙釉质可使光线发生透射，从牙釉质透入的光线由于牙本质的改变而被吸收，不能发生反射现象。

3. 某些原因，如进行性的牙切端磨耗，食物色素的沉着，烟斑，以及细菌、金属离子进入牙体组织，导致牙的光泽、颜色及其他影响视觉效果的因素发生改变。再如继发牙本质的形成，牙釉质结晶体过大引起牙排列不规则，使短波区域中的光线反射减少，视觉上牙体呈微红色。

（二）牙位、性别与牙齿颜色变化的关系

1. 天然牙的颜色存在性别差异，女性牙色的亮度高于男性而饱和度较低，色调偏黄。

2. 上颌中切牙亮度最大，尖牙亮度最小，但尖牙的饱和度最高，这一特点在年轻女性中非常明显。

3. 当中切牙、侧切牙的颜色差别不明显时，尖牙也显得比它们的色泽低，颜色深，这一特点在中青年男性中很明显。对于老年人来说，男性与女性的不同牙之间的差别没有那么明显。女性的中切牙与侧切牙的差别比较明显，但是中切牙、侧切牙与尖牙相比，一般尖牙的颜色显得更深。

4. 同一颗牙齿的不同部位，颜色也存在差异。中1/3用于代表牙色最好，切端和颈部颜色受周围组织影响较大。牙体中1/3亮度较大，而牙颈部饱和度最大，切端饱和度最小。

（三）半透明性

半透明性是影响修复体美观的一个重要因素。光照至天然牙冠可产生部分透射现象，产生半透明特性。牙釉质的厚度、分布与质量是影响天然牙牙冠半透明特性的主要因素。

（四）天然牙的荧光效应

天然牙中的羟基磷灰石与有机物基质在经过光的照射后，吸收能量然后以发光的形式释放出较长波长的能量（蓝白色光），此为荧光效应。牙本质的荧光效应强于牙釉质。观察该效应时要使用紫外线或黑色光源。修复体也应尽量模拟天然牙的荧光效应。

四、常用比色板的使用方法

比色板是由能基本代表天然牙颜色色调、饱和度和亮度的标准牙面组成的，临床上的比色通常是医生采用比色板以目测方式进行。目前比较常用的比色板有维他经典比色板和维他三维比色板。

（一）维他经典比色板

1. 特点　根据色调的不同该比色板分成 A、B、C、D 4组，代表了红褐色、红黄色、灰色、红灰

色4种色调。A组的色调与天然牙正常色调吻合度较高，色调偏棕黄，常用于青年人；B组的色调接近纯黄色，天然牙中并不多见。A/B组合常用于中年人，用来表达介于A、B之间的色调；C组可看作B组的一个补充色调，与D组色调相似，但亮度较低，偏灰，常用于中、老年人或四环素牙；D组可看作A组的补充，色调与A组相近但亮度较低，牙色偏红。该比色板存在很多缺陷。首先，比色板所包括的颜色范围过窄。其次，比色板的制作与金瓷冠或全瓷冠相差甚远，比色板无金属基底且瓷层厚度达2～3mm，而金瓷冠有金属基底，需用遮色瓷遮色而瓷层厚度只有1～1.4mm。再次，该比色板的牙冠长度与实际的牙长度不一致，比色板表现的颜色效果与金瓷冠缺乏一致性。最后，该比色板的颜色范围是以西方人的牙色数据制作的，与东方人牙色特征略有差异，因此该比色板不能完全满足临床要求。

2. 使用方法　首先在A、B、C、D 4组色板中选择最接近的色调。选择色调时首先要根据天然牙中饱和度较高的区域，如尖牙、牙颈部等来选择，其次在已确定的色调组中选择与天然牙最接近的饱和度，最后是亮度的选择。金瓷冠的亮度可通过在瓷粉中添加白粉或表面上色等方法进行小范围的增高或降低。在金瓷冠的制作中易出现的一个问题就是亮度大于相邻的天然牙，使金瓷冠看起来不自然。即使在同一牙面中天然牙的颜色也存在部位的差异，因此需要将牙面进行分区域比色和记录。

（二）维他三维比色板

1. 特点　依据明度可将维他三维比色板（图3-2）分为1～5级；依据饱和度可分为1～3级，中间也可有1.5和2.5级存在；依据色调可分为3级，分别为L、M和R，分别代表偏黄、中间色调和偏红。该比色板较维他经典比色板进行了较大的改进，其中包括：①牙颜色覆盖区更广，精确度更高。②按照色度测量的原则建立比色板系统，容易定量化。对色彩的明度、纯度及色调三参数进行了等距离划分。每一种颜色的比色卡三参数都为等距离逐次安置，使中间颜色的复制更准确且易定量，同时也使医技之间传达颜色信息更可靠准确，使技师可以在相对明确的参数指导下对一种颜色进行复制。③将出现最频繁的牙色置于色板中部，出现概率低的牙色置于色板周围，方便进行比色。

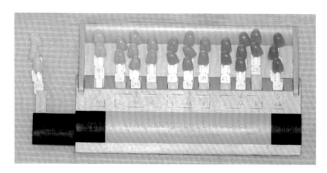

图3-2　维他三维比色板

2. 使用方法　首先应进行明度的选择，从1～5级5个明度等级中选择与天然牙最接近的亮度。具体方法是第1步把5个明度等级中色调为M，饱和度为2的色卡组取出用于明度组的选择；第2步是饱和度的选择，在已决定的明度组中将中间色调M的色卡组取出，选择与天然牙最接近的饱和度（1～3级）；第3步是确定色调（L、M或R），将天然牙的牙色与第2步中从M组里选中的饱和度相对合适的色卡相比，看天然牙的牙色是偏黄（L）还是偏红（R）。确定好色卡后，将结果标注在技工加工单上，必要时用文字说明。

五、临床比色的注意事项

为了提高比色的准确性，比色时需注意以下事项。

1. 诊室中的比色环境应模拟白色自然光条件或是模拟日光照射条件；周围环境灰色基调为好，不能有反光物或颜色鲜明的物品。应在自然光线条件下进行比色，一般以上午10点至下午3点之间为佳。有条件的情况下，应在标准光源下进行比色，然后在多种光源下进行综合评价，避免同色异谱现象。比色前还应充分清洁天然牙，去除邻牙烟斑、茶垢等，必要时用橡皮杯抛光；同时需要患者不要化妆，去除闪亮的首饰，避免穿鲜艳的衣物等。

2. 比色应在牙体预备之前进行，以减少因医生眼睛疲劳对比色产生的影响；比色时间要短，前5秒钟的第一印象很重要，以免因为凝视时间长而引起视锥细胞疲劳，视锥细胞激活后容易对被观察到的颜色进行补偿。

3. 比色时医生眼睛应与所比色牙保持在同一水平位置，距离约一臂长（50～60cm），医生位于患者与光源之间；比色时医生的眼睛可先注视蓝色背景，环境光线不要过强，可半闭眼睛，这样可使视杆细胞活跃。

4. 比色板稍稍湿润后再进行比色效果一般更好；对邻牙、对侧同名牙、对颌牙及牙体预备前基牙的颜色牙进行分析，同时将患者的年龄、性别综合起来考虑。尽量采用分区比色，将牙分为9分区而不是3分区，来进行各分区的比色，增加对牙色选择的准确性。由于对颜色感知的差异和对美观概念理解的不同，比色时要征求患者的意见，最终的比色结果应该患者能够接受。

5. 医生与技师之间应建立良好的交流关系，彼此对所应用的比色板、瓷粉、色彩学知识及比色方法等有深入了解，尽量减少信息交流产生的误差。

自 测 题

A₁型题

1. 使用藻酸盐制取印膜时，从调和到凝固一般需要（　　）

    A. 1～2分钟   B. 2分钟

    C. 2～3分钟   D. 3～4分钟

    E. 4～5分钟

2. 口腔模型的边缘宽度为（　　）

    A. 1mm   B. 3mm

    C. 3～5mm   D. 8mm

    E. 10mm

（任　旭　王　壮）

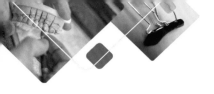

第**4**章
牙体缺损的修复

📷 案例 4-1

　　患者，女，36 岁。1 周前由外伤致上前牙折断，未做处理，因影响美观来院就诊。口腔检查：⌐1 牙冠 1/2 缺损，已露髓，探敏感，叩诊（－），无松动。X 线显示：⌐1 牙根较长，未见根折。咬合关系正常，上、下前牙牙龈轻度红肿，探易出血，牙石（＋）。余牙未见异常。

问题：1. 修复前应对该患者做哪些处理？
　　　2. 若该患者对美观要求较高，其修复设计应注意什么？
　　　3. 冠修复后可能出现的问题是什么？

第 1 节 概 述

　　牙体缺损是指牙体硬组织的外形和结构不同程度的破坏、缺失或发育畸形，造成牙体形态、咬合及邻接关系的异常，影响牙髓和牙周组织甚至全身的健康，对咀嚼、发音和美观等也将产生不同程度的影响。一般情况下，牙体缺损多采用充填治疗，但如果牙体缺损严重，单纯用充填治疗不能获得满意的疗效时，应采用修复治疗或充填与修复的联合治疗。牙体缺损的修复是用人工材料制作修复体来恢复缺损牙体的形态、功能和美观。常用的修复体有嵌体、部分冠、全冠和桩冠等。

一、牙体缺损的病因

　　牙体缺损最常见的病因是龋病，其次是牙外伤、磨损、楔状缺损、发育畸形和酸蚀症。

　　1. 龋病　是口腔常见病和多发病，会导致牙体硬组织发生慢性进行性破坏。由于龋洞自身缺乏修复能力，一旦形成，破坏范围会越来越大，龋病严重者可导致牙冠大部分或全部丧失而仅存残冠或残根。

　　2. 牙外伤　通常是由于牙齿受到外力撞击或咬硬物而引起，前牙外伤发生率最高。根据外力的大小及受力部位的不同可造成牙体硬组织不同程度的缺损、隐裂或牙折。

　　3. 磨损　牙齿在行使咀嚼功能时会产生生理性的磨耗。由于不良咀嚼习惯及夜磨牙等可造成病理性的磨损。磨损会导致牙冠咬合面降低，垂直距离变短，咀嚼功能障碍和颞下颌关节紊乱综合征。

　　4. 楔状缺损　多发生在牙唇面或颊面的牙颈部，尤其是尖牙和前磨牙。常伴有牙本质敏感和牙龈退缩等表现，严重者也可出现牙髓暴露甚至引起牙折。

　　5. 发育畸形　导致牙体缺损的发育畸形是指在牙发育和形成过程中出现的结构和形态异常。牙结构发育畸形包括釉质发育不全、牙本质发育不全、氟斑牙、四环素牙等。牙形态发育畸形包括过小牙和锥形牙等。

　　6. 酸蚀症　是指酸雾或酸酐作用于牙齿所造成的牙体硬组织损害。多见于制酸或常接触酸的人员，主要发生在前牙。长期大量饮用碳酸饮料和果汁也会引起牙齿的酸蚀。

二、牙体缺损的影响

根据牙体缺损的范围和程度不同，可能产生下列影响。

1. 对牙体、牙髓组织的影响　牙体表浅缺损可能无明显症状。如缺损累及牙本质层或牙髓，可出现牙髓刺激症状，甚至可导致牙髓炎、牙髓坏死及根尖周病变。

2. 对牙周组织的影响　牙体缺损发生在邻面会破坏正常的邻接关系，引起食物嵌塞，导致局部牙周组织炎症；发生在颊舌面，正常的轴面外形被破坏，咀嚼食物时引起牙龈损伤。患牙和邻牙可能发生倾斜移位，影响正常咬合关系，形成创伤𬌗。

3. 对咀嚼功能的影响　大范围和严重的牙体𬌗面缺损不但影响咀嚼效率，还可能会造成患者形成偏侧咀嚼习惯，严重者会影响垂直距离并出现口颌系统的功能紊乱。

4. 对美观、发音的影响　若牙体缺损发生在前牙，会直接影响患者的容貌；若缺损较大，可影响发音。

因此，牙体缺损应及时治疗，以恢复牙体的正常解剖形态和生理功能，防止并发症的发生。

三、牙体缺损的修复治疗

在保证固位和抗力的前提下，牙体缺损应尽可能地选用充填治疗，但在下列情况下宜采取修复治疗。

1. 有保留价值的残冠、残根或牙冠大面积破坏，充填治疗效果不好者。
2. 需要用修复体恢复或加高咬合者。
3. 患牙牙冠短或存在薄壁弱尖，且患者咬合力大或有夜磨牙症者。
4. 牙冠纵折、斜折或横折。
5. 牙体缺损的患牙需做固定局部义齿或可摘局部义齿的基牙。

四、牙体缺损修复体的种类

牙体缺损修复体是采用人工材料制成，粘接在经过预备的患牙上，以恢复牙体形态与功能的人工替代体。根据修复体的制作工艺、结构特点及所用材料的不同，牙体缺损修复体有下列种类。

（一）贴面

贴面是以树脂或瓷制作的覆盖牙冠唇面或颊面的修复体。根据修复材料和制作工艺的不同可以分为烤瓷贴面、热压铸瓷贴面，以及计算机辅助设计与计算机辅助制作瓷贴面。

（二）嵌体

嵌体为嵌入牙冠内部用以恢复牙体正常解剖形态和生理功能的修复体。覆盖后牙部分或全部𬌗面的修复体称为高嵌体。改良高嵌体利用髓腔作为辅助固位，同时具有嵌体和冠修复体的结构。一般用于牙冠𬌗龈高度过低，已完成根管治疗的后牙，如髓腔固位冠、嵌体冠。根据材料不同可分为金属嵌体和非金属嵌体，其中非金属嵌体包括瓷嵌体和树脂嵌体等。

（三）全冠

全冠是覆盖全部牙冠表面的修复体。

1. 金属全冠　是以金属材料制作的全冠修复体。
2. 非金属全冠　是以树脂、瓷等非金属材料制作的全冠。
（1）树脂全冠　以各种树脂材料制作的全冠。

（2）全瓷冠　以各种瓷材料制作的全冠。

3. 混合全冠　是以金属与瓷或金属与树脂材料制成的复合结构的全冠。

（1）烤瓷熔附金属全冠　又称金属烤瓷冠，是在真空高温条件下，在金属基底上制作的金瓷复合结构的全冠。

（2）树脂-金属混合全冠　在金属基底上覆盖树脂牙面的混合全冠。

（四）桩核冠

桩核冠是在残冠或残根上形成的金属桩核或树脂核，然后在此基础上制作全冠修复体。

第2节　牙体缺损的修复原则

牙体缺损修复的修复体的设计、牙体预备及修复体的制作与完成均应符合生物学原则和机械力学的原理，否则，修复体不仅起不到治疗作用，而且还可能会成为不良修复体，引发医源性疾病。所以，修复治疗的整个过程中都应严格遵循以下修复原则。

一、牙体预备要求

按设计要求，牙体预备必须磨除一定量的牙体组织，为修复体提供修复空间。在保证牙体预备符合要求的前提下，尽量保存健康的牙体硬组织，保证牙体具有足够的抗力，保护牙髓和牙周健康，使修复获得良好的远期疗效。牙体预备的要求如下。

1. 清除病变组织　如由龋病所致的牙体缺损，应去净龋坏的牙体组织及无基釉，防止继发龋；对老年人𬌗面严重的不均匀磨损，在做冠修复时，应磨改高尖陡坡，防止牙折。

2. 消除轴壁倒凹　为获得良好的就位道，需要磨除轴壁上部分健康牙体组织，将轴面最大周径降到所设计的修复体龈边缘区，以消除倒凹，利于修复体就位。

3. 预备量适宜　按照修复材料的要求，应在需要进行修复的牙体表面，磨除一定厚度的牙体组织。为容纳修复体提供空间，以保证修复体的厚度、强度和美观要求。

4. 制备成一定的形状　为增加修复体的固位，可将牙体预备成箱状或鸠尾形，还可增加钉洞、沟等固位形；为增加抗力，应消除薄壁弱尖及无基釉，磨改边缘嵴、轴面角及洞的线角处，使之光滑圆钝，防止折断。

5. 磨改过长牙或错位牙　为建立正常的牙冠外形和协调的邻牙间及颌间关系，预防𬌗紊乱、邻接不良和修复体戴入困难，应对影响咬合的过长牙、错位牙和畸形牙做相应的磨改。

6. 预防性扩展　修复体𬌗面应覆盖牙体的点隙裂沟，邻面应扩展到自洁区，有利于自洁和防止继发龋。

7. 牙体预备时应避免损伤牙周组织及其他软组织。

选用不同类型修复体及不同种类的修复材料，牙体预备的要求也有所不同。但在牙体预备过程中要防止两种错误倾向：一是不必要的过量磨切而影响牙体、牙髓健康；二是过分强调少磨牙而使修复体的修复空间不足进而影响修复体的质量。

二、恢复牙体形态和功能

只有正确地恢复牙体形态才能保证牙列完整，颌位关系准确，与颞下颌关节、神经肌肉系统相协调，达到恢复功能的目的。其中牙冠的解剖形态在维持该系统的生理功能、保持牙周组织的健康中起着重要作用。

（一）轴面形态

正常牙冠的轴面有一定的突度，恢复缺损牙轴面正常突度具有重要的生理意义。

1. 维持牙颈部牙龈的张力　牙颈 1/3 突度起到扩展牙龈、维持正常牙龈间隙的作用。

2. 保证排溢及正常生理刺激　人造冠的轴面突度过大时，缺少食物正常排溢及食物流对牙龈的生理性刺激使牙龈退缩；突度过小时，食物直接冲压在龈隙内，刺激过强导致牙龈附着的破坏。

3. 利于修复体的自洁　轴壁颊舌向、𬌗龈向、近远中向的正常突度和光滑的表面使其在咀嚼时易于被清洁，菌斑不易附着。

（二）邻接关系

恢复修复体邻面与邻牙的正常接触关系，能防止食物嵌塞，维持牙位、牙弓形态的稳定，使之与邻牙相互支持，分散咀嚼压力。随着咀嚼运动中牙的生理运动，邻面接触区会发生磨损，接触区由点接触逐渐变为面接触。在恢复修复体的邻面接触区时，若与邻牙接触过紧可导致牙周膜损伤引起疼痛，过松则可引起食物嵌塞。

🔗 **链接**　不同牙位邻面接触区的位置

前牙接触区靠近切缘，其切龈径大于唇舌径；后牙接触区靠近𬌗缘部位，近中靠近𬌗缘、远中在𬌗缘稍下，接触区的颊舌径大于𬌗龈径。第二前磨牙与第一磨牙邻面接触区多在邻面颊 1/3 与中 1/3 交界处；第一磨牙与第二磨牙的接触区多在邻面中 1/3 处。

（三）楔状隙和邻间隙

楔状隙是围绕邻面接触区向四周展开的空隙，可作为食物的溢出道，在咀嚼时，有利于食物从楔状隙排溢，减轻牙周负担。邻间隙是位于邻接点之下的龈楔状隙，正常情况下该间隙被龈乳头所充满，有保护牙槽骨和防止水平性食物嵌塞的作用。邻间隙因邻面磨耗而变小，因牙龈增龄性退缩而变大。因此，应注意正确恢复人造冠的楔状隙和邻间隙，避免恢复过大或过小引起并发症。

（四）𬌗面形态和咬合关系

正确地恢复𬌗面形态和咬合关系是有效恢复咀嚼功能的基本条件之一。因此在进行牙体修复时，应严格遵照良好咬合的标准。

1. 𬌗面形态的恢复应与患牙的固位形、抗力形，以及与邻牙和对𬌗牙的𬌗面形态相协调。当牙冠缺损大、固位力差、残留牙体抗力低时，应减少人造冠𬌗面面积，通常用减小颊舌径和加深沟、窝来实现。修复体𬌗面不能单纯追求解剖外形美，而应与上、下牙列𬌗面形态相协调。

2. 咬合力方向应与牙体长轴一致，𬌗面尖嵴的斜度应有利于咬合力沿牙长轴方向传递。

3. 咬合功能恢复的程度应与牙周条件相适应。应根据牙周膜的状况，牙根的数目、大小、方向，牙槽骨的骨质状况和吸收情况，冠根比例等因素来设计修复体承受𬌗力的大小，避免高尖陡坡，减小侧向𬌗力，减少对牙周的损伤。

4. 应具有稳定而协调的𬌗关系。修复体粘接在患牙上以后，将成为口颌系统中一个组成部分，因此，它无论在牙尖交错𬌗或是前伸、侧方𬌗时，都不能有早接触。在牙尖交错𬌗时，上、下颌牙尖窝相对，𬌗面有广泛的接触，从牙尖交错位到正中关系位的过程中无障碍点。前伸𬌗时，上、下前牙呈组牙接触，后牙不接触。侧方𬌗时，工作侧上、下颌组牙接触，非工作侧不接触。

三、修复体符合组织保健要求

符合组织保健要求的原则应贯穿到修复体的设计、牙体预备、修复体制作、戴入、粘接等过程中去。

1. 修复体的设计与组织保健 修复体的类型、修复材料的选择、修复体外形和边缘的位置等设计，应根据患者的牙体、牙周、咬合关系等因素来决定。如为年轻恒牙设计金属烤瓷冠可能伤害牙髓；又如对颌牙、邻牙已有金属修复体，再用异种金属进行牙体缺损修复，可能会产生微电流，引起牙髓刺激痛等。

2. 牙体预备与牙髓组织保健 活髓牙的牙体硬组织机械强度大于死髓牙。因此，符合牙髓保健要求对减少修复后的并发症，减少牙折，延长修复体使用寿命具有重要意义。用高速切割器械进行牙体预备时会因摩擦产热，窝洞越深，牙本质切割量越多，产生的热量越高，对牙髓的损害就越大。活髓牙的牙体预备常在局部麻醉下进行，这时牙髓虽受刺激但患者不能做出反应，应慎重。特别是在为髓腔较大的年轻患者做牙体预备时，尤其是在做牙颈部磨切时，更应注意对牙髓的保护。牙体预备应一次完成，因牙体预备后牙髓处于受激惹状态，如复诊时再次做牙体切割，会增加患者的痛苦。牙体预备完毕后，避免使用刺激性强的消毒剂消毒，尤其是接近牙髓的深洞和牙颈部时。常用75%乙醇消毒。牙体预备后至戴修复体之前，应戴暂时冠，尤其是活髓牙。用丁香油糊剂粘接暂时冠是较好的方法，它既可避免牙髓再度受刺激，又可安抚已受激惹的牙髓，同时还可保持患牙的位置和修复间隙，便于戴冠。

🔗 **链接** 牙体预备时为什么要注意降温？

髓腔适宜温度的范围为 $20 \sim 50℃$，当温度增高 $4.1℃$ 时，会有 15% 的牙髓坏死；温度增高 $8.2℃$ 时，则有 60% 的牙髓坏死，当髓腔温度增至 $51.7℃$ 时，所有的牙髓都将发生坏死。所以在牙体预备时一定要注意降温并采用间歇、短时、轻压磨切手法，以避免或减少牙髓损害。可用高速切割器械磨切牙釉质，用转速低的器械切割牙本质，并间断用 $3\%H_2O_2$ 溶液漱口，以减少对牙髓的损伤。

3. 修复体与牙龈组织的健康 牙龈覆盖牙槽突并包围牙颈部，可分为游离龈、附着龈和牙龈乳头3部分。游离龈和附着龈以龈沟为界。正常情况下，游离龈缘至龈沟底约2mm，龈沟底向根尖方向有宽约2mm的结合上皮附着在釉牙骨质界。牙龈的这一特殊结构对于保护牙周及其下层组织有重要作用。因此，修复过程中正确处理修复体与龈组织的关系，对保证修复治疗的成功有非常重要的意义。

（1）修复体龈边缘的位置 修复体龈边缘的位置关系到固位和牙龈健康，它与龈组织的位置关系有以下3种情况。

1）牙龈缘之上：其优点是不刺激牙龈且便于检查边缘。对于牙龈退缩及牙冠轴面突度过大的患者，常采用这种设计，但影响美观，特别是前牙修复体唇侧边缘应避免采用这种设计。

2）龈沟内：其优点是美观，但修复体深入龈沟内越深，牙周组织的反应越大，颈缘的牙体预备难度也随之增加，对医生的操作水平要求较高。临床上对于前牙唇侧、邻面接触点在龈下、𬌗龈距离短、固位不足或充填物已在龈下者，宜采用此设计。

3）与龈缘平齐：兼顾了上述两种设计的优点，但平齐龈缘菌斑容易积聚，易形成继发龋和龈缘炎。

修复体龈缘的位置应根据患牙的形态、固位、美观要求，以及患者的年龄、牙位、牙周及口腔卫生状况等多种因素来决定，参照口腔具体条件合理设计修复体龈边缘的位置，尽量减少或避免各种设计的不足。

（2）修复体龈边缘的外形和密合性　与修复体边缘位置相比，其外形和密合性具有更重要的意义。要求人造冠的龈边缘与患牙衔接处要形成一个连续、光滑一致的界面，避免形成任何微小肩台。这就要求修复体龈边缘的厚度应与牙体预备出的肩台厚度一致，过薄、过厚都会破坏修复体边缘与牙体衔接处的一致性，易造成菌斑聚集。

（3）修复体龈边缘处的牙体预备形式　修复体龈边缘处的牙体预备形式涉及修复体龈边缘的强度和密合性，对修复体的预后和龈组织健康有重要影响。修复体龈边缘处的常用预备形式有刃状边缘、斜面边缘、凹槽边缘、肩台边缘和带斜坡肩台边缘等（图4-1）。

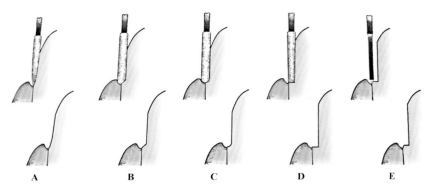

图4-1　修复体龈边缘处牙体预备形式
A. 刃状边缘；B. 斜面边缘；C. 凹槽边缘；D. 肩台边缘；E. 带斜坡肩台边缘

1）刃状边缘：牙体组织磨除量少，但无清晰的颈缘形成，修复体边缘的位置不易确定，边缘薄，制作蜡型时易变形，修复体边缘强度不足，只能用金属材料制作。适合倾斜的基牙或者轴面突度大的牙，多用于金属全冠的修复设计。

2）斜面边缘：斜面一般为45°。当楔状缺损或以前的修复体已经形成了颈部斜面时，可选用斜面边缘，优点是能消除无基釉。斜面只能用于强度高、边缘性能良好的金属边缘。斜面多用于嵌体洞形的𬌗面洞边缘，嵌体邻面形的颊舌轴面和3/4冠邻面轴沟的颊舌轴面的竖斜面。

3）凹槽边缘：边缘有一定的厚度，可以保证边缘的准确性。常用于铸造金属全冠边缘及烤瓷熔附金属全冠的舌侧金属边缘。深凹槽边缘：增加了凹槽边缘的宽度。修复体边缘有足够的厚度，准确清晰，是临床常用的一种设计，可用于烤瓷熔附金属全冠的唇侧边缘及全瓷冠的边缘。

4）肩台边缘：肩台一般为90°，宽1mm，边缘位置明确，能为瓷提供足够的空间，满足强度和美观的要求。但切割牙体组织较多，肩台越宽越接近髓腔。对活髓牙进行牙体预备时应慎重。常用于烤瓷熔附金属全冠的唇侧边缘及全瓷冠的边缘。

5）带斜坡肩台边缘：斜坡与深凹槽及肩台边缘联合使用，形成了冠周金属领圈，增加了边缘密合度，并且保护了边缘薄弱的牙体组织。斜面能消除无基釉，但减少了肩台的宽度，并使颈部美观性受到影响。这种边缘可用于烤瓷熔附金属全冠。

四、修复体符合抗力形与固位形的需要

在修复治疗中，一个良好的修复体不但要有正确的解剖外形，而且要在长时间承受外力的情况下不发生破裂、脱位，即修复体应合乎抗力形与固位形的需要。

（一）抗力形

牙体缺损的患牙，在修复完成后，要求修复体和患牙都能承受咬合力而不被破坏或折裂。

1. 加强患牙抗力的措施　①修复体类型的选择设计应考虑到患牙组织结构和缺损情况。修复体应

覆盖患牙薄弱部位，防止殆力作用在牙体薄弱部位上。牙体缺损大者，应采用辅助措施，如采用钉、桩加固后充填，做成桩核结构。②牙体预备时应磨除易折断的薄壁弱尖，降低高尖陡坡，修整尖锐的边缘嵴及轴面角。做洞固位形预备时，不要过宽过深，如鸠尾峡部不能超过两牙尖间距的1/2，冠桩的直径不超过根径的1/3。

2. 加强修复体抗力的措施　①根据患牙条件和设计要求，选择理化性能优良的修复材料，保证修复体适宜的厚度和强度。②形成合理的修复体外形。其组织面、表面均应光滑圆钝，避免形成尖、薄、锐的结构形式，防止因应力集中而出现折裂。③保证修复体制作质量，如避免铸件缺陷，防止树脂内形成气泡，避免假焊及假性界面结合。调整殆面形态、控制殆力方向，避免殆力集中，金瓷、金塑的衔接点应避免直接承受殆力。

（二）固位形

固位形是防止修复体在行使功能时，在侧向或垂直向力的作用下发生移位或脱落的牙体形状。制备适当的固位形是牙体预备的主要目的之一，也是修复体赖以长期固定在患牙上的重要因素。为加强固位，常在患牙上预备一定的钉洞、沟等辅助固位形。

第3节　固定修复体的固位原理及临床常用固位形

一、固位原理

修复体完成后将使用粘接剂将其粘接在患牙上。理想的修复体在行使咀嚼、发音等功能时，应当与患牙成为一个整体，不与患牙发生任何的相对运动。但临床上常遇到一些修复体因固位不良发生松动或脱落的情况，不仅影响功能，而且还会因继发龋造成牙体进一步损害。如何利用固定修复体固位的基本原理，增加修复体的固位力，对提高修复体质量有重要意义。

一般认为修复体固位力的大小主要是由动态的约束力、静态的机械摩擦力及化学性粘接力所决定的。

（一）约束和约束力

1. 定义　约束是指物体位移时受到一定条件限制的现象。约束力是通过约束与被约束物体之间的相互接触而产生的，这种接触力的特征与接触面的物理性质和结构形式有关。若约束本身是一刚体，约束与被约束是刚性接触，称为刚性约束。约束力的特征与接触面的几何形状和物理性质（如光滑程度等）有关。

2. 应用　由于修复体在行使功能时受力是多方向的，所以修复体脱位既有牙体轴壁方向的脱位，也有因某个牙尖斜面受力引起的旋转脱位。为了防止修复体的脱位，常将患牙预备成一定的几何形状，限制修复体的运动方向，如设计沟、洞等辅助固位形，增大刚性约束力。同时，还不应忽略阻挡作用在修复固位方面的应用。

（二）摩擦力

1. 定义　摩擦力是两个相互接触且发生相对运动的物体间所产生的作用力。摩擦力是约束力在切线方向的分力。它总是沿着接触面的切线并与物体相对滑动趋势的方向相反。两个相互接触的物体，如果有相对滑动时，在接触面间就产生阻碍彼此滑动的力，这种力称为滑动摩擦力。当外力不大，两个相互接触的物体有相对滑动趋势时所产生的摩擦称为静摩擦力。当物体所受的外力达到一定值时，处于即将滑动而尚未滑动的临界状态，此时的静摩擦力达到最大值，称最大静摩擦力，以 F 表示。最大静摩擦力的方向与相对滑动趋势相反，大小与两物体间的正压力 F_N 的大小成正比，用公式表达为：$F=\mu F_N$，这就是静摩擦定律，其中 μ 为摩擦系数，其大小与两个接触物体的材料及表面情况有关，一般与接触面积的大小无关。静摩擦力的大小对修复体的固位具有重要临床意义。

2. 摩擦力的利用　①修复体的密合程度：摩擦力的大小与两个物体接触面所受正压力大小成正比。所以修复体与预备后的患牙表面密合程度越高，接触点间压强越大，摩擦力也越大，固位越好。因此要求修复体与预备后的患牙紧密贴合。②粘接面的粗糙度：两接触物体表面适当的粗糙度有助于增加摩擦力。因此，除研制和使用摩擦系数大的修复材料外，应适当增加牙体表面和修复体粘接面的粗糙度。

（三）粘接力

1. 定义及形成　粘接力是指粘接剂与被粘接物体界面上分子间的结合力。修复体的固位，主要依靠牙体预备后形成的固位形，以及修复体与患牙密合而产生的摩擦力。粘接剂是修复体与患牙之间的封闭剂，金属修复体粘接面经表面喷砂、电解蚀刻、粗化等处理后，形成许多细小凹陷，这些凹陷被粘接剂所充满，待其结固后，在牙面与修复体之间形成渗入突，起到机械性锁合作用，对修复体的移位起到制动作用，同时粘接力在修复体的固位及边缘封闭中起重要作用。

2. 影响粘接力的因素　粘接力的大小与使用的粘接材料、粘接面积的大小、被粘接面的表面状况、粘接过程中的技术操作等密切相关。

（1）粘接强度与材料种类　树脂类粘接剂对牙釉质、牙本质及金属表面的粘接力明显大于无机盐类的粘接剂。

（2）粘接面积　因为修复体的粘接力＝粘接强度×粘接面积，所以在材料及粘接方法相同时，粘接面积越大，粘接力越强。

（3）粘接剂的厚度　粘接剂越厚粘接力反而越小，因此要求两粘接面尽量密合。

（4）粘接面的状况　修复体粘接之前应对牙体表面进行清洁处理，去除水分、油污、残屑，并进行彻底干燥。修复体的组织面即粘接面也应进行超声清洁、喷砂及粗化处理，以增加粘接剂与金属表面的结合强度。

（5）粘接剂调拌的稠度应适当　粘接剂调合过稀或过稠都会影响粘接力，应严格按照材料技术说明操作。

（6）界面封闭与腐蚀因素　若修复体边缘不密合，水分从边缘渗漏，使结合面吸水，可导致粘接剂溶解。若金属修复体粘接面清洁不良，加上化学物质的作用，可产生腐蚀现象，其结果可导致粘接力下降。

（7）应力因素　因材料中颗粒性填料外形及界面外形不规则，加压粘接持续到粘接材料结固引起应力冻结等因素，均可引起界面应力增加。应力作用会加速界面老化，使粘接力不持久，导致粘接失败。

二、临床上常用的固位形

（一）环抱固位形

环抱固位形是冠修复体最基本的固位形式，其特点是固位力强，牙体切割表浅，对牙髓影响小，提供的粘接面积大。

在环抱固位形中，患牙的𬌗龈高度、轴壁的平行度或聚合度、修复体与牙面的密合度是影响其固位力的重要因素。

1. 𬌗龈高度　𬌗龈高度越大，固位力越强。𬌗龈高度高者，牙体对修复体的约束力大，旋转脱位可能性小。𬌗龈高度过低者，修复体𬌗面的一侧受力时，以冠边缘为支点旋转，容易脱位。这种情况多见于殆龈距离短的磨牙，而前磨牙和前牙较少发生，这与旋转半径大小有关（图4-2）。在殆龈高度和轴壁殆向聚合度相同的情况下，旋转半径小者阻挡作用大，这就是临床上磨牙全冠修复体脱落比前磨牙常见的原因。所以在牙体预备时要减少旋转半径，如增加颈部肩台，减小轴壁聚合度，增加辅助固位沟、洞，尽可能保存牙尖、殆缘嵴等，以增加冠修复体抗旋转脱位力。

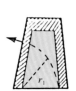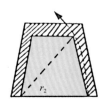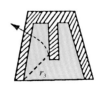

图4-2　旋转半径与阻挡作用的关系

r：旋转半径

2. 轴壁平行度　各轴壁越接近平行，固位越好（图4-3）。但临床上为了便于冠的就位，常在轴壁预备出2°～5°的殆向聚合度。聚合度越大，固位力越差，一般不超过5°。

3. 修复体的密合度　修复体粘接面与牙体组织越密合，固位力越好。

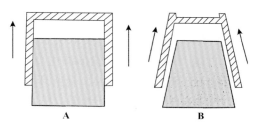

图4-3　聚合度与摩擦力的关系

A. 长方形套管，摩擦力大；B. 梯形套管，摩擦力小

（二）钉洞固位形

钉洞固位形是深入牙体内的一种较好的固位形式。其特点是磨除牙体组织少，固位力较强，应用灵活，常与其他固位形合用。

目前常用的固位钉按使用方式分为3种：粘接式固位钉、螺纹式固位钉和楔入式固位钉。粘接式固位钉用于铸造冠、嵌体等修复体的辅助固位及桩冠的固位。螺纹式固位钉是用相匹配的钻预备钉孔，再将螺纹钉旋入，常用于残冠、残根作核结构的加强或切角缺损修复的加固等。楔入式固位钉是以卡环丝弯成U形，嵌入牙冠断缝两侧的钉洞中，用以固定牙折的断片。

对钉洞预备的一般要求如下。

1. 深度　钉洞固位力的大小主要取决于钉的长度。而钉的长度又取决于钉洞的深度。深度一般为1.5mm，根据需要，可增加到2mm，死髓牙的钉洞可适当加深。

2. 直径　钉的直径一般为1mm左右，过细易折断。

3. 位置　钉洞一般预备在患牙殆面接近釉牙本质界的牙本质内。前牙一般置于舌面窝近舌隆突处及舌面切嵴与近远中边缘嵴交界处，后牙则置于牙尖之间的沟窝处。这些部位远离髓角，也不易造成牙釉质折裂。

4. 分布　两个以上的钉洞，其分布越分散，获得的固位力也越大。一般做1～3个钉洞，后牙可做2～4个钉洞。

5. 方向　为保证修复体的顺利就位，钉洞之间应相互平行，并且要与人造冠的就位道平行。多个钉洞预备时，其轴壁稍向切端、殆面敞开，呈锥形，以便于修复体就位。

6. 表面形态　钉的表面有光滑的，也有锯齿状和螺纹状的，以螺纹状者固位力最强。

（三）沟固位形

沟固位形是凹入牙体表面的半圆形固位形，常用于牙体轴面。具有较强的抗水平移位及抗殆向脱位的作用。其优点是牙体磨除少，切割表浅，可根据需要调整沟的方向和长度。对沟固位形的预备要求如下。

1. **深度**　沟越深，沟固位力越大。沟的深度一般为1mm，并且逐渐向牙颈部变浅，过深易损伤牙髓。

2. **长度**　沟越长固位越好，虽受解剖条件的限制，不能任意延长，但对于牙冠短、修复体固位形差者，应该尽量延长。一般其长度不应超过邻面的片切面。

3. **方向**　两条以上的沟预备应相互平行，并且应与修复体就位道方向一致。同时两条沟之间的距离越大，固位越好。

4. **外形**　沟的外形为近似的半圆形。预备时不宜在沟缘形成锐缘，避免造成釉质折裂，但也不能形成浅凹而影响固位。尤其舌侧壁应清晰，才能起到抗舌向脱位的作用。沟的止端主要有两种类型即有肩台式和无肩台式：前者固位力强，但易损伤牙髓，适用牙冠短者；后者不易损伤牙髓，固位力稍差一些，适用于牙冠较长者。

（四）洞固位形

洞固位形是陷入牙体表面外形规则的洞。常用于龋齿的修复，即将龋坏的牙体组织清除后预备成一定的形状。其固位力主要取决于洞的深度和形状。洞形预备的基本要求如下。

1. **深度**　这是洞固位形的主要因素，洞深应该在2mm以上。洞越深，固位力越强，但如果洞太深，缺损范围一般也较大，余留牙体组织的抗力相应较差。如果遇到薄壁、弱尖，尤其是死髓牙，应特别注意患牙的抗力形，并采取措施加以保护。

2. **壁直**　洞形所有轴壁应与就位道方向一致，相互平行，不存在倒凹。为了就位方便，轴壁可向洞口敞开，一般不超过2°～5°，点、线角清晰，加强固位。

3. **底平**　可以抗衡垂直方向的咬合力，洞越浅越需要底平，防止出现修复体的松动脱位。洞形深者则不必强调底平，以防损伤牙髓。

4. **鸠尾扣**　多用于邻面或邻𬌗面牙体大面积缺损。它既要起到防止修复体水平移位的作用，又要不影响余留牙体组织的抗力。鸠尾扣的形状、大小应根据缺损情况而定。多在𬌗面沟槽处适当扩展，

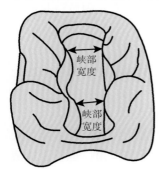

图4-4　鸠尾固位形

尽量保留牙尖的三角嵴，自然形成鸠尾扣。其峡部宽度一般磨牙为颊舌尖宽度的1/3左右，前磨牙为1/2左右（图4-4）。峡部过窄修复体容易折断，过宽则失去扣锁作用且易引起牙折。如果是死髓牙或牙体缺损较大者，应采用保护牙尖的铸造修复体。

5. **洞缘有短斜面**　洞缘斜面位于箱状洞洞面角处，以消除无基釉，防止洞缘釉质折裂，同时也有助于修复体边缘与洞形边缘的密合，使粘接剂不易被唾液所溶解。洞缘斜面的预备，一般是沿洞面角做成45°，其宽度一般为1～2mm。近来修复体更多地采用延伸斜面，覆盖脆弱的牙尖，凡𬌗面有咬合的部分都包括在修复体之内，以确保余留牙体的抗力。

第4节　暂时性修复

暂时性修复是口腔修复治疗的重要组成部分。传统工艺制作中，从牙齿预备完成到戴入最终修复体通常需要1～2周时间。目前，简单的暂时性修复体可以与牙齿预备同一天完成，不需要后期制作。有些情况下还需要技工室后期制作的暂时修复体，见于大范围咬合重建、评估咬合变化对颞下颌关节紊乱综合征的影响、改变咬合垂直距离，桥体及种植位点愈合期的过渡。

一、暂时性修复体的功能和作用

（一）美学作用

恢复患者的美观，有助于患者克服心理上的障碍。

（二）生物学作用

1. 保护牙髓　活髓牙在牙体预备后处于激惹状态，暂时修复体可以隔离口腔环境对牙髓的刺激。
2. 保护牙周组织健康　戴用合适的暂时修复体，利于控制菌斑，保持牙龈的健康。

（三）力学作用

1. 保持稳定，防止邻牙移位而造成最终修复体就位困难，防止基牙因牙体预备后𬌗向伸长而丧失𬌗面修复间隙，导致最终修复体戴入后进行大量调磨。
2. 正确恢复暂时性修复体的外形、邻接关系，防止患牙或基牙移位。
3. 保持牙弓外形，维持唇颊组织正常的丰满度。
4. 恢复咀嚼功能，预防颞下颌关节紊乱综合征及神经肌肉功能紊乱的发生。

（四）诊断作用

通过暂时性修复体可观察基牙对𬌗力产生的反应，使医生准确估计基牙牙周组织的预后；同时也为患者提供认识和适应修复体的机会，使其更好地配合医生治疗。有利于最终修复体达到最佳的牙冠形态和排列位置。

二、暂时性冠桥修复

暂时性冠桥修复是在固定修复牙体预备后至最终修复体戴入前的临时性过渡修复体，包括部分冠、全冠、固定局部义齿等。

（一）暂时性冠桥的要求

1. 生物相容性　保护牙髓不受冷热刺激及细菌的侵袭，易于清洁，确保牙龈的健康，咬合协调稳定。暂时性冠桥必须覆盖整个患牙预备后的临床牙冠，并恢复患牙及缺失牙形态；冠的边缘密合轴面突度合适，咬合接触达到动态和静态的协调接触；邻接点的位置、大小及松紧度均合适。
2. 美观　前牙的形态和色泽与邻牙协调，保证美观。
3. 保护患牙及牙周组织　暂时性冠桥应具备一定强度，过渡期间在患者口内应能承受咬合力而不发生破损折裂且固位好，能起到保护患牙和保持修复空间的作用。
4. 制作方便　暂时性冠桥的制作要方便快速。

（二）暂时性冠桥的制作方法

1. 直接法　直接在患者口腔内制作暂时性冠桥的方法。适合于单颗或少数牙，此种方法方便、快捷。具体操作方法如下：①牙体预备之前制取印模。②常规牙体预备。③修整印模，制备排气道后口内复位，确认。④调拌暂时性冠桥材料，将化学固化复合树脂调拌后注入预备牙体的部位。⑤印模在口内就位，去除多余树脂，待树脂固化后取出。⑥完成暂时性冠桥，修整、打磨、抛光。

2. 间接法　在模型上制作暂时性冠桥的方法如下。①牙体预备前的印模：牙体预备前制取印模，灌注诊断模型。若牙体有缺损需在诊断模型上用蜡充填完整，将模型浸泡在冷水中约5分钟，用弹性体印模材料再次制取印模。脱模后检查印模是否完整，修除拟预备牙体的颈缘部分，然后将印模浸在冷水中或用湿纸巾包裹。②牙体预备后的印模：牙体预备后选择合适托盘用藻酸盐印模材料再次取印模。如果需暴露颈缘，要先排龈再取模。③灌注工作模型：灌注人造石或普通石膏模型，模型尽可能包括患牙的两侧邻牙及周围软组织。④检查工作模型与印模的适合度：脱模后修整工作模型，检查殆面及颈缘，然后将其置于牙体预备前的印模内，检查是否准确就位。⑤制作暂时性冠桥：在模型上涂布分离剂，待其充分干燥。调拌暂时性冠桥专用化学固化树脂注入牙体预备前的阴模内需要制作暂时性冠桥的部位，树脂材料要从一侧到另外一侧缓慢注入以防产生气泡。模型轻轻颤动就位，力量适当确保冠壁厚薄均匀。若斜向就位，则会造成一侧冠壁过薄；若就位不全，则会造成冠的殆面过厚，颈部缺损。将多余的树脂除去，用橡皮筋扎紧，直立放置温水中浸泡约5分钟加速树脂的固化，待其聚合完全后拆除模型，去净暂时性修复体内的石膏。⑥完成暂时性冠桥：用砂片去除多余的树脂，修整颈缘，打磨、抛光、消毒。一定注意龈外展隙的修整，确保不能压迫牙龈乳头。

（三）暂时性冠桥的试戴与粘接

1. 口内试戴　将暂时性冠桥在口内患牙上就位，用咬合纸检查咬合，调磨正中殆及侧方殆的早接触点，去除咬合高点的同时确保有效的咬合接触；颈缘部分要精细调磨、高度抛光，不能压迫牙龈；邻接关系良好。最后用布轮抛光。

2. 暂时性冠桥的粘接　暂时性冠桥的粘接剂应粘接力适当，容易取下且取下后好清理；对牙髓无刺激。临床多使用氧化锌水门汀粘接，但由于丁香油可以阻碍树脂的聚合，影响树脂类粘接剂的粘接，若永久性修复体选择树脂粘接剂粘接，要选择不含丁香油的水门汀粘接暂时性冠桥。

第5节　固定修复印模技术

一、固定修复印模的基本要求

固定修复印模的重点在于把预备体和其牙龈、邻牙、对殆牙等相关组织的形态和相对关系反映清楚。牙体缺损的各类固定修复体对边缘密合度和咬合接触的精度要求极高，所以对印模的精确度的要求更高。

二、固定修复印模材料及印模托盘的选择

（一）印模材料

固定修复印模的材料详见第3章。

（二）印模托盘的选择

制作嵌体、单个磨牙的全冠，咬合关系稳定时可以使用部分牙列托盘制取预备牙的印模。取模区域应包括患牙近、远、中向各至少两颗邻牙，并记录准确的咬合关系。多个磨牙全冠或者上、下颌咬合关系不稳定时必须使用全牙列托盘。使用橡胶类印模材料时，必须使用不易变形的全牙列不锈钢托盘（图4-5）。

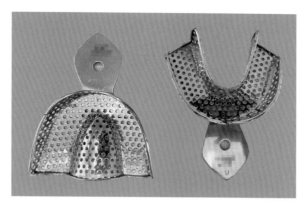

图 4-5　全牙列不锈钢托盘

三、固定修复印模的制取方法

固定修复印模制取前，为使预备的平龈缘或龈下肩台形态更清晰、准确地复制到印模上，需先进行排龈处理。

以橡胶类印模材料为例介绍目前临床常用的两种制取印模的方法。

1. 双重印模法　目前临床常用低流动性硅橡胶和高流动性硅橡胶的组合。固定修复印模的制取方法多采用双重一步法。具体操作步骤如下：①由助手调和低流动性硅橡胶，放入托盘内。②在助手做以上操作的同时，医生使用调和枪调和高流动性硅橡胶，注入牙体预备体及邻牙周围。注意以上两个步骤要同步完成。③将充满低流动性硅橡胶的托盘轻轻就位于口内，放置大约 3 分 30 秒，待其完全凝固后从口内取出。

2. 单一印模法　聚醚橡胶和加成型硅橡胶印模材料都是专用于单一印模法的中流动性印模材料，多用自动调和机调和。具体操作步骤如下：①使用自动调和机调和印模材料，注入托盘和口内输送枪内，迅速将印模材料注入牙体预备体及邻牙周围。②紧接着将充满印模材料的托盘轻轻就位于口内，放置 3～4 分钟，待其完全凝固后从口内取出。

第 6 节　贴　　面

贴面修复是采用粘接技术，在保存活髓、少磨牙或不磨牙的情况下，对前牙牙体表面缺损、变色、着色、釉质发育不良及畸形牙等采用修复材料直接或间接粘接覆盖牙表面，恢复牙体的正常形态和改善色泽的一种修复方法。

一、贴面的分类、适应证和禁忌证

（一）分类

按照修复方法可分为直接贴面修复和间接贴面修复；按照修复材料可分为复合树脂贴面、烤瓷贴面、铸造玻璃陶瓷贴面及玻璃陶瓷贴面等。

（二）适应证和禁忌证

1.适应证

（1）釉质发育不良、轻度龋损或其他因素导致的唇面、切端或牙尖釉质缺损。

（2）变色牙，如死髓牙、四环素牙及氟斑牙的美容性修复。

（3）改善前牙外观形态，如畸形牙、过小牙等。

（4）轻度错位牙、扭转牙等，患者不愿意接受正畸治疗。

（5）前牙存在过大间隙，需关闭间隙进行美观修复者（图4-6，图4-7）。

（6）过短牙或磨耗牙加长切端且牙釉质量足够者。一般认为，切端的长度加长在2.0mm以内不会明显改变修复体或者牙的抗折性能。

2.禁忌证

（1）上颌牙严重唇向错位或唇向移位、反𬌗牙。

（2）下颌严重深覆𬌗。

（3）下颌唇面严重磨损无间隙者。

（4）有磨牙症、咬异物等习惯的患者不建议使用。

（5）预备牙缺损较大使全瓷修复体局部厚度大于2mm时避免使用。

（6）当重度釉质发育不良等造成釉质粘接面不足时，不仅贴面的粘接力下降，而且贴面与牙表面的封闭作用也下降，易发生微漏或染色，此时禁止使用贴面，应该考虑全冠修复。

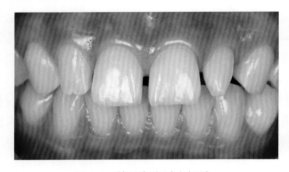
图4-6　前牙存在过大间隙

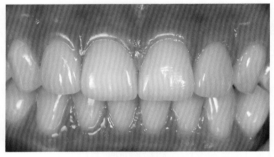
图4-7　瓷贴面修复后

二、贴面修复术前的准备与牙体预备

（一）修复前准备

1.询问病史　详细地了解患者的主诉、现病史及既往史（尤其是修复史），着重了解患者对修复体的期望及患者对修复效果的接受程度，同时还要注意患者的心理因素。

2.全面检查　检查咬合关系、牙周情况、龋齿、牙体着色、唇线高度、笑线、肤色等情况。对口腔情况较复杂的患者需要拍照，在研究模型上制作蜡型。

3.医患沟通　将完整的治疗计划告知患者。

4.修复前处理　进行必要的牙体、牙周治疗，口腔卫生宣教。

5.贴面颜色选择　修复体颜色的选择要兼顾邻牙、对颌牙颜色和患者的要求，对患者的年龄、肤色、着色程度、职业进行综合考虑，同时还应注意粘接剂的颜色对最后修复体颜色的呈现产生的影响。

（二）牙体预备

1. 牙体预备的原则

（1）预备量 牙体预备量既要保证贴面的厚度又要使牙体预备控制在釉质内。颈部约为 0.3mm、中部约为 0.5mm、切端约为 0.7mm。

（2）边缘位置 颈部边缘的位置可平龈缘或龈缘下。邻面边缘的位置一般放在邻接点的稍前方。若需要恢复邻接关系贴面边缘应超过邻接点终止于舌侧。

（3）边缘形态 边缘呈光滑的浅凹形，不要形成尖锐的线角。

（4）切缘形态 根据美观要求、咬合关系、牙冠外形等因素来决定切缘的预备方式，包括窗式、重叠式、羽式和斜面式，其中以窗式最常用，重叠式用于切端需要加长或透明时。

2. 预备步骤

（1）唇面预备 唇面分两个平面进行预备。首先用专用金刚砂刻度指示车针在牙颈部形成0.3mm或0.5mm的指示沟，在切端形成0.5mm或0.8mm的指示沟，然后用圆头锥形金刚砂车针（简称车针）去除深度指示沟之间的剩余牙体组织，用车针末端刚好在平齐龈或龈上0.5mm的位置形成小的无角肩台。

（2）邻面预备 用车针继续原来的预备面直达邻面，预备出足够的修复空间，注意车针长轴和牙体长轴一致。预备面的边缘应扩展到接触区，但不破坏接触区，最大限度可以进入接触区达1mm。若用瓷贴面恢复邻面间隙，邻面预备可向舌侧延伸甚至包绕整个邻面。

（3）切端预备 根据切端的终止线的不同位置预备方法不同。当预备不需要磨短切端时，用车针在切端顺牙体长轴方向延续原有唇侧预备面形成无角肩台。当切端需要加长时，根据加长量的多少适当减少设计切端磨除量，最终使修复体切端全瓷长度达到1～2mm。磨除时先作深度指示，然后用车针去除指示沟之间的牙体组织，磨除时确保车针与切缘平行以保持其形态。

（4）切端舌侧预备 包绕型瓷贴面的牙体预备涉及舌侧的预备。切端舌侧边缘线在舌面切端向下1～3mm且距离正中接触区至少1mm，与邻面边缘线连接。用车针完成舌侧终止线的预备。车针与舌面平行，利用车针末端圆头形状形成0.5mm深的无角肩台。

（5）龈缘预备 齐龈的边缘不刺激牙龈；龈下边缘利于美观，预备前应先排龈。龈缘预备一般使用车针形成宽0.3mm或0.5mm的无角肩台，要求光滑、连续，终止在釉质上。

（6）精修完成 预备完成后，用车针抛光预备面，去除唇面、邻面及舌面预备交界处有可能形成的尖锐线角，并使龈边缘光滑、连续。

三、贴面制作

（一）直接贴面制作

直接贴面制作是在患者口内采用光固化复合树脂直接形成贴面的方法。一次完成，操作相对简便。常用于个别牙的修复，暂时性修复等。选用合适颜色的复合树脂进行分层堆塑，通常分4步进行添加。①覆盖牙颈部区，然后光固化20秒；②将牙本质颜色的复合树脂从颈1/3至切缘进行添加，光固化20秒；③用切端透明树脂添加在切端，光固化20秒。切端透明树脂的透明度应与邻牙协调。④精修抛光。

（二）间接贴面的制作

间接贴面是采用陶瓷或硬质复合树脂类材料在口外制作完成。间接贴面制作不受椅旁操作时间限制，可在口外进行充分的修形、磨光和调殆，修复效果优于直接贴面。

间接瓷贴面制作步骤如下：比色—椅旁口内扫描采集数字化模型并上传数据—修复体设计—选择合适的材料进行修复体制作—烧结完成。

四、瓷贴面的粘接

（一）粘接前处理

在口内试戴瓷贴面并调拾，用30%～35%的磷酸酸蚀预备面60秒，加压冲洗干净后吹干。

（二）瓷贴面粘接

1. 用10%氢氟酸酸蚀瓷贴面内表面1分钟，95%的乙醇超声清洗5分钟，吹干。

2. 在粘接面涂硅烷偶联剂。

3. 将一薄层粘接树脂置于基牙粘接面，将粘接棒粘于瓷贴面表面，基牙两侧放置玻璃纸，轻压瓷贴面，使其紧贴于基牙粘接面，去除多余树脂。若用光固化复合树脂或光固化-化学固化复合树脂，按要求进行光照固化。

4. 检查和消除早接触点。

5. 检查贴面的颈缘、邻接处、切缘等位置，防止形成悬突。

6. 检查修复后贴面的颜色是否达到目标颜色。

五、贴面修复后的注意事项

1. 修复后的牙齿应注意清洁，除注意日常的口腔清洁外，每天进食后均应使用牙线清洁邻面，因为邻面是贴面的边缘线位置，容易产生继发龋。

2. 避免过大的咬合力和不良的咬合习惯，避免咬硬物。

3. 避免外伤，运动时应注意保护。

4. 定期口腔复查、保健。

第7节 嵌体与高嵌体

一、嵌 体

嵌体是一种嵌入牙体内部，用于恢复缺损牙体的形态和功能的修复体。与充填体相比，嵌体的美观性、功能性、耐久性较好，嵌体的缺点是边缘线较长，易产生继发龋。与直接充填不同，嵌体需要在模型上制作，用粘接剂粘接在患牙上（图4-8～图4-11）。

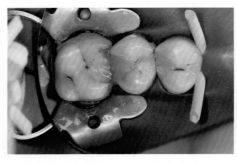 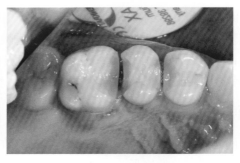

图4-8 树脂充填后充填体部分脱落　　　　图4-9 嵌体修复牙体预备后

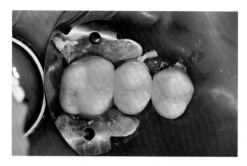

图4-10　嵌体口内粘接

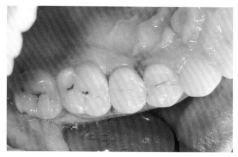

图4-11　嵌体修复后

（一）分类

1. 根据嵌体所覆盖牙面的数目分类　单面嵌体、双面嵌体和多面嵌体。按部位可命名为近中-𬌗嵌体、远中-𬌗嵌体、近中-𬌗-远中嵌体、颊-𬌗嵌体、舌-𬌗嵌体等。

2. 根据制作嵌体的材料分类　金属嵌体、瓷嵌体、树脂嵌体等。

（二）适应证和禁忌证

能用充填法修复的牙体缺损都是嵌体修复的适应证。牙体预备后剩余的牙体能否提供足够的固位形和抗力形是判断能否选择嵌体进行修复的主要依据，患者的年龄、咬合关系、邻接关系、𬌗力大小、口腔卫生习惯等因素也需要考虑。若患者的口腔卫生维护得不好就不适合嵌体修复；患者咬合力大、磨耗严重，有夜磨牙习惯等也不适合嵌体修复；若恒牙和乳牙的髓角位置较高，也不适合嵌体修复。

（三）洞形的预备及基本要求

嵌体修复前需检查患牙的缺损情况，了解缺损部位对邻牙、对𬌗牙及咬合的影响，若涉及牙髓、牙周的问题要先进行治疗，再进行嵌体修复牙体预备。具体步骤如下。

1. 通过X线检查判断牙髓情况和髓角的位置，缺损部位的大小、位置。

2. 清除腐质物，将感染坏死的牙体组织彻底去除，对于部分深龋，可适量保留脱矿层。

3. 预备固位形和抗力形的洞形，要去除无基釉，颊舌向的扩展要尽量保证颊舌壁的抗力形。洞的深度是嵌体固位的决定因素，洞越深固位力越强，但抗力相对较差。一般深度应大于2mm。洞底应预备成平面，但洞深者不必强求平底，应以去净龋坏组织，保护牙髓为主，可根据损害深度预备成不同深度的洞底平面，若𬌗面洞形最深处近髓，应垫底成平面。邻面洞形预备时需注意不要伤及邻牙。去除患牙邻面倒凹，颊舌边缘到达自洁区，龈端与龈缘平齐或置于龈下；为加强固位，可在片切面内作小箱状、小肩台或沟等固位形。

4. 消除倒凹　洞壁上如有倒凹，嵌体将无法在牙体上就位。因此，嵌体轴壁相互平行或向𬌗面外展2°～5°，不超过6°，既方便制作又可保持较好的固位形（图4-12）。

5. 洞缘斜面　金属嵌体的洞缘轴壁处应预备45°洞缘斜面。洞缘斜面有3个主要优点：①可去除洞缘无基釉防止牙体折裂；②边缘位置可选择性地避开咬合接触点；③洞缘斜面可获得良好边缘密合性，防止粘接剂被唾液溶解，减少微渗漏的发生。具体要求：洞缘牙釉质内预备出45°、宽0.5～1mm的短斜面，斜面一般起于釉质厚度的

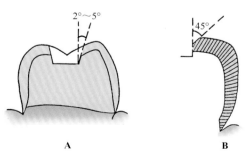

图4-12　嵌体箱形洞壁预备的要求

A. 洞壁外展2°～5°；B. 45°洞缘斜面

1/2处，并根据殆面情况对斜面深度和角度做适当调整。由于瓷的强度不如金属，斜面的存在有使修复体碎裂的可能，陶瓷嵌体不必预备洞缘斜面，但洞形内缘要圆钝（图4-13，图4-14）。

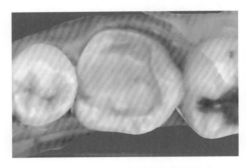
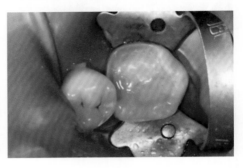

图4-13　嵌体洞形（三维扫描图像）　　　　图4-14　嵌体洞形（口内图像）

6. 选择性制备辅助固位形　选择适宜的辅助固位形，为了不影响牙体的抗力，各种固位形必须制作在牙本质上，不能制作在牙釉质范围内。

7. 底平、壁直、点线角圆钝　洞底处的点线角应避免预备成直角，以免造成应力集中而导致余留牙体折裂。

8. 邻面的洞缘　应位于自洁区。

（四）制作及试戴

嵌体的制作需要在技工室完成，目前主要分传统制作方法和CAD/CAM法。

嵌体的体积小，与基牙的密合度高，不易从基牙上取出，临床操作不易，为了避免患者误吞或误吸，防止嵌体在试戴的时候破损，临床操作步骤如下。

1. 清除洞形内的暂封物，用高压水枪清洗并消毒。

2. 检查嵌体组织面，确定组织面无金属瘤及附着物。

3. 试戴动作轻柔，避免暴力引起牙体折裂，逐步磨除阻碍就位处，直至嵌体完全就位。

4. 嵌体就位后检查有无翘动、固位如何、边缘的密合性（图4-15，图4-16）。

5. 检查嵌体邻接关系。

6. 金属和二氧化锆嵌体可先调殆后粘接，玻璃陶瓷嵌体应先粘接再调殆。

7. 用牙线探针仔细去除多余的粘接剂。

8. 完成嵌体及牙体的抛光。

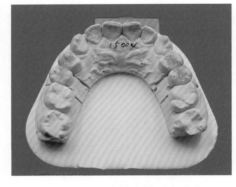
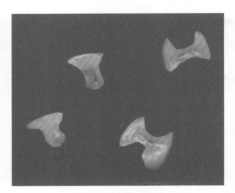

图4-15　嵌体在模型上试戴　　　　　　图4-16　嵌体

二、高 嵌 体

覆盖整个殆面或大部分殆面并恢复患牙咬合关系的嵌体称为高嵌体。嵌体只能修复缺损部位的牙体组织，不能保护剩余部分的牙体组织，当缺损范围大、牙壁有折裂的可能时需要将修复体设计成高嵌体。高嵌体覆盖了整个殆面，牙壁的受力将由嵌体修复时的拉应力改为压应力，大大降低牙折的风险。

（一）适应证

1. 殆面缺损范围大，牙尖不完整需要修复。
2. 后牙的多面嵌体。
3. 洞形殆面部分宽大，牙齿有折裂风险者。

（二）牙体预备

高嵌体牙体的预备除须满足嵌体预备要求外，还应满足以下条件：殆面预备出适当的修复空间。功能尖磨除量1.5mm，非功能尖磨除量1mm，同时预备出功能尖外斜面。在功能尖外斜面下，沿就位道做一轴壁，轴壁下形成1mm宽的肩台，形成良好的支持。所有的预备面均是斜面，点线角圆钝，边缘线远离殆接触区1mm。金属嵌体需要预备出洞缘斜面，要求所有洞缘斜面连续光滑，瓷高嵌体不需要预备洞缘斜面（图4-17）。

（三）制作及试戴

高嵌体的制作及试戴（图4-18）与嵌体相同。

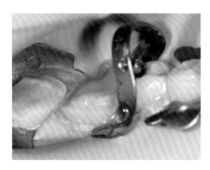
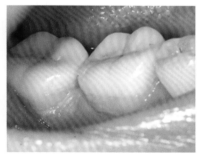

图4-17　高嵌体牙体预备　　图4-18　高嵌体粘接后

第8节 部 分 冠

部分冠是覆盖于部分牙冠表面的固定修复体。前牙的部分冠不覆盖唇面，上颌后牙的部分冠暴露颊面的全部或一部分，下颌后牙的部分冠可暴露舌面或不覆盖远中面。

（一）部分冠的分类

按牙面覆盖范围分类，部分冠可分为前牙3/4冠，后牙3/4冠等。按材料分类，可分为金属部分冠和非金属部分冠。

（二）部分冠的适应证及临床注意事项

1. 适应证

（1）有牙体缺损需修复但又不符合嵌体的适应证。

（2）患牙的某一牙面是完整的（多为唇颊面），且保留该面不影响修复体的固位和抗力。

（3）为尽量减少牙体预备量设计部分冠。

2. 临床注意事项

（1）部分冠边缘线较长，龋坏率高的患牙不宜使用。

（2）部分冠固位力较全冠差，如果作为固定桥的固位体时，只适用于间隙较小的三单位桥。

（三）部分冠的牙体预备

以前牙3/4冠的牙体预备为例，牙体预备步骤如下。

1. **舌面预备**　将舌面牙体均匀磨除0.7mm的间隙，如为尖牙，则舌侧作出近远中两个面。

2. **切缘预备**　只预备切缘的舌侧牙体，均匀磨除0.7mm使其成一个小平面，尖牙做成近远中两个小平面。

3. **舌轴壁预备**　从舌隆突至龈缘消除倒凹，做成与唇面切2/3平行的轴壁。

4. **邻面预备**　从舌轴壁的邻舌线角处向唇面预备去除倒凹，近远中两邻面相互平行或内聚6°，不要破坏邻接点的唇侧部分且靠近切缘处与切缘的预备面相连。

5. **邻面轴沟预备**　是3/4冠抵抗舌向脱落的固位型。在预备好的邻面内尽可能靠近唇侧预备出两个互相平行的轴沟，深1mm与唇面切2/3及舌轴壁平行，龈端在边缘线0.5mm以上。

6. **切端沟预备**　切嵴沟位于切缘预备平面上，与切嵴平行，深0.5mm、宽1mm，沟的两端与邻轴沟的开口相连。

7. **修整**　将各轴壁抛光，圆钝过锐的线角，边缘预备短斜面以去除悬釉，轴沟的舌侧壁应完整清晰，颈部边缘为无角肩台，颈缘-两侧轴沟-切缘沟为连续等宽的边缘线。

后牙3/4冠的牙体预备

1. **𬌗面预备**　𬌗面均匀磨除1～1.5mm的，颊面磨除量不超过0.5mm。

2. **舌面预备**　去除倒凹，轴壁与牙长轴一致，形成0.5mm宽的浅凹状肩台，并向邻面延伸。

3. **邻面预备**　去除倒凹，停止在邻颊线角前，修整邻轴壁使3个轴壁形成共同就位道，并将邻面与舌侧的浅凹状肩台相连续。注意不损伤邻牙及龈乳头。

4. **邻面轴沟预备**　在预备好的邻面近颊侧的位置，肩台以上0.5mm处预备出与舌侧壁平行深度≥1mm，互相平行的2个轴沟，前磨牙3/4冠要求抵抗舌侧脱位的力量比前牙大，所以其轴沟内舌侧壁与邻轴壁成直角或略小于90°，轴沟内颊侧壁形成斜面直达边缘。

5. **𬌗面沟预备**　在颊尖舌斜面上连接两侧轴沟形成一均匀深度的V形𬌗面沟。

6. **修整**　将各轴面抛光，圆钝过锐的线角，边缘线连续无悬釉，有短斜面并形成一定宽度的无角肩台。

（四）部分冠的试戴与粘接

部分冠的试戴与粘接过程要求与全冠相同。

第9节　全　冠

全冠是覆盖整个牙冠表面的帽状修复体。与其他牙体缺损的修复体相比，它与牙体的接触面积大，固位力强，对牙保护作用好，可广泛用于各种牙体缺损的修复，也是固定局部义齿的主要固位体。根据结构和使用材料不同，全冠分为金属全冠、烤瓷熔附金属全冠、全瓷冠、树脂全冠等。

一、铸造金属全冠

金属全冠是指用合金材料制成的全冠。按其制作方法不同，有铸造金属全冠、锤造金属全冠和CAD/CAM金属全冠。

铸造金属全冠通常以牙科专用金属材料以铸造工艺制作而成。由于色泽的影响，主要用于后牙。它不仅易于恢复外形，并可根据牙体缺损、咬合、邻接情况调整厚度，而且还可根据需要灵活地增加沟、洞、钉洞等辅助固位形，以获得良好的固位。

（一）适应证和禁忌证

1. 适应证

（1）后牙牙体严重缺损，固位形、抗力形较差者，铸造金属全冠可预防充填体脱落或牙折裂。

（2）后牙存在低殆、邻接不良、牙冠短小、错位牙改形、牙冠折断或半切除术后需要以修复体恢复正常解剖外形，咬合、邻接及排列关系者。

（3）后牙固定局部义齿的固位体。

（4）可摘局部义齿基牙的缺损需要保护、改形者。

（5）龋患率高或牙本质过敏严重伴牙体缺损，或银汞合金充填后与对颌牙、邻牙存在异种金属修复，产生微电流刺激并引起症状者。

（6）后牙隐裂，牙髓活力未见异常或者已经完成牙髓治疗无症状者。

（7）牙周固定夹板的固位体。

2. 禁忌证

（1）对金属材料过敏的患者。

（2）对美观要求较高，要求不暴露金属者。

（3）牙体无足够固位形、抗力形者。

（4）龋病、牙髓病、根尖周病未治愈的患牙。

（二）铸造金属全冠的设计

修复前的正确设计是保证金属全冠修复成功的先决条件。在修复之前，必须严格掌握适应证，并对修复体的类型、边缘、殆力、咬合、形态、所用修复材料、粘接方式等做出恰当的设计，对预后作出估计。根据综合因素确定设计方案之后再进行牙体预备。

1. 修复材料 尽量选择生物相容性较好的金合金作为修复材料。选择合金时还应考虑到口内其他充填物或义齿所用金属材料的种类，预防修复后的异种金属所产生的微电流对牙髓的刺激及腐蚀问题。

2. 殆力 对于殆龈距离短、牙体小、轴壁缺损大而对颌牙为天然牙、殆力大、牙周支持组织差者，应将全冠的边缘设计到龈缘以下。并注意适当减少殆面面积，加深食物排溢沟，并注意咬合平衡，减少侧向力。

3. 粘接方式 对固位力差，承受殆力大的铸造金属全冠粘接时，宜选用高强度的树脂粘接剂，并在粘接前进行喷砂、电解蚀刻和粗化等处理。

4. 年龄 老年患者牙冠长、冠根比例大，应将冠边缘设计到龈缘以上，适当增加全冠轴面突度，并增加与邻牙的接触面积。

5. 抗旋转脱位 对于牙冠殆面牙尖一侧磨损成高尖陡坡，或牙冠短小，有旋转脱位倾向者，应修平过陡牙尖斜面，以减小侧向力。或增加轴沟、小箱形或钉洞固位形，减小其旋转半径。

6. 缺损程度 牙冠严重缺损者应考虑用桩、钉加固，形成银汞合金核或树脂核后再做牙体预备。

7. 预防食物嵌塞 患牙原有水平型、垂直型食物嵌塞者，在全冠的外形设计上应考虑对食物流向的控制。

8. 就位道 根据患牙位置、方向及邻牙情况设计就位道。

（三）牙体预备

铸造金属全冠的牙体预备是应用各种牙体切割器械，按铸造金属全冠制作的要求，对预备牙的牙冠进行磨切。牙体预备的过程一般分为以下6步。

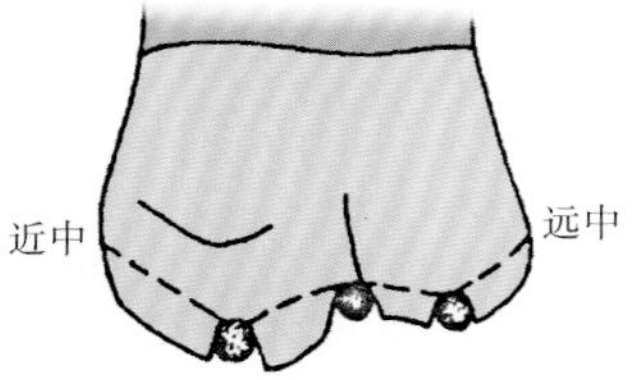

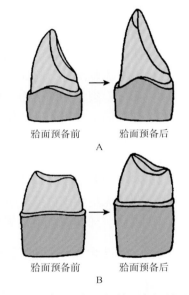

1. 𬌗面预备

（1）目的 ①为铸造金属全冠修复体提供𬌗面间隙。②为修复体建立正常𬌗关系提供条件。

（2）方法 ①先用柱状金刚砂车针在𬌗面颊、舌沟处磨出深0.5～1.0mm的引导沟（图4-19）。②然后以此沟为参照，按𬌗面解剖形态均匀磨切，并保持𬌗面原有的解剖形态（图4-20），包括牙尖、斜面、沟窝等。③用咬合纸检查并注意在牙尖交错𬌗、前伸𬌗及侧向𬌗时均应有足够的间隙，间隙一般为0.8～1.5mm。

图4-19 在𬌗面磨出引导沟

（3）注意事项 ①牙体预备前，应仔细检查咬合关系。如果患牙大面积缺损，应先用复合树脂充填恢复，再按要求预备；如果牙列中有伸长牙、𬌗曲线异常时，应先调𬌗，再做患牙𬌗面预备；如患牙𬌗面因缺损已具有一定间隙，则检查其间隙大小，间隙足够者可稍做磨切或不磨切，间隙不足者则需做适当磨切；如患牙𬌗面磨损成平面者，可酌情加深颊、舌沟。②𬌗面形态与其所受的应力有关。对患牙残留的高尖陡坡，应进行磨切降低其高度；对于牙尖缺损并已有充填的大斜面，应预备成阶梯状。③患牙牙冠𬌗龈高度较低，为增加全冠的固位，预备时可在𬌗面添加辅助固位形（如钉洞固位形、箱状固位形等）。如患牙牙冠存在不同深度的缺损，可将洞形预备成不同深度的洞底平面。

2. 颊、舌面预备

（1）目的 ①消除颊舌面倒凹，将其最大周径降到牙冠的颈缘处，以使全冠就位后，其边缘能与牙冠颈部密贴。②预备出金属全冠所需的厚度。

𬌗面预备前　　𬌗面预备后

A

𬌗面预备前　　𬌗面预备后

B

图4-20 𬌗面预备后保持原有解剖形态

A. 牙体预备样式一；B. 牙体预备样式二

（2）方法 颊、舌面预备可分两步进行：①首先是用柱状或轮状金刚砂车针磨切牙冠的颊舌面外形高点到龈缘处，消除倒凹，使颊舌壁与就位道方向平行，并保证全冠颈1/3区有合适的修复间隙。②然后从外形高点处到𬌗缘，顺着牙冠外形均匀预备出修复体所需的间隙，并注意调整咬合运动中所需的间隙（图4-21），预备后的外形尽量与牙冠的外形基本相似。

（3）注意事项 ①上颌后牙舌尖的舌斜面与下颌后牙颊尖的颊斜面预备后，在牙尖交错𬌗及侧方𬌗运动时，均应保证修复体有足够间隙，如预备不足则会出现𬌗干扰，尤其是颞下颌关节紊乱综合征的患者，更应注意。②颊舌面预备应完全消除倒凹，并保证全冠有足够的修复空间，同时，保持牙冠颊舌沟的基本外形。如颊舌面

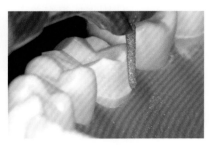

图4-21 舌面预备

预备不足，常会造成铸造金属全冠的壁太薄，或为保证全冠厚度而制作的全冠外形比天然牙大。③颊舌轴壁的骀向聚合度，也是牙体预备过程中应注意的问题。聚合度小，有利于全冠的固位，如完全平行，特别是临床牙冠长者，会使全冠就位困难；如聚合度过大，切除牙体组织过多，可造成全冠固位不良。牙冠颊舌轴面的聚合度一般为2°～5°。

3. 邻面预备

（1）目的　①使预备牙与邻牙完全分离。②消除预备牙邻面的倒凹。③预备出全冠修复体所要求的邻面空间。④形成预设的就位道。

（2）方法　①先用细的柱状金刚砂车针磨切预备牙颊舌轴面角处，预备出全冠修复所要求的轴面角空间。②再由颊侧向舌侧紧贴预备牙预备出全冠修复体所要求的邻面空间。③使预备牙与邻牙完全分离，并完全消除倒凹（图4-22，图4-23）。

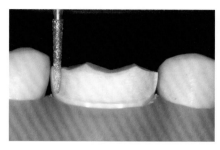
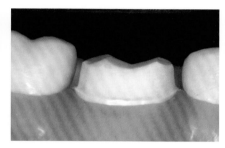

图4-22　邻面预备　　　　　　　　图4-23　邻面预备完成

（3）注意事项　①预备后邻面应尽量平行，骀向聚合度以2°～5°为宜，方向与就位道一致。但要避免骀向聚合度过大而使固位力减小，或在邻面上形成过大台阶。②预备过程中应采用间断磨切手法，防止因磨切产热而损伤牙髓。③预备过程中应不断校正磨切方向，避免损伤邻牙及牙龈，并将轴面修平滑。

4. 轴面角预备　关系到全冠外展隙的外形、食物的排溢和全冠自洁作用。在颊舌面、邻面分别预备后会留下明显的线角，轴面角预备目的就是消除轴面线角，将各轴面连成整体。方法是用金刚砂车针切割消除四个轴面角，使轴面角处也有足够的修复间隙。需要注意的是在磨牙颊舌面近根分叉处也要磨切足够的修复间隙，以使该处的全冠边缘与根分叉协调一致。

5. 颈部肩台预备

（1）目的　①便于全冠龈缘位置及形态的修复，使全冠达到比较美观的效果。②使全冠的龈缘与患牙的颈部完全密贴，增强其固位和稳定。③有利于患牙牙体及牙周组织的健康。

（2）方法　颈部肩台预备应保证在患牙的邻面、颊舌面轴壁均无倒凹的前提下进行。①排龈处理，暴露龈沟。②用火焰状或135°的金刚砂车针沿预备牙颈部将牙体均匀磨切一周，预备成羽状（刃状）、凹形或135°肩台（图4-24），非贵金属铸造全冠颈部肩台宽度通常为0.5～0.8mm；贵金属全冠颈部肩台宽度通常为0.35～0.5mm。

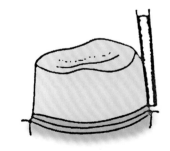

图4-24　颈部预备肩台

（3）注意事项　①制备龈下肩台时，首先应进行排龈处理，使操作视野清晰，保证肩台预备的质量，避免损伤牙龈。②颈部肩台应平滑且连续一致，无粗糙面及锐边。

6. 精修

（1）目的　①确保各预备牙面的修复间隙及外形符合要求。②使经过预备的牙体各个面的交界线圆钝而光滑。③消除轴壁倒凹，利于铸造金属全冠顺利就位。

（2）方法　首先，用粒度小的金刚砂车针将牙冠的轴面角、边缘嵴处的线角磨圆钝，再用磨光车针、

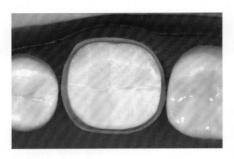

图4-25 铸造金属全冠牙体预备完成后

橡皮轮或橡皮尖等在低速下将所有预备的牙面磨光滑（图4-25），不得出现尖锐交界线和局部粗糙面。

（四）制取印模

一般用有孔不锈钢钢制全牙列托盘取全牙列印模，以便在模型上确定正常的咬合关系。为保证印模的质量，印模材料应选用硅橡胶印模材料。取印模前，应将预备过的牙面清洗干净，进行排龈处理，以使颈缘印模清晰准确。印模取好后，以流水冲洗，将印模在2%硫酸钾溶液中浸泡5分钟，若采用藻酸盐和琼脂取模，需甩去水分后立即灌注人造石。工作模型应在石膏凝固12~24小时后使用。

（五）铸造金属全冠的制作

铸造金属全冠的制作流程主要包括制作可卸代型、制作熔模、包埋铸造、打磨抛光等。为补偿铸造合金的凝固收缩，保证铸造冠的顺利就位，在制作蜡型之前，可在工作模型的表面涂布一薄层间隙涂料，厚度约为20μm。在冠粘接时，此间隙也有利于粘接剂的顺利溢出，以避免咬合升高。在制作蜡型之前，应依据蜡𬌗记录将工作模固定于简单𬌗架，必要时可应用调式𬌗架，以保证蜡型𬌗面的准确性，也便于铸件完成后口外的调𬌗。常规完成蜡型的制作、包埋、铸造及铸件处理。

若采用数字化印模与 CAD/CAM 切削金属全冠的制作，牙体预备完成后用口内光学扫描或在模型上扫描，然后将扫描获得的数据在计算机上进行三维重建形成数字化印模，并进一步应用计算机进行冠的设计，然后在研磨仪上切削金属块，从而形成金属全冠。

（六）试戴与粘接

1.试戴　试戴修复体就是将制作完成的修复体戴入患者的口内，检查其是否符合修复体必须具备的各种条件，对出现的问题进行调磨，不能修改的需要重新取模制作。口内试戴修复体时主要的检查内容如下。

（1）就位　修复体能顺利就位，可分别从以下几个方面判断：①边缘密合，龈边缘达到设计的位置。②咬合良好，没有明显的高点。若咬合过高，完全就位后再进行调整。③修复体就位后稳定无翘动，若出现颊舌向的翘动则可能在邻面接触区或邻面预备体边缘处存在支点，应予以调改。如果确定修复体未能完全就位。首先检查修复体组织面有无明显的障碍，如铸造产生的金属瘤等，若有则使用车针磨除。然后可使用薄的咬合纸检查修复体组织面、预备体表面和邻面接触区的就位障碍点，确定障碍位置后加以调磨，直至修复体完全就位。

（2）固位　修复体完全就位后要具备良好的固位力。影响修复体固位的因素主要有牙体预备体外形不良、轴面聚合角度过大、修复体铸造变形、代型表面间隙涂料过厚及修复体组织面磨改过多造成修复体与预备体之间不密合等。由于牙体预备形态不符合要求而造成固位不佳，需要重新进行牙体预备，取印模，重新制作修复体；由于修复体组织面与牙体预备体之间密合度轻度不足造成固位不佳，如轻度边缘不密合，可使用高强度的粘接水门汀增加固位。

（3）边缘　边缘的质量是修复体质量的关键，良好的边缘可以防止继发龋、牙龈炎症的发生。修复体的边缘与基牙的肩台要有良好的密合度，外形与预备体龈边缘一致，无悬突、台阶等。

（4）咬合　确保修复体在正中𬌗、前伸𬌗、侧方𬌗时没有咬合障碍点。

（5）邻面接触区　修复体与邻牙的接触区形态、大小、位置、松紧度应符合生理要求，防止食物嵌塞，保护龈乳头的健康，维持牙列的稳定。邻接触区的松紧度通常用细牙线检查，要求细牙线用力时勉强通过接触区。邻接触区过紧可以通过调磨修复体的邻面改正，邻接触区过松可以通过修复体邻面加焊的方法来改正，邻面接触间隙过大则需返工重做。过松的邻接触区是引起食物嵌塞的主要原因。

（6）修复体外形　修复体的外形要符合生理解剖外形的要求，与邻牙、同名牙协调一致。

2. 粘接　修复体经口内试戴完成，抛光消毒后进行永久粘接。目前临床常用修复体永久粘接剂有：①聚羧酸水门汀，对牙髓刺激小，可用于近髓的患牙的粘接，但抗压强度较低；②玻璃离子水门汀，强度较高，可以释氟，防止继发龋产生；③树脂水门汀，粘接力强大，不溶于唾液，可用于固位不佳的修复体的粘接，但操作复杂，价格较高，术后敏感度高。粘固步骤如下。

（1）修复体组织面的处理：清洁修复体组织面，用75%乙醇消毒，吹干。

（2）预备体表面的处理：牙体预备体表面清洁，用75%乙醇消毒，吹干。使用树脂水门汀粘接时，需要先对牙体表面进行酸蚀及粘固前的处理。

（3）水门汀粘接：调和粘接水门汀，放在修复体组织面，将修复体缓慢、完全就位，溢出多余的水门汀。待水门汀凝固后，仔细去除多余的水门汀。最后用橡胶抛光轮将修复体边缘抛光。再次检查咬合情况，去除咬合障碍，抛光完成。

二、烤瓷熔附金属全冠

烤瓷熔附金属全冠也称金属烤瓷冠，是一种较理想的修复体。它是先用合金制成金属基底（又称金属帽状冠），再在其表面覆盖与天然牙相似的低熔瓷粉，在真空高温烤瓷炉中烧结熔附而成，因而烤瓷熔附金属全冠兼具金属全冠的强度和烤瓷全冠美观的优点。它的特点是能恢复牙体的形态和功能，抗折力强，且颜色、外观逼真，色泽稳定，表面光滑，耐磨性和抗冲击性强，有良好的生物相容性，属永久性修复体。

（一）适应证和禁忌证

1. 适应证

（1）氟斑牙、变色牙、四环素牙、锥形牙、釉质发育不全等，不宜用其他方法修复或患者要求永久性修复者。

（2）因龋坏或外伤等造成牙体缺损较大，充填治疗无法满足要求的患牙。

（3）前牙错位、扭转不宜或不能做正畸治疗者。

（4）需要做烤瓷桥固位体的基牙。

（5）牙周病矫形治疗的固定夹板。

2. 禁忌证

（1）尚未发育完全的年轻恒牙，牙髓腔宽大者。

（2）无法取得足够固位力和抗力形的患牙。

（3）患者严重深覆𬌗、咬合紧，没有矫正而又无法预备出足够的修复空间者。

（4）患者有夜磨牙症。

（二）对烤瓷合金和瓷粉的要求

烤瓷熔附金属全冠兼具了金属的强度和瓷的美观，但如果金属与瓷的界面结合不良，会造成瓷层破裂或脱落等问题。对烤瓷合金和瓷粉应有如下要求。

1. 良好生物相容性　合金与瓷粉应具有良好生物相容性，符合口腔生物医学材料的基本要求。

2. 适当的机械强度和硬度　两种材料应具有适当的机械强度和硬度，在行使正常功能情况下不易变形和磨损。还应具有良好润湿性，以便材料牢固结合。

3. 化学结合力　在瓷熔融时发生化学反应，使两种材料能紧密地结合成为一个整体，实现化学结合。而化学结合力在3种结合力（化学结合力、机械结合力、范德华力）中是最大的。

4. 合适的热膨胀系数　烤瓷合金与烤瓷粉的热膨胀系数在一定范围内应严格匹配。因两者热膨胀系数的差异可导致金属-烤瓷界面的应力集中，会出现瓷裂、崩瓷的现象。

5. 烤瓷合金的熔点应大于烤瓷粉的熔点　合金的熔点必须高于瓷粉的熔点170～270℃，以保证在金属基底上熔瓷时金属基底不会熔融或变形。

6. 颜色可调配　烤瓷粉颜色应具有可调配性，且色泽长期稳定不变。

（三）烤瓷熔附金属全冠的设计

1. 瓷覆盖面的设计　烤瓷熔附金属全冠瓷面有两种形式，即全瓷覆盖和部分瓷覆盖。

（1）全瓷覆盖　为瓷层全部覆盖金属基底表面。因为瓷的收缩率大，为保证全冠颈缘的密合性，全冠舌侧颈缘用金属（图4-26）。全瓷覆盖适用于咬合关系正常的前牙。

（2）部分瓷覆盖　为烤瓷熔附金属全冠金属基底的唇颊面用瓷层覆盖，而𬌗面及舌面暴露出金属。部分瓷覆盖适合于咬合紧、覆盖小、𬌗力大的前牙或作为固定局部义齿的固位体。瓷与舌侧金属的衔接关系有多种形式。需注意金瓷衔接处应避开咬合功能区（图4-27）。

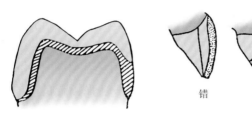

图4-26　舌侧金属颈环　　　　　图4-27　金瓷衔接位置

2. 金属基底冠的设计　金属基底冠是瓷层的支架，发挥传递𬌗力及固位的作用，同时还涉及美观和咬合。其设计要求如下：①覆盖患牙牙冠表面且能提供足够固位。②金属基底冠要保证一定的厚度确保其强度。通常要求贵金属基底厚度为0.3～0.5mm；非贵金属基底最小厚度为0.3mm。③金属基底表面要求无尖锐棱角、锐利边缘，各轴面呈流线型。避免出现应力集中破坏金瓷结合。④尽可能保证瓷层的厚度均匀，避免厚度不均匀。⑤颈缘处连续光滑无毛边。

3. 金瓷衔接部位的设计　①金瓷衔接的位置要避开咬合功能区，以防止发生崩瓷现象。②金瓷衔接的位置要避免直接暴露于唇颊侧，以免影响美观。③瓷层应有足够厚度，避免应力集中，有利于金属肩台承受瓷层传导的𬌗力。

4. 颈缘设计　按照冠边缘与牙龈边缘的关系可分为龈上边缘、龈下边缘和平牙龈边缘。按照金瓷结构分为全瓷颈缘、金属颈缘和金瓷混合颈缘3种形式。

（1）全瓷颈缘　美观，不会出现氧化物龈染色或透金属色。适用于前牙，前磨牙唇颊侧，龈沟浅且要求不显露金属的患者。全瓷颈缘要求颈部肩台宽度在0.8mm以上，以保证瓷层的厚度。

（2）金属颈缘　密合性和强度均较好，不易发生瓷裂，但显露金属不美观。适用于后牙及前牙舌侧全瓷覆盖型金瓷冠。金属颈缘通常设计成0.5mm宽的肩台，1.0mm的𬌗龈高度确保冠边缘的强度。

（3）金瓷混合颈缘　在牙体有足够的肩台宽度，金瓷冠的颈缘位于龈沟内时采用此设计，既美观又可使瓷层有足够的金属支撑。此设计要求颈部肩台有足够的宽度，否则会因冠边缘厚度不足、瓷层过薄而出现遮色瓷外露，造成透明度差、金属色外露、出现暗灰色冠边缘、非贵金属的氧化物龈染色等并发症。因此，设计为金瓷混合颈缘要求金属基底冠采用贵金属，有牙龈退缩倾向者慎用此设计。

（四）比色

比色详见第3章。

（五）牙体预备

1. 基本要求

（1）前牙预备的要求 切缘应预备1.5～2.0mm的间隙，上颌前牙切缘应预备成由唇侧向腭侧倾斜与牙体长轴呈45°斜面；下颌前牙切缘斜面则斜向舌侧。唇面除颈缘外，唇面应均匀磨除1.2～1.5mm的牙体组织，但牙冠切1/4向舌侧倾斜10°～15°，确保前伸殆时不受干扰，在牙冠唇面切1/3磨除少许以保证切端瓷层厚度和透明度（图4-28）。邻面应消除邻面倒凹，保持邻面适当的切向聚合度（2°～5°）。一侧邻面切割量通常上前牙为1.8～2.0mm，下前牙为1.6～2.0mm。当牙冠的近远中径较小时，也可设计成邻面无瓷覆盖，在颈部预备出0.35～0.5mm肩台，并保证肩台以上无倒凹。这种情况下邻面可相应减少切割量。舌面若不覆盖瓷，只需预备出金属的修复间隙0.3～0.5mm，并保证颈部肩台及肩台以上无倒凹。若设计金瓷覆盖则要求在确保金属厚度的基础上增加瓷层的空间0.85～1.2mm。通常舌侧应均匀磨除0.8～1.5mm。肩台颈缘预备应根据全冠边缘的设计不同而有不同要求。设计为部分瓷覆盖的烤瓷熔附金属全冠，其舌侧或邻面颈部以金属为冠边缘者，颈缘可预备成羽状、凹形肩台。唇面颈部肩台一般在龈下0.5～0.8mm的位置。若唇侧冠边缘设计为全瓷覆盖者，应将唇颊侧颈缘预备成直角或135°凹面肩台，以保证烤瓷熔附金属全冠颈缘瓷的强度和美观。肩台宽度一般为1.0mm，若预备不足则会使颈部瓷层太薄，露出金属色或透明度降低，冠边缘的强度也会下降；或为了增加强度而增大冠边缘厚度，致使颈部外形与牙颈部不一致，颈部呈现肿胀外观。

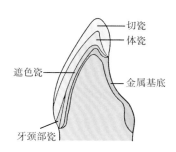

图4-28 全冠结构示意图

（图中标注：切瓷、体瓷、遮色瓷、金属基底、牙颈部瓷）

若预备过多，则可能会损伤牙髓，因为颈部髓腔壁厚度一般只有1.7～3.0mm。

（2）后牙预备的要求 ①殆面：应根据对颌牙的咬合情况磨除，全瓷覆盖者应留出2.0mm的间隙，无瓷覆盖的金属咬合面则应留出0.5～1.0mm的间隙。殆面预备后应与原牙冠外形相似。②颊、舌面和邻面及肩台：其外形、磨切牙体组织的量与前牙相近（图4-29）。颊侧实现颈缘肩台0.8～1.0mm，舌、邻面肩台0.7～1.0mm。

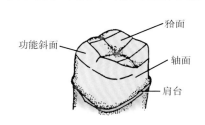

图4-29 后牙全冠各部位牙体预备要求

（图中标注：功能斜面、殆面、轴面、肩台）

2. 基本方法

（1）前牙的预备 切缘预备，先用记号笔在患牙唇面距离切缘1.5～2.0mm处画出标志线，再用高速轮形车针或柱形金刚砂车针在预备牙切缘先磨出2～3道1.5～2.0mm深的引导沟，应注意车针磨切的方向。上颌前牙由唇侧向舌侧倾斜、下颌前牙由舌侧向唇侧倾斜均与牙体长轴呈45°。检查深度合适后，沿引导沟的深度再依次向近远中方向扩展，均匀地磨除1.5～2.0mm的切缘牙体组织，并形成切斜面（图4-30）。唇面的预备通常采用3步预备法进行：①先磨切唇面切1/2处。用车针在牙冠唇面切1/2处磨出3条深1.0～1.5mm的纵行引导沟，再以此为基准按牙冠外形向近远中方向扩展。②磨切唇面颈1/2处。磨切方法、要求同磨除牙冠唇面切1/2部分。③磨除唇面切1/4少许，以保证烤瓷熔附金属全冠切缘部分有足够的瓷层厚度和透明度，在牙冠切1/4部分要形成舌向倾斜10°～15°的斜坡，使前伸殆不受干扰（图4-31，图4-32）。舌面的预备可分两步进行：①磨切舌面隆突至颈缘部分。先用倒锥砂石沿舌面颈缘处磨出深1.0mm的沟，再以柱形金刚砂车针磨除舌面隆突至龈缘处的牙体组织，消除倒凹。②磨切舌隆突至切缘部分。用小轮形或桃状金刚砂车针从舌面隆突至切缘，按舌面外形均匀磨除0.8～1.5mm的牙体组织。部分瓷覆盖者仅需磨除0.8mm的舌面间隙即可；全瓷覆盖者，则需要磨除1.0～1.5mm的舌面间隙（图4-33）。邻面预备时用细的金刚砂车针紧贴牙冠唇邻轴面角向邻面磨切，首先把颈缘至切缘的倒凹部分磨除，再按肩台1.0mm的要求磨除邻面牙体组织，并且控制轴面切向聚合度为2°～5°，车针再沿邻面扩展至舌面及舌邻轴面角处。由于牙齿邻间隙的牙龈乳突呈弧线形，故预备过程中要注意车针移行方向，防止损伤牙龈乳突（图4-34）。烤瓷熔附金属全冠的肩台预备，以低速涡轮手机用肩台车针环绕牙体颈部预备。因美观的需要，烤瓷熔附金属全冠的唇侧颈缘通常设计制作成宽1.0mm的肩台，并位于龈下0.5～0.8mm（图4-35）。各轴面角及唇、舌、邻面应光滑连续。为防止肩台形成过程中损伤牙龈，应采取先排龈后预备的措施。精修时，用精细的车针或橡皮杯将预备牙各磨切面磨光，磨圆各轴面棱角，使各轴壁无倒凹，不同颌位下有足够的修复间隙（图4-36）。

（2）后牙的预备 后牙的预备方法与前牙基本相同。𬌗面预备时，每个牙尖应做3条引导沟，以保证预备完成后牙尖原有的形态，具体预备方法参照铸造金属全冠的预备。

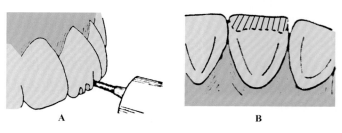

图4-30 全冠切缘预备

A. 引导沟；B. 磨除范围

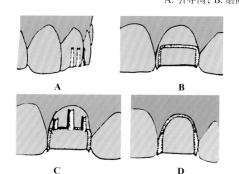

图4-31 全冠唇面预备

A. 唇面切2/3引导沟预备；B. 唇面切2/3牙体预备；C. 唇面颈1/3引导沟预备；D. 唇面预备完成

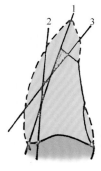

图4-32 全冠牙体唇面预备

1. 错误的唇面预备；2. 切2/3预备面；3. 颈1/3预备面

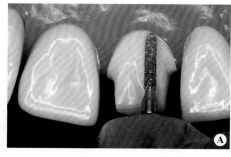

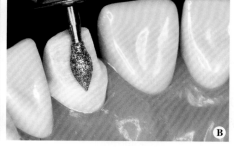

图4-33 全冠的舌面预备

A. 舌隆突至颈缘预备；B. 舌隆突至切缘预备

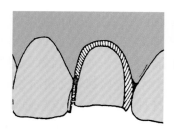

图4-34 全冠邻面预备

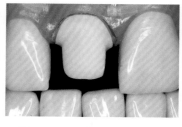

图4-35 牙体预备肩台形成

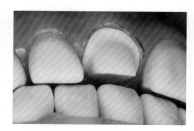

图4-36 牙体预备精修完成

（六）制取印模

同铸造金属全冠印模的制取。

（七）烤瓷熔附金属全冠的制作流程

1. 制作金属基底冠

（1）代型制备 常规取印模，用人造石灌注工作模，然后将工作模制备成可卸代型，必要时用蜡殆记录上殆架。修整代型颈线。基牙代型的修整对烤瓷熔附金属全冠修复体边缘的位置准确与美观很重要。颈缘以下部分对决定冠外形有参考作用，不能过度磨改，并尽可能呈现光滑的表面，涂上光滑剂，利于操作和美观。

（2）制作蜡型 用蜡修复牙的外形，为了能取得均一的瓷层厚度，在蜡型各个部位必须去除均一厚度的蜡层。蜡层切削量必须按金属基底冠要求、金瓷结合界面部位和形态的完成线等各个角度考虑充分后再行动，防止引起蜡型变形或破折。切缘应去除1.5～2.0mm，唇侧、邻面1.0～1.5mm，舌侧面0.5～1.0mm，同时应保证金属基底厚度不低于0.3mm。回切时，应根据牙冠各面要求做适当深度的切除参照沟，根据金瓷交界线位置逐步推进，不足处用软质蜡进行补充，最终使整个基底表面为均匀一致的圆缓曲面。制作蜡型的注意事项：①蜡型厚度应均匀一致，防止局部过厚或过薄。瓷层过厚，容易形成气泡，受咬合力后易折裂，特别是轴面角及颈缘处；若金属基底过薄会出现瓷收缩所致变形，造成冠就位困难。②表面应光滑圆钝，尖锐的棱尖峭会造成应力集中，使瓷层断裂。③若设计为瓷覆盖唇颊面，在金属与瓷衔接处应有明显凹形肩台，肩台的位置应避开咬合功能区，以防止殆力所致瓷裂。④如牙体有较大缺损，应在做蜡模时恢复缺损并留出厚度为1.0～1.5mm瓷层，不宜使瓷层局部过厚，否则瓷体中心区排气差，会增加气孔率。

（3）金属基底蜡型完成后，常规安插铸道、包埋、铸造、打磨、喷砂、抛光完成。

2. 金瓷结合界面的处理 金瓷结合界面的处理关系到金瓷之间机械结合与化学结合强度。由于在金属基底制作中包埋材料本身颗粒过大，铸件表面不适当的打磨等导致铸件表面不光滑，当烤瓷烧结时，会产生瓷层气泡，还会造成烤瓷色调变化。因此，金属基底铸件经常规处理及试戴合适后，还需要进行以下处理。①粗化处理：金属基底在口内试戴合适后，用水洗净，再以干净的砂轮修去尖锐棱角或突起，以80目石英砂喷砂处理，清除铸件表面附着物及氧化物，并形成微观的粗化面，然后再放在蒸馏水内超声清洁5分钟，洗去表面的残屑。②排气和预氧化：将超声清洁后的金属基底放在烤瓷烘烤盘的支架上。如烤瓷合金为贵金属合金则需要在其表面均匀涂一薄层金属处理剂。金属基底连同烘烤盘先放在烤瓷炉门前充分干燥，然后送入炉内，按照所用材料的操作说明掌握温度与时间。一般是高于烤瓷熔点4℃左右，保持3～5分钟，然后再升温到1100℃，真空度为10.1kPa，然后放气，在空气中预氧化5分钟后取出，自然冷却。这样，在金属基底表面形成一薄层均匀的氧化膜。经此处理后，金属表面不得用手或不洁之物接触，防止表面污染。

3. 涂瓷及熔附 为防止金属色透过瓷层，可先在金属表面烧结一层不透明瓷，将金属色遮住。其方法是将不透明瓷粉以蒸馏水调成糊状，并用调拌刀柄轻敲，去除调板上糊剂中的气泡后，以小毛笔将糊剂均匀涂布一薄层，厚约0.2mm，以振动法或凝集法使瓷粉更紧实，用吸水纸吸去表面的水分，然后用毛笔将表面刷平滑。待完全涂敷完成，干燥后放入650℃炉内升温至900℃，真空10.1kPa，然后立即取出，在室温下冷却。检查金属表面遮色效果，若遮色不均，可重复一次上述操作，但不透明瓷厚度以不超过0.2mm为好。一般遮色瓷的烧结临床上都采用二次烧结法进行，以便于进行修整补充。为了形成与天然牙近似的颈部颜色，颈部遮色瓷常用着色剂或深色遮色剂。由于牙颈部瓷厚度有限，如处理不当会影响颈部半透明效果和色泽。新的烤瓷构瓷技术改为使用遮体瓷混合瓷粉，使修复体更加自然协调，需注意的是应单独烧结后，再筑体瓷。

根据口内比色结果，以配色表确定所选瓷粉颜色，以蒸馏水调瓷粉呈糊状，以专用夹持钳夹住金属基底舌侧的夹持柄，以弹性强的貂毛小毛笔铺瓷，先从颈部开始，逐层进行，并随时用有齿雕刻刀柄来回振动夹持钳，使瓷粉中的水分析出，用吸水纸吸除表面水分。铺完体瓷后，用振动法仔细排除瓷内的水分，以锐刀或小毛刷雕刻牙体外形。用这种基本构筑方法，应注意在切端堆筑较厚些，约2mm便可，因为这是下阶段进行牙本质烤瓷构筑回切时的指标，是切瓷构筑的基础。

为了获得与天然牙一样的色泽效果，牙本质瓷的回切操作非常重要。牙冠唇面是一个弧面，因此不能用一刀从切端一直到颈部作为一个平面进行切削，而应分两步切削。首先在牙本质瓷切端唇侧1mm处画线标记，在唇面切1/3处下刀切削，然后是唇面中1/3处的切削，应注意唇面的弯曲弧度，达到均衡切削。

为体现烤瓷熔附金属全冠的修复效果，邻接面和侧面同样要回切。因邻接面切端至颈部及唇侧至舌侧均为弧面，同时近中面与远中面牙体形态变化也不同，要达到均衡切除较难，因此，切割前应做标记。指状沟一般由唇向、𬌗向逐渐终止到颈2/3，由宽变窄。回切完成后，应修去棱角，形成曲面。然后在唇面体瓷上切1/3～1/2处，用手术刀片向切端方向形成一个斜面，并形成2～3个纵行凹槽——指状沟。将选好的釉瓷调成糊状，同法在该斜面上铺瓷，振动、吸除水分后，用小毛刷刷出唇侧解剖外形。以小刀片在体瓷切端舌侧切出小斜面，再调和切瓷（透明瓷），以相同方法在该部位铺切瓷，振动、吸除水分后，仔细雕刻、修整牙冠瓷胚外形，用小毛刷将牙冠表面刷光滑，放在烤瓷炉旁边干燥，待水分充分蒸发后，再进行炉内烧结，完成修复体瓷层外形。值得注意的是，在牙釉质瓷构筑结束后，应考虑到瓷收缩和形状修整的空间，要比完成后的牙冠大15%～25%，所以应在唇侧面和牙切端整体进行构筑，这样才能在烧结收缩后呈正常形状的烤瓷熔附金属全冠修复体表面，形成一层0.2～0.3mm的透明烤瓷。不能过度构筑，否则会使牙冠整体颜色变暗而稍呈蓝色调。在整个涂附和熔附过程中，使各种类型瓷层不移动是非常重要的，关键是堆牙本质瓷时，应注意吸除瓷浆中的水分，而釉质瓷和切瓷的调和不要太稀，构筑时笔上含水要少。在多种瓷间构筑中，应该用笔描画操作，这样可使各层立体感强、层面清晰。

4. 染色、上釉　烧结程序完成后，待烤瓷冠缓慢冷却至室温，即可在代型上试戴，通过初步修整外形，口内试戴，调𬌗及对外形及邻接关系仔细修整，并确定瓷冠颜色。在上釉前，可用烤瓷颜料在冠的唇面染色，或加上特征性局部颜色，做到与邻牙色泽特征相协调。然后再均匀地涂布一薄层透明的釉瓷浆，干燥后再次放在烘烤盘上送入650℃烤瓷炉内，升温至830℃，维持5分钟，然后缓慢冷却至室温，完成烤瓷熔附金属全冠制作过程。

5. 注意事项　①金属基底表面应经超声清洁、干燥，防止污染。金属基底的制作应避免形成尖锐边缘及铸造缩孔，以免发生瓷裂。②工作室内应防尘，防烟雾，以免引起瓷层、瓷粉污染而造成配色不准或影响瓷层透明度。③铺体瓷时，应及时振动，排出气泡和水分。上完釉瓷及切瓷后，应仔细吸除瓷层内的水分，并预热使瓷层内水分尽可能挥发，若干燥不够，可造成瓷裂和透明度降低。④铺瓷后正确恢复牙冠外形，防止反复添加修改及多次修饰颜色。因为烧结次数增加会造成瓷层透明度降低，颜色改变，也增加瓷裂的可能性。⑤体瓷烧结时，应防止烤瓷炉振动以免瓷冠变形。⑥每次烧结前应清除金属基底内的石膏等杂质，防止石膏粉在烧结时产气或烧结在冠内而影响冠的就位。⑦烧结完成后，应使瓷冠缓慢冷却，不得急冷。⑧修改瓷冠时，应用低速磨石磨改，尽可能减少振动，并防止跌落损伤瓷层。试冠时不宜用硬性器材敲击就位，以防造成瓷裂。

（八）试戴与粘接

1. 试戴　试戴时不可强行施压就位，遇到阻碍仔细判断原因，准确进行修改。检查邻接处的松紧，邻接区的位置和大小，检查并调整冠边缘的长度及密合度。检查咬合关系、轴壁外形，仔细进行调改。

最后，将磨改处抛光。如磨改面积过大需要重新上釉再抛光。

2. 粘接 粘接前确保瓷层无隐裂，若发现应立即返工修补或重做。基牙做清洁、消毒、隔唾、干燥，修复体消毒后常规粘接。去除多余粘接剂，尤其注意清除龈沟内残留粘接剂，检查冠边缘是否光滑，最后抛光完成金瓷冠的修复。

三、全 瓷 冠

全瓷冠是以陶瓷材料制成的覆盖整个牙冠表面的修复体，具有出色的美学性能，半透明性佳，具有与天然牙相似的美学效果；不存在金属成分，因此不存在龈染、着色及某些金属可能造成的过敏问题；生物相容性好，优于金属；陶瓷为电的绝缘体，化学性能稳定，在口腔环境中不会被唾液、食物和微生物等腐蚀、溶解或变性；避免了金属对某些影像学检查（如磁共振成像）的影响。不足之处在于全瓷冠修复牙体预备量大于金属烤瓷冠（图4-37，图4-38），适应证相对严格。全瓷冠的粘接技术相对复杂。

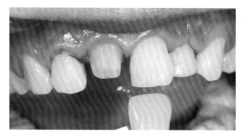 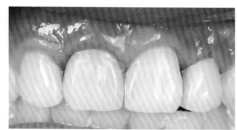

图4-37 牙体预备后 图4-38 全瓷冠修复

（一）全瓷材料分类与全瓷冠的结构

1. 全瓷材料分类 全瓷材料种类很多，将全瓷材料归类并明确各类之间的异同是十分必要的，这也是掌握全瓷修复技术的前提及为临床正确选择全瓷产品提供依据。

（1）基于陶瓷的主要成分分类 ①玻璃基全瓷材料主要包括长石质瓷、白榴石增强长石质玻璃陶瓷、二硅酸锂增强玻璃陶瓷、云母系玻璃陶瓷和磷灰石系玻璃陶瓷等。这类瓷材料透光性好，美学性能突出，但机械强度较其他种类低，适用于贴面、嵌体、单冠的制作。②氧化铝基全瓷材料主要包括以氧化铝为主要成分的复相陶瓷和高纯氧化铝陶瓷。这类瓷材料透光性介于玻璃基类全瓷材料与氧化锆基全瓷材料之间，机械强度通常高于玻璃基类全瓷材料，但低于氧化锆基全瓷材料，适用于嵌体、单冠和三单位前牙桥的制作。③氧化锆基全瓷材料主要包括高纯氧化锆和氧化钇稳定的四方相氧化锆。这类瓷材料强度最高，适用于单冠、多单位固定局部义齿的制作。

（2）基于制作工艺的分类 ①烧结类全瓷材料又称传统粉浆类全瓷材料。②铸造类全瓷材料。③热压铸类全瓷材料又称注射成形类全瓷材料。④粉浆涂塑与玻璃渗透类全瓷材料。⑤机械加工类全瓷材料主要指用于CAD/CAM的一类全瓷材料，包括直接切削完成修复体外形，通常为玻璃基陶瓷；用于制作修复体的基底冠或内核。

2. 全瓷冠的结构

（1）由单层瓷材料构成 一些透明度较高的玻璃基全瓷材料，可通过常规烧结法、铸造法或CAD/CAM制作方法一次形成全冠的最终外形。

（2）由基底冠和饰面瓷双层瓷材料构成 先通过粉浆涂塑玻璃渗透、热压铸、CAD/CAM等方法制作瓷基底冠，然后在其上常规涂塑烧结或压铸饰面瓷。

（二）适应证和禁忌证

1. 适应证

（1）前牙切角、切缘缺损，不宜用充填治疗且对美观要求较高者。

（2）牙冠大面积缺损充填治疗后需要美观修复者。

（3）因发育畸形或发育不良影响美观，需要恢复外形者。

（4）氟斑牙、四环素牙、牙髓失活等造成牙色泽改变影响美观者。

（5）错位、扭转的前牙，不能进行正畸治疗而要求美观者。

（6）对金属、树脂修复体过敏者。

2. 禁忌证

（1）乳牙及未发育完成的青少年活髓牙。

（2）患者𬌗力过大，或因职业关系易造成前牙牙折者。

（3）牙冠缺损严重，过短或过小牙，牙体预备后无法获得足够固位形、抗力形者。

（4）前牙严重磨耗、睡眠磨牙症（夜磨牙症）、咬合关系过紧、对刃𬌗未矫正者。

（5）牙周疾病需要用全冠进行夹板固定者，一般不采用。

（三）牙体预备

全瓷冠修复与烤瓷熔附金属全冠修复的牙体预备方法相似。因受瓷材料性能的限制，在牙体预备时，除了遵守全冠修复牙体预备的一般要求，如去除龋坏组织、轴壁2°～5°的聚合度、牙冠的最大周径降至颈缘、各轴面平滑无倒凹、在牙尖交错𬌗和非正中𬌗时应有足够的修复间隙等以外，以前牙为例，还应有以下要求。

1. 唇面预备　唇面预备时，先用柱状金刚石车针沿唇面切2/3处磨出2～3条纵行的深1.0mm的引导沟，以引导沟深度为标记，逐渐向近远中扩展。同法再在唇侧龈1/3处磨出同样深的引导沟，方向与牙体长轴一致，按唇面外形均匀磨除唇面的牙体组织，经磨切修整得到1.0～1.5mm的修复间隙。

2. 舌面预备　同唇面预备一样，先用倒锥或刃状金刚砂车针沿龈缘预备出深1.0mm的引导沟，然后用较大直径的柱形金刚砂车针磨除舌隆突至龈缘处的倒凹，并按舌面解剖外形均匀磨除舌隆突至切缘的牙体组织0.5～1.5mm（磨除量与所选择的材料及结构相关）。

3. 邻面预备　要求颈部有0.8～1.0mm的肩台，且肩台以上无倒凹。预备后近远中邻面应光滑，且方向平行或向切端聚合2°～5°。用细金刚砂车针紧贴预备牙的轴面角向邻面磨切，首先磨除颈缘至切缘的倒凹，再按肩台宽度磨切邻面的牙体组织。上前牙邻面磨切的厚度为1.9～2.3mm；下前牙邻面磨切的厚度为1.7～1.9mm。

4. 切端预备　切端预备应开辟出1.5～2.0mm的间隙，以保证切端瓷的强度和美观。预备前可用记号笔在前牙唇面标记磨切范围，用金刚砂车针沿切端向龈方磨出2～3条1.5mm深的引导沟。然后用轮状或柱状金刚砂车针磨除剩余的切端部分，磨切修整后得到1.5～2.0mm的间隙，并确保牙尖交错𬌗和前伸、侧方𬌗运动时与对颌牙有足够的间隙（通常玻璃基全瓷冠切端为2.0mm，氧化铝或氧化锆基全瓷冠为1.5～2.0mm）。上前牙切缘在前伸及对刃𬌗时，要承受下前牙的唇向咬合力，故切端预备时，要求形成向舌侧倾斜与牙体长轴呈45°的切斜面，使上、下牙咬合力的方向接近垂直。同理，下前牙切斜面应预备成向唇侧倾斜的斜面。

5. 肩台预备　全瓷冠修复体颈缘预备为有角肩台或浅凹形肩台，宽1.0mm，内线角圆钝。玻璃基类全瓷冠受强度限制，边缘应设计为直角形或浅凹形，氧化铝基或氧化锆基全瓷冠可设计为90°、120°肩台或浅凹形。要求各部分肩台连续一致，呈圆滑的流线型。其位置一般与龈缘平齐或在龈缘稍下方。合适的肩台不仅能使全瓷冠颈缘与预备牙颈部密贴，而且保证了全瓷冠颈缘的厚度，防止发生瓷裂。

6. 精修完成 全瓷冠的牙体预备尤其强调预备后各轴面角、切角、颈缘等处都必须磨改圆滑，绝对不能出现任何倒凹和棱角。因此，牙体预备后，应仔细检查并用磨光车针或橡皮杯等将各个预备面磨成圆钝光滑面。

全瓷冠牙体预备的要求较高，在操作过程中应注意以下事项：①全瓷冠的牙体预备切割牙体组织多，深度可达牙本质层，因此活髓牙预备应进行局部浸润麻醉，以减少患者的痛苦。②采取间歇磨切手法，随时用冷水喷雾降温以保护牙髓，禁止在无水冷却情况下高速、连续磨切牙体组织，特别是在牙颈部预备时，应轻柔操作。③精修完成后的牙体表面应光滑圆钝，轴壁上应无任何尖锐棱角，以防止瓷冠受应力而折裂。④取印模后，牙体应加以保护。制作自凝塑料或光固化树脂暂时冠，用暂时粘接剂粘接。

（四）修复的注意事项

全瓷冠修复的注意事项：①严格控制适应证的选择。②保证瓷层厚度且均匀一致。③牙体预备体点、线、角圆钝，避免出现尖锐棱角。④采用专用粘接剂粘接全瓷冠。⑤因玻璃陶瓷全冠挠曲强度低，故应先粘接后调𬌗。⑥根据不同牙位及患者对美观的要求正确选择全瓷材料，确保修复后的色彩效果。

第 10 节 桩冠及桩核冠

牙体缺损修复方法的选择应考虑牙体缺损范围，根据缺损范围由小到大，修复方法的选择顺序应是嵌体—部分冠—全冠—桩核冠。

桩冠是利用金属冠桩插入根管内以获得固位的一种冠修复体。以往桩冠多用于前牙，随着根管治疗广泛地开展，后牙桩冠的发展也较快。对于磨牙牙根弯曲，有桩核冠等许多新的设计形式，使大量严重缺损的患牙和残根得以保留和修复。桩核冠是在桩核上制作全冠的一种冠修复体，它由桩核和全冠组成。桩核是插入根管内获得固位并供全冠固位支持的结构，由根管内的桩和供全冠固位的核组成。桩核冠的固位良好，外形和色泽接近天然牙，美观舒适，制作简便，支持与受力形式合理，是一种较理想的治疗残根、残冠的修复体，并可作为少数固定局部义齿的固位体。

牙体缺损的患牙经根管治疗后，应正确评估剩余牙体结构的力学性能，考虑到余留牙体经全冠预备后轴壁的量会减少，最终缺损范围应包括原有缺损区域、开髓口及全冠的牙体预备量，应该以此作为选择修复体的依据。原则上剩余的可利用牙体组织轴壁厚度不小于1mm，𬌗龈高度不小于1.5mm，才能保证足够的抗力（图4-39～图4-41）。

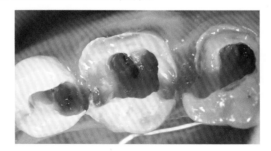

图4-39 根管预备

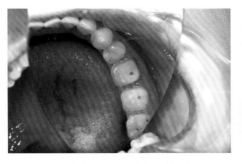

图4-40 纤维桩树脂核行牙体预备

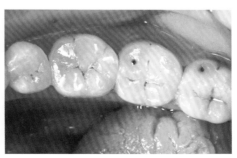

图4-41 桩核冠修复

一、桩核冠的组成

（一）桩

桩是插入根管内的部分，利用摩擦力和粘接力与根管内壁之间获得固位。桩的主要功能是固位，其次是传递应力和改变牙根的应力分布。

根据材料不同分为金属桩、纤维桩和陶瓷桩。

1. 金属桩　制作金属桩的材料有金合金、钴铬合金、钛合金和镍铬合金等，按制作方法分为铸造金属桩和预成桩。铸造金属桩采用失蜡铸造法个别制作，现在多为桩核一体的金属桩核。预成桩为预成的半成品金属桩，表面带有螺纹、锯齿等结构，与核形成机械嵌合。金属桩的优点是具有良好的机械性能，高强度，不易折断，特别是铸造金属桩与金属核成为一整体，使得机械强度更好。金属桩的缺点：一是弹性模量远高于牙本质，应力主要集中在根颈部和桩末端，容易导致根折；二是对磁共振影像学检查造成影响；三是金属作为光学上的黑体，对光的传导呈现完全的阻射作用，因此前牙修复时需选择遮色效果好的牙冠修复体。

2. 纤维桩　是由各种连续的、无定向的纤维包埋于树脂基质之中，即环氧树脂聚合基质，加无机或有机纤维，经高压拉挤成形而制成。分为玻璃纤维桩、石英纤维桩和碳纤维桩，目前常用石英纤维桩与玻璃纤维桩，主要为预成桩，多与树脂等核材料靠树脂粘接结合。美观，弹性模量与牙本质接近，用树脂粘接后，牙根内应力分布均匀，不易发生根折。但强度不如金属桩和陶瓷桩，易发生桩本身折断。

3. 陶瓷桩　主要为氧化锆桩，分为CAD/CAM整体切削瓷桩和预成氧化锆瓷桩，后者与核瓷材料靠高温烧结结合。美观性好，多用于前牙修复。但其硬度高，弹性模量与金属接近，易导致根折。

（二）核

核固定于桩上，与剩余冠部牙体组织等一起形成最终的全冠预备体，为全冠提供固位。制作核的材料有铸造金属、银汞合金、复合树脂和陶瓷等。

1. 铸造金属核　为间接修复设计。一般与金属桩整体铸造，强度高，是目前使用最多的一种核。

2. 银汞合金核　为直接修复设计。单独成核或与铸造金属桩、预成金属桩、钉一起构成，多用于磨牙，要求剩余牙体组织具有一定固位形和抗力形。

3. 复合树脂核　为直接修复设计。一般与预成金属桩或纤维桩，通过机械嵌合和树脂粘接。优点是美观，与剩余牙体粘接为一整体，可用于全瓷冠修复。但因桩核存在不同材料界面，抗折强度较差。

4. 全瓷核　为间接修复设计。包括采用CAD/CAM整体切削的陶瓷桩核或与预成陶瓷桩通过热压铸成核。氧化锆预成瓷桩可与相匹配的特制铸造陶瓷结合在一起构成瓷桩核，与剩余牙体粘接固定，其透光性好，颜色稳定，可配合透光性良好的全瓷冠修复。陶瓷桩核强度高，自身不易折断。缺点是热压铸瓷核与预成瓷桩间存在弱界面层，长期修复效果有待观察。

（三）冠

可根据不同牙位和核选择不同材料的全冠，如金属核宜选择金属烤瓷冠及透光性低的全陶瓷冠；陶瓷核和树脂核宜选择具有半透明效果的全瓷冠。

二、适应证和禁忌证

（一）适应证

1. 牙冠大部分缺损无法充填治疗或做全冠修复固位、抗力不良者。

2. 牙冠缺损至龈下，牙周健康，牙根有足够的长度，经冠延长术或牵引术后能暴露出断面以下至少1.5mm的根面高度，磨牙未暴露根分叉者。

3. 牙冠短小的变色牙、畸形牙不能做全冠修复者。

4. 错位牙、扭转牙没有条件做正畸治疗者。

5. 做固定局部义齿的固位体。

在采用桩核冠修复前，应对患牙进行完善的根管治疗，根尖封闭良好，原有的根尖周炎症得到控制。

（二）禁忌证

1. 根尖未发育完成的年轻恒牙，一般不宜做桩冠修复。

2. 根管感染未经根管治疗或根管治疗不完善，感染未能有效控制的患牙。

3. 严重的根尖吸收、牙槽骨吸收超过根长的1/3或牙槽嵴顶以下的根斜折，伴随牙根松动者。

4. 根管弯曲、细小或牙根无足够的长度，无法取得冠桩足够的长度和直径者。

5. 根管壁已有侧穿，且伴有根、骨吸收和根管内感染者。

6. 原有桩冠发生冠桩折断，断桩无法取出，或虽取出但根管壁过薄，抗力形、固位形差者。

7. 深覆𬌗、咬合紧、牙根长度不足，无法取得足够的固位形、抗力形者。

三、桩核冠的设计

（一）桩核的设计

桩核冠的固位力主要取决于桩与根管壁之间的摩擦力和粘接剂产生的粘接力。主要影响因素取决于以下几点。

1. 桩的长度　是影响桩核冠固位的主要因素。在其他条件相同的情况下，桩越长，其固位越好。但桩的长度受根管解剖条件的限制，若冠桩超过根尖孔，会破坏根尖孔的封闭，易引起根尖周感染；若桩接近根尖部，此处根管细小而壁薄，抗力形差，容易出现根折。为确保牙髓治疗效果并预防根折，一般要求根尖部保留不少于4mm的充填材料，桩的长度为根长的2/3～3/4，桩的长度不短于临床牙冠高度，同时牙槽骨内桩长度大于牙槽骨内根长度的1/2，因为牙槽骨以外的牙根缺少支持，受力时此处将形成危险截面，所以要强调桩进入有牙槽骨支持的牙根内达一定的长度。桩的长度不短于临床牙冠高度（B≥A）；骨内桩长度不少于骨内根长度的1/2（C≥1/2D）（图4-42）。

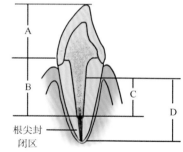

图4-42　桩的长度
A. 牙冠高度；B. 桩的长度；C. 骨内桩长度；D. 骨内根长度

2. 桩的直径　与桩核冠的固位和抗力有关。桩的直径大者，可增加粘接固位力和自身强度。但桩的直径大小受根径的限制，直径过大的桩必然要磨除过多的根管壁，造成根管壁强度下降，桩侧向受力后容易发生根折。相反若桩过细，也会影响其固位力和自身抗折能力。从力学角度考虑，理想的桩直径应为根径的1/3。

3. 桩的形态　与桩的稳定性有关，也涉及与根管壁的密合度。椭圆形者优于圆形，锥形冠桩与根管壁的密合度优于柱形者，铸造者优于弯制者。理想的桩外形应是与牙根外形一致的圆锥形。从根管口到根尖逐渐缩小呈锥形，各部横径都保持为根径的1/3，与根部外形一致，并且与根管壁密合。

4. 冠与根面的关系　桩冠的冠与根面的关系与桩核冠的冠与根面的关系是不同的。

（1）桩冠是一次性整体就位　必须按一个就位道戴入，这个就位道只能是预备根管的就位道。此时将桩冠的冠与根面设计成端面相接是最容易就位的一种形式。

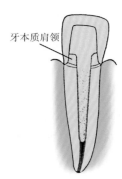

牙本质肩领

图4-43 桩核冠有牙本质肩领

（2）桩核冠是分别就位 冠作为最终修复体，冠的就位道不受根管方向的影响，与根面的关系不同于核与根面的关系，因此桩核冠通常不按桩冠来做。

（3）桩核的边缘应位于牙本质肩领上方 核根面以下一圈高度至少为1.5mm的牙本质称为牙本质肩领。无牙本质肩领设计的桩核冠修复体在使用过程中很容易出现患牙的牙根折裂（图4-43）。

（二）牙体预备

1. 根管预备 ①根据X线检查确定桩在根管内的长度，在扩孔钻上标记。②顺应根管方向，低速进钻，上下提拉将切碎的根管充填物带出，直至预定的深度。③根据根的长度、外形、直径，用相应型号的扩孔钻完成根管预备。

2. 根面预备 ①去除残冠上所有的龋坏组织及旧的充填体。②无论还剩余多少牙体组织都要按照全冠预备的要求与方法进行牙体预备，但此时不必做出龈下边缘，也不需要修整。③去除薄壁弱尖，将余留的根面修平整，确定最终边缘。并且保证牙本质肩领处厚度不小于1mm，高度不小于1.5mm。

四、铸造桩核烤瓷冠的制作

根管内段的蜡型制作步骤同铸造金属基底桩。根管外核的蜡型应按照烤瓷全冠的牙体预备要求制作，即轴壁光滑无倒凹，两邻面稍向切端内收2°～5°，核的四周留出金属基底层及瓷层的厚度。蜡型完成后，应将根管仔细冲洗、消毒、隔湿、吹干，放入75%乙醇小棉球，以牙胶暂封。

常规包埋蜡型、铸造。铸件完成后，将桩核在口内试戴，调整咬合关系，修整外形，符合要求后，根管消毒、干燥，以粘接剂将桩核粘接。然后比色、取印模，用人造石灌注模型。按常规制作金属基底，完成瓷层的熔附、试冠、上釉，抛光暴露的金属部分，准备粘接。制作方法同金属烤瓷冠。

五、桩冠的粘接

临床上桩冠脱落和创伤𬌗的发生多与粘接不良有关。不论哪一种桩冠，在粘接之前，都应在口内试戴、调𬌗，做到牙尖交错𬌗、前伸、侧向𬌗时均无早接触。桩冠粘接前，还应对根管做严格消毒处理，特别是牙根短、冠桩占根管的比例大、根管充填材料保留少，或疑有侧穿的情况时更应严格消毒。通常是用75%乙醇消毒，以无水乙醇干燥，热风吹干，桩冠消毒后进行粘接。若铸造冠桩与根管壁十分密合，为防止将牙胶推出根尖孔，可沿冠桩长轴方向磨一窄槽，以利于粘接剂溢出，使颈缘更密合。

第11节 修复体的粘接与完成

在模型工作室完成后的修复体送到临床上后还要经过口内试戴、磨光、抛光等处理，最后才能在患牙上粘接、完成修复。

一、口内试戴与调磨

试戴是指将修复体制作完成后戴入口内，检查修复体是否达到设计和质量要求。发现问题，应作相应调整，如存在无法修改的缺陷，应返工重做。

修复体应具有足够的固位力，正确的外形、邻接及咬合关系，可恢复口颌系统的功能。修复体应就位顺利，戴入后稳定性、耐久性、密闭性好，色泽尽可能自然、美观，表面光洁，自洁作用好，无不良刺激。

（一）检查修复体

冲洗修复体，检查是否完整，有无缺陷、皱褶、砂眼或缩孔，粘接面有无金属瘤、石膏、抛光剂等。经初步抛光的冠，以75%乙醇消毒后方可在患牙上试戴。

（二）就位

将修复体戴入预备过的牙体上并达到正确位置称为就位。制作良好的修复体，经常规检查及小的调整即可沿就位方向戴入，修复体就位可借助手的压力、患者轻咬等方式。人造冠就位的标志如下。

1. 人造冠的龈边缘到达设计的位置 有肩台预备的颈缘应与冠边缘密合无明显缝隙。若人造冠龈边缘未到达设计的位置，可衬以薄型咬合纸或涂一薄层蜡在组织面上，在该牙上试戴。在相应部位可看到有染色或暴露金属色，磨除后再重新就位检查。若人造冠边缘已到达设计的位置，应做咬合、叩诊等检查，以证明是否完全就位。因为在人造冠边缘过长的情况下，可出现就位的假象。人造冠就位后，以口镜柄或其他小器械柄叩诊，可听到高调实音而不是低调空响。

2. 咬合基本合适 制作良好的人造冠就位后，咬合关系应基本合适或稍加修整即可。如咬合过高，常由于冠没有完全就位，待确定完全就位后，再进行调𬌗。

3. 人造冠就位后稳定无翘动现象 若人造冠有支点，如存在金属瘤等；一侧邻接过紧，改变了人造冠就位方向，冠边缘卡在邻牙𬌗面上；因石膏代型磨损，人造冠的组织面变形出现支点等，人造冠就会出现翘动现象，需要将修复体取下，仔细检查支点，检查方法如前述，并作相应磨改。

影响冠就位的因素很多，常见原因是牙体预备时，存在一定程度的倒凹，蜡型从代型上取下时发生变形；或在铸造时，人造冠粘接面形成金属瘤、粗糙面等；还有在取印模、灌注工作模型时变形，蜡型蠕变变形，铸造收缩，牙颈部肩台不整齐，邻接过紧，人造冠过长等原因均可造成就位困难。应仔细判断并加以调整，一般可顺利就位。

（三）检查人造冠边缘

1. 长短 人造冠边缘长度合适的标志是冠完全就位后，到达设计的位置。人造冠边缘过长会对牙龈组织造成压迫，若受压的牙龈组织出现苍白，患者有压痛感，应作相应的调改。若人造冠边缘没有到达设计的位置应重做。

2. 密合性 人造冠边缘与牙体组织间应无明显缝隙。如果探针可探入或缝隙明显，常是由于牙体预备、取模不准，间隙涂料涂得过厚，石膏膨胀过大，蜡型不准等原因造成。出现冠边缘不密合时修复体一般应重做。

3. 外形与牙颈部一致 若人造冠边缘与牙颈部外形不一致，可造成菌斑附着（图4-44）。如果边缘过厚，会高出牙颈部，影响龈沟的生理状态，刺激牙龈增生或出现炎症。因此，应对悬突、台阶作修改，使之与牙颈部外形一致。

（四）检查外形及邻接

人造冠的外形应符合解剖特点及生理要求，其形态、大小、颜色尽量与对侧同名牙一致，与邻牙协调。各外展

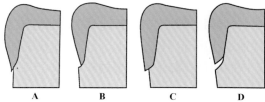

图4-44 不合适的冠边缘
A.冠边缘过长；B.冠边缘凹陷；C.冠边缘悬突；D.冠边缘过短

隙和邻间隙应清晰，有利于食物排溢和保持龈乳头健康。船面、轴面外形应符合修复原则。

人造冠就位后，应观察邻接位置是否正常，用细牙线检查邻接位处的松紧。左右手持牙线，以示指沿邻面向下压，牙线勉强通过说明邻接正常；若牙线通过无阻力，说明邻接过松；若牙线不能通过且患者有胀痛感，说明邻接过紧。邻接过紧者，可通过磨改邻接区修改；若邻接不良，可用加焊的方法恢复正常邻接；邻接明显不良者可加银焊恢复或重做。

（五）调𬜯

调𬜯应在人造冠完全就位后进行，使修复体在牙尖交错𬜯及非正中𬜯均有正常的咬合接触，并与牙周支持组织相适应。原则上，调𬜯应在修复体上进行，如果修复体厚度不够而不能磨改，或对颌牙有伸长、尖锐边缘嵴等，可适当磨改对颌牙，调𬜯后的活髓牙应进行脱敏处理。调𬜯应采用咬合检查和患者主诉相结合的方法，确定并磨除早接触区。

（六）磨光、抛光

磨光、抛光是在修复体试戴后，粘接之前进行的。修复体表面高度磨光、抛光可提高其耐腐蚀性、生物相容性和自洁作用，患者感到舒适、美观。磨光、抛光的要求：①应在试戴完成后，邻接、外形、咬合关系均满意后进行。②应遵循细砂轮修平，橡皮砂轮、湿砂布轮磨光，干抛光布轮抛光，即由粗到细的过程。磨光面不得有任何粗糙面和纹理，反光均匀一致。③金合金用氧化铁抛光剂抛光，其他合金用氧化铬抛光剂抛光。

（七）试戴观察

修复体试戴满意后，一般应作永久粘接。但如果患牙有轻微牙髓、牙周反应；因对颌牙伸长，调𬜯有困难；一次戴修复体数目较多；颞下颌关节、肌肉不协调；患者对修复体质量、效果不满意者，可用丁香油氧化锌粘接粉等暂时粘接修复体观察一段时间，待患者满意后再做永久粘接。

二、粘接前修复体的处理

修复体在试戴满意后，应仔细清洗，去除油污、残留的抛光剂及切割碎屑，用75%乙醇消毒、吹干。有条件者可用超声清洁器处理5分钟，以暴露出金属洁净面。若修复体固位不良，应做以下处理。①粘接面喷砂处理：处理前，冠边缘以胶布保护，用80目石英砂在0.2～0.4MPa压力下喷砂，去除金属表面污染物。②电解蚀刻：根据不同金属选择相应的酸蚀液体和电流强度，电解蚀刻粘接面。③金属表面激活剂、偶联剂：可改善粘接剂对金属的粘接力。④若修复体与牙体十分密合，则在粘接前将粘接面预备出一纵向小沟，以利于多余的粘接剂排溢，防止咬合过高。若修复体过薄，也可在牙体轴壁上磨出一条纵行粘接剂排溢沟。

三、粘　接

粘接是用粘接剂将固定修复体固定在预备牙上的过程。粘接剂在人造冠的固位中起着重要的作用。特别是在患牙固位形不良，密合性不好的条件下，正确地选择好粘接剂，准确地进行粘接操作，对修复体的固位有着十分重要的作用。

（一）粘接剂的选择与使用

粘接剂起到填补并封闭修复体与牙体表面的缝隙、增加修复体对牙体表面的摩擦力的作用，因而增加了两者的结合强度。传统的粘接剂磷酸锌粘接粉是电、热的不良导体，但对牙体和金属材料的粘接力较低。聚羧酸锌粘接粉对牙髓刺激性小，粘接力较高。树脂类粘接剂粘接力强，不溶于水，封闭性好，但应注意冠边缘残余粘接剂刺激龈组织的问题。

（二）粘接

去除牙齿表面黏附物或暂时粘接剂，用温水将牙表面冲洗干净。用75%乙醇消毒修复体及牙面，并用热空气干燥。调和粘接剂，分别放在修复体粘接面和牙体预备的沟、洞、钉洞或根管内，并在牙体颈缘涂布少许，修复体按就位道方向就位，前牙用手指加压或用木棒轻轻敲击加压，后牙则在𬌗面垫一棉卷，让患者咬紧。仔细检查冠边缘，确实到位后，再对冠持续加压3～5分钟。若用树脂类粘接剂，在冠就位后应立即用小棉签、探针或牙线将多余粘接剂刮除，并仔细清理龈沟与邻间隙处。待粘接剂粘接后，以镰形刮匙或探针刮除修复体周围多余的粘接剂，必要时用小橡皮锥在口内磨光修复体边缘。

四、粘接后处理

粘接完成后，应再一次检查咬合关系，必要时进行相应处理。然后对患者进行修复体的使用和卫生指导。如果暂时粘接，应约定复诊日期。如果在试冠或粘接过程中刺激牙龈组织，龈沟内应涂布少许2%碘甘油以预防龈缘炎。

第12节　牙体缺损修复体的设计与选择

一、前　牙

（一）缺损

一般小范围的缺损多用充填治疗，当严重影响到抗力、固位和美观时，可根据情况进行下列修复设计。

1. 缺损在切1/3　可做烤瓷熔附金属全冠、塑料全冠、全瓷冠、复合树脂贴面修复。若咬合紧、牙冠体积大者，也可做3/4冠修复，附加舌隆突处的钉洞固位形，切端缺损处可用树脂恢复。

2. 缺损至冠中1/3　活髓牙应在护髓治疗后，在釉牙本质界的牙本质内置螺纹钉，做复合树脂核，然后行全冠修复。若死髓牙已行根管治疗者，可利用桩冠加固复合树脂核，然后行冠修复。

3. 缺损至龈1/3或舌侧的广泛深龋　可设计桩核冠修复。

（二）牙折

牙折从折断的形式上分为局部小范围牙折、横折、纵折、斜折4种。前牙多见横折和斜折，后牙多见纵折。无论何种牙折，首先要确诊是否伤及牙髓，尽可能采用护髓治疗，以保护活髓。

1. 局部小范围牙折　对有过敏症状者，应在护髓治疗后，采用复合树脂或用螺纹钉加固式复合树脂修复。此方法较简便、有效，但牙体与复合树脂之间有交界线，美观及固位稍差，不能承受较大的咬合力。对于咬合紧者，可考虑用3/4冠修复，缺损部分用复合树脂恢复。对切角缺损较大者，可用全冠修复。

2. 前牙横折　可根据折断的范围，做全冠或桩冠。具体设计类似牙冠缺损者。

当牙的折裂线超过龈缘以下2mm者，除行牙髓治疗外，应行龈切除术或冠延长术，将折断面暴露，以便桩冠和根面密合，防止形成牙周袋。

（三）牙发育异常

牙发育异常的修复设计。

1. 过小牙、锥形牙　凡位置正常，能满足基本固位要求者，可考虑做烤瓷熔附金属全冠、非金属全冠。对于咬合紧、超𬌗小、深覆𬌗患者，可做金属烤塑冠。对于牙冠锥度大、固位形差者，金属基底可用铸造完成，必要时加用辅助固位形，如邻面沟、钉洞等固位形。若牙冠过于短小，且呈锥形，可考虑先做根管治疗，然后做桩冠或桩核冠修复。若过小牙的邻牙也需要做修复体者可考虑做联冠以加强固位。过小牙一般髓壁较薄，若颈部做有肩台预备可能损伤牙髓。所以，牙体预备时多采用无肩台预备。过小牙往往牙根短小，牙周支持力较差，进行咬合设计时，亦应注意适当减少𬌗力。

2. 釉质发育不全、氟牙症　若牙体外形严重畸形、固位不足者，修复设计同过小牙。一般情况下，可做烤瓷熔附金属全冠、金属烤塑冠或非金属全冠修复。对于青少年患者，可做光固化树脂贴面、瓷贴面等修复。轻度釉质发育不全，氟牙症仅釉质表浅损坏者，可先试做表层打磨、漂白治疗，或漂白后加一薄层光固化树脂覆盖。保守治疗不满意时再做贴面或全冠修复。

3. 四环素牙　这类患者一般牙体外形正常，牙冠颜色异常，且用漂白法不能解决颜色异常问题。轻症者可用光固化复合树脂贴面、瓷贴面修复。重症患者以烤瓷熔附金属全冠、金属烤塑冠修复较为合适。

（四）牙间缝隙

牙间缝隙又称牙缝，以前牙区较为多见。

牙间缝隙最理想的治疗方法是正畸矫治关闭缝隙，或经正畸矫治集中缝隙后再行修复。在做修复设计时应注意下列问题。

1. 首先确定牙间缝隙形成的原因，并针对病因进行治疗。必要时应与正畸科、牙周科医生共同确定治疗、修复方案。

2. 注意检查有无牙弓异常、牙周病变，牙缺失、缺损及排列情况，咬合关系和咬合习惯。在矫治牙周、咬合疾病的基础上，再进行修复。

3. 牙周病引起的缝隙，多见于中老年人，表现为多个牙缝间隙。修复前应消除病因，消除或明显缓解炎症，调整咬合，然后做夹板式固定修复，或设计成联冠。

4. 对于多个过小牙引起的牙间缝隙，如缝隙不大，可在过小牙修复时适当加大修复体宽度，恢复邻接关系，消除缝隙。用加大牙面突度的方式，利用视觉差使修复体外观与邻牙协调。

5. 小的单个牙间缝隙，常见于中切牙之间，若间隙小于2mm，可以用光固化复合树脂贴面将牙冠加宽以消除缝隙。若中切牙牙冠宽度较大，侧切牙牙冠较小，可先关闭中切牙牙间缝隙，再用全冠修复侧切牙间隙。

6. 前牙不对称的牙间缝隙修复，应先争取使两中切牙恢复正常邻接，保持中线不偏，间隙尽量集中于侧切牙近远中，通过修复侧切牙来消除小间隙。

（五）个别牙反𬌗

对于成人个别前牙反𬌗的正畸矫治往往较困难。当患者不愿意接受或没有条件进行正畸治疗，且反𬌗不严重时可考虑进行牙髓失活治疗后做桩冠修复或牙冠大量磨改后做桩核冠修复。

二、后 牙

后牙修复体的设计在美观要求上虽然不像前牙那样严格，但后牙承受殆力大，在固位、稳定、受力等方面有更高的要求。

（一）修复体的选择

全冠对患牙保护作用强，修复体边缘线较短，封闭性好，固位力强，对于龋患率高、牙体缺损较严重、充填面积较大者，最好选择全冠修复。对于前磨牙、颊面无缺损，邻面缺损不严重者，从美观考虑可设计3/4冠。

对于嵌体的设计应谨慎，注意防止牙折及继发龋的发生。修复体边缘线尽可能避免承受大的殆力，注意抗力形与固位形。

牙体严重缺损的修复应在牙髓、牙周治疗的基础上进行。后牙桩冠因固位不良，脱落率较高，并且操作有一定困难，在残根、残冠上应尽可能设计桩核冠。为改善固位，可考虑做桩核冠联冠或桩核冠-全冠联冠。

（二）联冠设计

几颗相邻的牙都需要做修复体时，为了让每颗牙保持各自生理功能，通常对每颗牙只做单独修复体修复，这样牙体切割较少，取得就位道也较容易。但在下列情况下，可以采用联冠形式修复。联冠可根据需要做成两牙联冠、多牙联冠。①相邻患牙的固位形差，旋转脱位倾向大，做单颗修复容易脱落者。②患牙牙周支持条件差，如牙槽骨吸收较多，牙根短小。③两患牙间有牙间缝隙，或存在食物嵌塞，特别是邻间隙过大的水平型食物嵌塞，以及上颌磨牙的冠修复，修复后易出现向远中移位，造成食物嵌塞者，修复设计时可考虑做联冠修复。

（三）纵折牙的修复治疗

纵折牙是纵裂线通过牙冠长轴的近远中向贯穿性折裂。在折牙中，以纵折牙发病率较高。

若后牙纵折折断的两片均松动，或有明显牙周感染、骨质吸收或合并根折、多发冠折等，应拔除患牙；若纵折牙斜形折断，一半明显松动，另一半较牢固，牙周膜正常，可将斜形折断的断片拔除，伤愈后做根管治疗，并做银汞合金充填，形成一个斜面，然后行铸造冠修复；若患牙发生隐裂或纵折型折裂片基本不松，裂缝可以复位闭合，无牙周疾病，通常在结扎固定后行牙髓牙周治疗，然后行修复治疗，以保护患牙。纵折牙的修复治疗步骤如下。

1. 患牙裂缝的处理 新折裂的患牙，断片较容易复位，如折缝内有充填物、残渣等，应仔细清除，因残留异物会影响断片复位，引起根尖周感染，导致修复治疗失败。活髓牙应局部麻醉后，以生理盐水（0.9%氯化钠溶液）加压冲洗；若牙龈、牙髓出血明显，可先用3%过氧化氢溶液冲洗，再以生理盐水冲洗，然后结扎固定；若为陈旧性纵折，折裂缝隙大者，先以探针去除缝内异物，再用过氧化氢溶液、生理盐水加压冲洗，彻底清洗后复位固定。

2. 固定 纵折牙的固定是为确保在牙髓治疗和修复治疗中，折裂片不再移动，避免牙周组织的再度损伤和引起疼痛及感染。患牙的固定有结扎固定和内固定两种方法。

（1）结扎固定 是用直径0.3～0.5mm的软质不锈钢结扎丝进行固定。剪一段钢丝，以止血钳将钢丝从患牙远中邻面穿过，在牙颈部环绕两圈，然后在颊侧外展隙处缓缓拧紧，以冠剪剪断多余的钢丝，并用小器械柄将钢丝结扎压入邻间隙内。注意不要让钢丝滑入龈沟或损伤牙龈。必要时可在牙颈部磨出小沟，以限制结扎丝向牙龈滑动，并防止以后在牙体预备时磨断结扎丝。

（2）内固定 适合于折裂缝不大，复位容易的纵折牙。在折裂缝两侧的殆面硬组织上，距折裂缝

2mm以外用直径1mm的车针预备出深3mm的钉洞，两孔间的殆面应磨低大约1.5mm，以卡环丝弯制成U形固定针，并能在针洞内正确就位，然后将固定针取出，消毒，吹干，以磷酸锌粘接粉粘接。若折裂不易复位，可先用结扎丝结扎复位，然后再做内固定。

3. 隐裂牙的处理　如果患牙已做过牙髓治疗，隐裂部分无明显松动，根尖周无异常，充填物无松动脱落等，可不必重新做根管治疗，只要仔细清理冲洗即可。如折裂缝隙大或折裂片松动，充填料与牙体之间出现缝隙，应在结扎后重新做根管治疗。

4. 全冠修复　折裂牙的保护性修复通常用金属全冠。在患牙经过前述处理后即可进行修复。在牙体预备、试戴过程中，患牙必须在固定状态下进行，如结扎丝松脱或断开，必须重新结扎，直到粘接前才能去除结扎丝。

（四）牙体半切术与修复

牙体半切术是指将患牙无法保留的牙根及部分牙冠切除，保留尚健康的牙根和部分牙冠。牙体半切术为保留更多的患牙提供了一种有效手段，也为修复创造了有利条件。

1. 适应证和禁忌证

（1）适应证　①下颌磨牙仅有一个根患严重的垂直型骨吸收；上颌磨牙的两个颊根或腭根有严重的骨质破坏者。②根分叉处因龋病、创伤或器械的意外损伤造成严重破坏者。③一颗牙根有纵折或内吸收。④某颗牙根因根管钙化、弯曲、髓石、器械折断或根管壁侧穿等不能治疗，而其余牙根可以治疗者。

（2）禁忌证　除了外科手术禁忌证之外尚有：①保留的部分无牙槽骨支持者。②根管均无法进行治疗，逆行充填也不能实现者。③根融合或两根靠得很近，无法做分根切除术者。④牙体半切术后，无法利用剩余的牙体组织及邻牙进行合适的修复者。⑤口腔卫生条件差，难以维持口腔清洁，有可能导致牙周病者。

2. 方法、步骤　牙体半切术前应对计划保留的牙根做常规根管治疗，然后用磨切器械将根分叉以上患根一侧的部分牙冠切除，拔除有病变的牙根，伤口愈合后做冠修复。修复前，剩余的牙冠需要做桩核，桩核不得损伤龈组织。若剩余的牙根及牙冠有足够的支持力和固位形，可设计铸造金属全冠修复；若支持力和固位力不足时，可设计成联冠或固定局部义齿。按常规方法做牙体预备。在制作蜡型时，应注意控制殆面解剖外形，减少切除侧承受的殆力，防止产生过大侧向力。

3. 根分叉切开与修复　对于下颌磨牙根分叉处有严重骨质破坏或髓底穿通，根周牙槽骨良好，牙周膜正常者，可在根分叉处将牙冠切成近中、远中两段，并修改成两个前磨牙的形态，然后做金属联冠。该修复方法可用于保存根分叉处局部病变的患牙。

第13节　修复后可能出现的问题及处理

牙体缺损的修复，如果能做到全面细致检查，正确诊断、设计，精心进行口腔准备，选用材料和制作得当，试戴舒适，粘接牢固，加之患者的配合，修复体一般能较好地恢复患牙的形态与功能。与其他修复相比，牙体缺损修复的复诊率最低。但如果适应证掌握不好，修复治疗过程中未能遵循修复原则和质量要求，可能会出现一些问题。轻者需要进行一定的处理，严重者则需要拆除重做。

一、疼　痛

（一）过敏性疼痛

1. 出现在修复体粘接后　如果患牙为活髓牙，在经过牙体磨切后，暴露的牙本质遇冷、热刺激会出现牙本质过敏现象。常见原因：①牙体预备时损伤大，术后未采取护髓措施；②粘接时，由消毒药物刺激、戴冠时的机械刺激、冷刺激加之粘接剂中的游离酸刺激引起。待粘接剂充分结固后，疼痛一般可自行消失。若粘接后牙仍持续疼痛，说明牙髓受激惹严重，或可发展为牙髓炎，则需要行牙髓治疗，往往要破坏修复体。因此，在粘接前，应对患牙牙髓状态做好评估，过敏性疼痛严重者应先做安抚治疗。

2. 出现在修复体使用一段时间之后　这类疼痛出现的主要原因：①继发龋；②牙龈退缩；③粘接剂脱落或溶解。多由于牙体预备时龋坏组织未去尽或未做预防性扩展；修复体不密合、松动；粘接剂或粘接操作不良，粘接剂溶解、脱落，失去封闭作用；修复时牙龈有炎症、水肿或粘接后牙龈萎缩等，均会导致牙本质暴露，引起激发性疼痛。处理时，除边缘粘接剂溶解需添加粘接剂重新封闭修复体边缘外，一般要将修复体破坏或拆除重做。

（二）自发性疼痛

修复体粘接后出现自发性疼痛，其常见原因为牙髓炎、根尖周炎或牙周炎，多是由于牙体切割过多，粘接前未戴暂时冠，未行牙髓安抚治疗，牙髓受刺激后由牙髓充血发展为牙髓炎等引起。

修复体戴用一段时间后出现的自发性疼痛，多见于继发龋引起的牙髓炎；由于修复前根管治疗不完善，根尖周炎未完全控制；根管壁侧穿未完全消除炎症；咬合创伤引起的牙周炎。由于修复体的覆盖，对发生牙髓炎的患牙不易定位，故应仔细检查修复体有无松动、破损、缝隙及殆障碍等，并做牙髓活力测验，明确诊断后，再决定是拆除修复体还是局部打孔，做牙髓治疗。如有殆创伤，应仔细调殆观察。对于牙周炎或根尖周炎，应行牙X线检查，确诊后应根据病因做相应治疗。桩冠修复后出现的根尖周感染，如桩冠固位良好，铸造冠桩不易拆除者，可根据病情采取根尖刮治或根尖切除等手术治疗。

（三）咬合痛

修复体粘接后短期内出现咬合痛，多是由殆创伤引起的。患者有咀嚼痛伴有叩痛，发病病程不长，创伤性牙周炎不严重，通过调殆一般症状会很快消失。调殆时根据牙尖交错殆及非正中殆的早接触仔细调整，磨改不合理的陡坡和过锐尖嵴。如调殆在修复体上进行，应注意磨光。如咬合过高而调殆有困难时，或是因粘接时修复体未就位者，应拆除重做。

在修复体戴用一段时间之后出现咬合痛，应结合触诊、叩诊和牙X线检查，确定是否有创伤性牙周炎、根尖周炎、根管侧穿、外伤性或病理性根折等。然后再针对病因进行治疗，如调殆、牙周治疗、拆除重做或拔牙等。

二、食物嵌塞

食物嵌塞是指在咀嚼食物的过程中，食物碎块或纤维受外力作用嵌入或滞留在两牙的邻间隙内。引起食物嵌塞的原因：①修复体与邻牙或修复体与修复体之间无接触或接触不良；②修复体轴面外形不良，如殆外展隙过大，龈外展隙过于敞开；③殆面形态不良，殆边缘嵴过锐，颊舌沟不明显，食物排溢不畅；④殆平面与邻牙不一致，形成斜向邻面的倾斜面；⑤邻面接触虽然良好，但修复体有悬突或龈边缘不密合；⑥对颌牙有充填式牙尖等。

食物嵌塞的治疗应针对其原因进行。属邻接不良、外展隙过大者，一般需拆除修复体重做。殆面形态不良者，在不影响修复体质量的前提下，可适当行少许磨改，如修去过锐边缘嵴，加深颊舌沟，磨出食物排溢沟，调磨对颌充填式牙尖，修改修复体的悬突等。所有上述措施均为补救措施，最好的办法是在试冠时仔细检查，消除这些诱因。对缺隙处及殆平面受力不平衡的患牙做修复体时，应有动态的观念。许多修复体粘接时邻接正常，使用一段时间之后，出现邻接异常和食物嵌塞。预防方法：

①修复时注意殆力、牙尖斜面在牙移位中的导向作用，针对骨质疏松处牙容易移位的特点，控制殆力大小及方向；②应用联冠修复；③及时修复缺失牙等。

三、龈缘炎

修复体粘接后可出现龈缘炎，表现为修复体龈边缘处的龈组织充血、水肿、易出血、疼痛等。其可能的原因是：①修复体轴面突度不良，如短冠修复体轴面突度不足，食物冲击牙龈；轴面突度过大，食物向龈方滑动时无法与龈组织接触，使牙龈失去食物的生理按摩，也可造成局部龈缘炎。②冠边缘过长，边缘抛光不良，修复体边缘有悬突。③试冠、戴冠时对牙龈损伤。④嵌塞食物压迫。⑤倾斜牙、移位牙修复体未能恢复正常排列和外形。治疗时，消除或减少致病因素，局部用抗炎药物，调殆等。保守治疗后若症状不缓解，应拆除修复体重做。

四、修复体松动、脱落

修复体松动、脱落是牙体缺损修复失败的主要表现之一。其主要原因如下。①修复体固位不足：如轴壁聚合角过大，殆龈距太短，修复体不密合，冠桩过短，固位形不良。②殆创伤：殆力过大，殆力集中，侧向力过大。③粘接失败：如材料选用不当，粘接剂失效，牙面及修复体粘接面未清洗干净，干燥不彻底，油剂、唾液污染，粘接剂尚未完全结固时，患者咀嚼破坏了结固等。

修复体一旦松动，应尽早取下，仔细分析松动、脱落的原因。如为设计、制作的原因应重做；如由殆创伤所致，应调殆；如因粘接剂失效，应选用优质粘接材料重新粘接；如根管呈喇叭口状，或修复体与牙体不密合，可在清除陈旧粘接剂、清洗干燥后，酸蚀牙体表面，以树脂类粘接剂粘接。

五、修复体破裂、折断、穿孔

修复体戴用过程中可能出现破裂、折断及磨损穿孔等现象。其原因有：①外伤，如受外力、咬硬物后，以瓷修复体和前牙多见；②材料因素，如瓷的脆性较大，树脂强度较低，特别是在薄弱处；③制作因素，如修复体局部有棱角锐边，应力集中处易折断及铸造修复体表面有砂眼等；④殆力过大，在深覆殆、咬合紧、存在殆创伤时，容易出现折断；⑤牙体预备不足，调殆磨改过多或患牙预备后伸长，戴牙时将殆面磨得过薄；⑥磨耗过多，如咀嚼硬物、夜磨牙症等。

前牙陶瓷全冠或金属烤瓷熔附全冠局部破裂、折断，可用氢氟酸溶液酸蚀断面1～2分钟，冲洗吹干后，在口内添加光固化复合树脂恢复外形，也可在瓷层做小的固位洞形，以增加树脂材料的固位。树脂全冠折断可用氯仿溶胀后，添加复合树脂修理，仔细调殆。原则上大范围破损及穿孔的金属修复体应重做。

牙冠部分折断的桩冠，如冠桩固位良好不易拆除，可将残留树脂牙冠预备成核，然后做冠修复。

六、塑料冠变色、磨损与脱落

塑料修复体因材料本身的老化、表面产生微小裂纹、色素的渗入和污染等原因，颜色可变成灰黄、灰褐色。若修复体边缘不密合，还可因色素渗入加重变色。因塑料耐磨性能低，冠表面可出现凹陷性横纹，也可表现为低平、切端磨损等。塑料冠颜色改变的时间和磨损情况因材料质量、殆力大小、生活习惯不同而不同。

塑料与金属结合强度有限，若两者界面处理不好，容易在金-塑界面上脱落。出现上述现象时，应拆下重做。如桩冠的冠桩或烤塑冠金属部分取下困难，也可清除残留塑料后，以盐酸或硝酸处理金属表面，冲洗干燥后，重新用相关材料恢复牙冠外形，也可用成品牙面。但需注意龈边缘的密合性，并应仔细抛光。

七、修复体的拆除

修复体一旦出现松动或不可补救的破损，应拆除重做。拆除修复体的方法如下。

1. **卸下冠**　适于对松动修复体的拆除。利用去冠器上的沟缘勾住修复体的边缘，沿就位道相反方向用去冠器柄上的滑动锤冲击末端，依靠冲击力将残留粘接剂振碎，破坏其密封，使修复体脱位。操作时应注意力的大小及方向，观察患者的反应，切忌用力过猛，防止牙尖折裂或损伤牙周膜。修复体即将脱位时，医生应以手指夹持修复体，防止冠飞落或患者误吞。

2. **破除冠**　属破坏性拆冠方法，适合于固位较牢的冠的拆除。锤造冠拆除时可用破冠钳，将锐缘对准冠边缘，用力将冠切破，然后用小骨凿沿破损处撬动，破坏粘接剂的封闭作用，然后用去冠器轻轻振松取下。其他修复体可用裂钻沿修复体近中轴面角处切割，全冠可在颊舌侧，前牙在舌侧，开面冠在颈环处切穿修复体，然后用小凿撬松冠边缘，用去冠器轻轻振松取下。

嵌体的拆除较困难，通常用磨切和撬松相结合的方法进行。先用刀状砂石或车针在𬌗缘处或嵌体狭部切断，以小凿分段取出。或用车针沿嵌体边缘磨去一周，再以小凿撬松取下。注意不要切割牙体过多造成牙折。

3. **冠桩的取出**　冠桩折断常见于成品冠桩的桩冠。若牙根条件较好，可以将残留冠桩取出，重做桩冠。取冠桩的方法为用砂石拆除冠桩上的残留树脂和根面固位盘，以700号裂钻，在冠桩四周紧贴冠桩向根尖方向磨出一小缝隙，到达一定深度后，以小根尖铤或小骨凿等小器械插入预备的缝隙内，从不同方向慢慢撬松冠桩，以止血钳或持针器夹住冠桩慢慢取出。

目前，关于冠桩拔除的问题越来越倾向于保存冠桩，在根管、冠桩固位、根外段长度允许时，尽可能保留，然后在冠桩根外段上做复合树脂核，然后做冠，方法简便，修复效果好。除了手动去冠器外，现在还有机械去冠器，其构造与手动去冠器相近，通过机械振动振开粘接剂。机械式去冠器的优点是振动力量均匀，持续性好，对基牙刺激性小。超声波振动也有助拆除全冠、桩核冠等修复体，其操作方法是将超声工作尖放在修复体的不同部位振动，待修复体松动后，再用去冠器拆除。

自　测　题

A₁型题

1. 牙体缺损最常见的病因是（　　）
　　A. 发育畸形　　　　　B. 牙外伤
　　C. 龋病　　　　　　　D. 楔状缺损
　　E. 酸蚀

2. 可以增强固定修复体固位力的固位形，不包括（　　）
　　A. 环抱　　　　　　　B. 鸠尾扣
　　C. 钉洞　　　　　　　D. 沟
　　E. 倒凹

3. 铸造金属全冠牙体预备时，轴面的𬌗向聚合度一般为

　　A. 2°～5°　　　　　　B. 0°
　　C. 6°～10°　　　　　 D. 10°～15°
　　E. 无具体要求

4. 以下情况不宜做烤瓷熔附金属全冠修复的是（　　）
　　A. 氟斑牙
　　B. 牙体缺损较大而无法充填治疗者
　　C. 变色牙
　　D. 四环素牙
　　E. 尚未发育完全的年轻恒牙

5. 以下关于金属烤瓷冠的合金与瓷粉要求的描述错误的是（　　）

A. 有良好的强度

B. 合金的熔点高于瓷粉的熔点

C. 两者可产生化学结合

D. 瓷粉与合金的热膨胀系数不匹配

E. 良好的生物相容性

6. 桩核冠牙体预备时，一般要求根尖部保留的充填材料长度不少于（　　　）

A. 8mm

B. 4mm

C. 7mm

D. 10mm

E. 2mm

7. 全冠粘接后出现龈缘炎，其可能的原因，除了（　　　）

A. 冠边缘过长

B. 轴壁突度不良

C. 咬合早接触

D. 嵌塞食物压迫

E. 冠边缘不密合

8. 人造冠龈边缘必须高度磨光的最主要原因是（　　　）

A. 加强抗力

B. 加强固位

C. 患者舒服

D. 美观

E. 有利清洁卫生

9. 全冠试戴时出现翘动的原因有以下几个，除了（　　　）

A. 全冠组织面有金属瘤

B. 一侧邻接过紧

C. 石膏代型磨损

D. 全冠组织面变形出现支点

E. 预备体轴壁殆向聚合度过大

（王　壮）

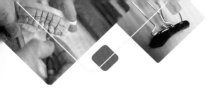

第5章
牙列缺损的固定局部义齿修复

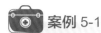案例 5-1

患者，男，45岁。3个月前拔除左下第一磨牙残根，因影响咀嚼来院就诊。检查：左下第一磨牙缺失，拔牙创口愈合良好，咬合关系正常。全口牙龈稍红，触诊出血，牙结石（++）。X线片显示：左下第一前磨牙牙根较短，左下第三磨牙低位近中阻生。余牙正常。

问题：1. 为该患者修复前应做哪些处理？

2. 对该患者的修复设计有哪些？

3. 固定局部义齿修复后可能出现的问题有哪些？

第1节 概　述

一、牙列缺损的定义

牙列缺损是指在上颌或下颌的牙列中有数目不等的天然牙缺失，同时余留不同数目的天然牙。

二、牙列缺损的病因及影响

（一）病因

造成牙列缺损的常见病因有龋病、牙周病、根尖周病、外伤、颌骨疾病、发育性疾病等。

（二）影响

牙列缺损后，会给患者生活带来明显影响。

1. 咀嚼功能减退　咀嚼功能减退与缺牙的数量、部位有关。一般来说，前牙缺失影响切割食物的功能，后牙缺失影响研磨食物的功能，多个后牙缺失对咀嚼食物的功能影响更大。对于久未修复的个别牙缺失，可能发生邻牙向缺隙侧倾斜移位，缺牙间隙缩小，对颌牙向缺隙伸长，导致局部咬合关系紊乱，功能接触面减少，咀嚼功能减退。

2. 牙周组织改变　缺牙后久未修复，邻牙向缺隙倾斜移位可能导致局部咬合关系紊乱（图5-1），甚至出现邻牙牙间隙、食物嵌塞、继发龋、牙周炎及牙周创伤等情况发生。

3. 影响发音功能　前牙缺失对发音影响较大，如齿音、唇齿音、舌齿音，主要影响发音的准确性，并且影响发音的清晰度。

4. 影响美观　前牙缺失，使唇部软组织失去支持而内陷；而多数后牙的缺失会使面下1/3的垂直距离变短，出现鼻唇沟加深、面部皱纹增加，面容苍老。

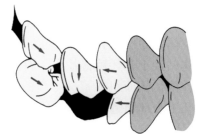

图5-1　右下第一磨牙缺失导致的牙列变化

5.导致颞下颌关节紊乱综合征　长期多数后牙缺失,致一侧咬合关系丧失后出现咀嚼肌群张力不平衡;双侧后牙咬合接触关系丧失后,垂直距离变短,致使髁突后上移位,造成关节疼痛、张口受限、弹响等。

三、固定局部义齿的组成

固定局部义齿(固定桥)是由固位体、桥体和连接体3个部分组成的(图5-2)。制作固定局部义齿的材料,应具备良好的机械强度、生物相容性,并应避免刺激口腔组织。

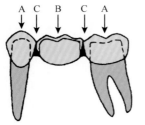

图5-2　固定局部义齿的组成
A.固位体;B.桥体;C.连接体

(一)固位体

固位体是指在基牙上制作并粘接的全冠、桩冠、部分冠或嵌体等,通过连接体与桥体相连接,使固定局部义齿和基牙形成一个功能整体,并使固定局部义齿获得固位。桥体所承担的𬌗力通过固位体传导至基牙及牙周支持组织。要使固定局部义齿发挥正常功能,固位体必须牢固地固定在基牙上。

(二)桥体

桥体即人工牙,是固定局部义齿恢复缺失牙的形态和功能的部分。制作的桥体要与缺失牙外形相似,材料的色泽与邻牙相近,不刺激牙龈组织,且有良好的机械强度,承受𬌗力时,不会发生弯曲变形或折断。

(三)连接体

连接体是固定局部义齿桥体与固位体之间的部分。按连接方式的不同分为固定连接体和活动连接体。固定连接体是整体铸造或是将桥体和固位体焊接而成,桥体承受的𬌗力直接传导到基牙上。活动连接体是通过桥体一端的栓体与相对应的固位体一端的栓道相嵌合而成,桥体的另一端常规设计为固定连接体。活动连接体有一定的应力缓冲作用,可减小基牙所承受的应力。

四、固定局部义齿的类型

按照固定局部义齿的结构不同分为简单固定局部义齿和复合固定局部义齿。简单固定局部义齿包括3种基本类型:双端固定局部义齿、半固定局部义齿和单端固定局部义齿。简单固定局部义齿中的两种或两种以上的组合又称为复合固定局部义齿。

(一)双端固定局部义齿

双端固定局部义齿(图5-3)又称为完全固定局部义齿,其两端都有固位体,固位体和桥体之间的连接形式为固定连接。当固定局部义齿的固位体粘接于基牙后,基牙、固位体、桥体、连接体成为一个相对固定不动的整体,从而组成了一个新的咀嚼单位。双端固定局部义齿所承受的𬌗力,几乎全部通过两端基牙传导至牙周支持组织。故双端固定局部义齿不仅可以承受较大的𬌗力,而且两端基牙所承担的𬌗力也比较均匀。在固定局部义齿的设计中,双端固定局部义齿是一种最理想的结构形式,也是临床应用最广泛的设计形式。

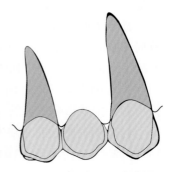

图5-3　双端固定局部义齿

（二）半固定局部义齿

半固定局部义齿（图5-4）的两端均有不同的连接体，桥体的一端为固定连接体，与固位体固定连接；另一端为活动连接体，多为栓体栓道式结构，当固定局部义齿粘接就位后，形成有一定活动度的连接。半固定局部义齿一般适用于一侧基牙倾斜度大，设计双端固定局部义齿很难取得共同就位道时。

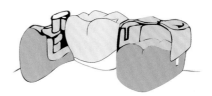

图5-4　半固定局部义齿

（三）单端固定局部义齿

单端固定局部义齿（图5-5）又称为悬臂梁单端桥。单端固定局部义齿仅一端有固位体，桥体与固位体之间由固定连接体连接。单端固定局部义齿承受𬌗力时，一端的基牙不仅要承受自身的𬌗力，还要承受几乎全部桥体的𬌗力，并以桥体为力臂，基牙为旋转中心产生杠杆作用，使基牙发生扭转和倾斜。在临床上应严格控制其适应证：缺失牙间隙小；患者的𬌗力不大；基牙牙根粗大，牙周组织健康，有足够的支持力；牙冠形态正常。设计中必须注意减小对基牙不利的杠杆作用力。

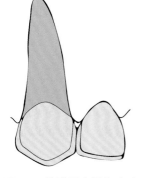

图5-5　单端固定局部义齿

（四）复合固定局部义齿

复合固定局部义齿是将两种或两种以上的简单固定局部义齿组合成一个整体，比较常见的设计是1个双端固定局部义齿连接1个单端固定局部义齿，或者是连接1个半固定局部义齿。故复合固定局部义齿一般至少包含2个间隔基牙，多为弧形的长桥。需要做好修复设计，在咀嚼运动中，使各基牙的受力反应相互支持。由于基牙数目多，在临床操作上应注意获得共同就位道（图5-6，图5-7）。

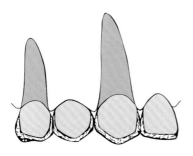

图5-6　复合固定局部义齿

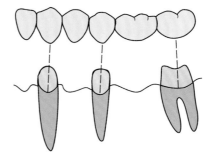

图5-7　多基牙的共同就位道

按固定局部义齿的材料分类，将固定局部义齿分为金属固定局部义齿、金属烤瓷固定局部义齿、金属树脂固定局部义齿、全瓷固定局部义齿。根据桥体与牙槽嵴黏膜之间的接触关系，又有桥体接触式固定局部义齿和桥体悬空式固定局部义齿之分。按照加工方式可分为整体铸造固定局部义齿、焊接固定局部义齿、粉浆涂塑烧结固定局部义齿、计算机辅助设计和制作局部义齿。

此外，还有其他类型的固定局部义齿，如种植固定局部义齿、固定-可摘联合固定局部义齿等。

五、固定局部义齿修复的生理基础

在咀嚼运动中，固定局部义齿所承受的𬌗力几乎全部由基牙承担，即基牙要承担自身所受的𬌗力和分担桥体的𬌗力。基牙的这种承担额外𬌗力的能力是固定局部义齿修复的生理基础，即牙周储备力，它与牙周膜的面积和牙周支持组织的健康程度密切相关。

1. 牙周储备力　又称牙周潜力，是指在正常咀嚼运动中，咀嚼食物的殆力大约只为牙周组织所能支持的力量的一半，而在牙周组织中尚储存了另一半的支持能力。固定局部义齿修复中正是动用了基牙的部分甚至全部牙周潜力，以承担桥体的额外负担来补偿缺失牙的功能。

2. 牙周膜面积　基牙的牙周储备力主要由基牙的牙周组织和颌骨的健康状况决定，牙周膜起着重要的作用。临床上最常使用的方法是用牙周膜面积大小评价基牙的支持力，以此来选择基牙。测量结果是第一磨牙的牙周膜面积最大，第二磨牙次之，再就是尖牙，下颌牙周膜面积最小的是侧切牙。牙周膜的面积并不是始终不变的，随着年龄的增长，牙龈逐渐退缩，造成牙周膜面积不断缩小；亦可因牙周的炎症或病变造成牙周膜面积变小，其结果会造成牙周潜力的减小而影响基牙的支持力。应该注意的是牙周膜面积的减小程度受牙根的形状和数量的影响，通常单根牙牙颈部区域的牙周膜面积最大；多根牙在牙根分叉处的牙周膜面积最大，颈部次之，根尖处最小。

3. 牙槽骨　主要作用是支持基牙以承受由牙周膜传递而来的殆力。健康的牙槽骨在X线片上显示骨质致密，骨小梁排列整齐，对咬合的承受能力强。相反，对于日久失用的牙，牙槽骨吸收多，牙周膜面积明显减小，并且牙槽骨的骨质疏松，骨小梁排列紊乱，硬骨板变薄，这类牙承受殆力的能力较低，应慎重选作基牙。

六、固定局部义齿的适应证

固定局部义齿修复与可摘局部义齿相比较，有更为严格的适用范围，应结合患者的个体特点和全身情况进行综合分析，严格控制其适应证，以确保达到固定局部义齿修复的预期效果。通常可以从以下几个方面考虑。

（一）缺牙的数目

固定局部义齿最适于牙弓内1颗牙或2颗牙的少数牙缺失，或者少数牙的间隔缺失。对于少数牙的间隔缺失，可增加中间基牙作支持。对多数牙的间隔缺失则应持谨慎态度。在中切牙和侧切牙缺失累计达到3~4颗，但尖牙的条件好，前牙咬合力不大时可以设计前牙固定局部义齿。

（二）缺牙的部位

牙弓内任何缺牙的部位，只要基牙符合条件，都可以考虑固定局部义齿修复。对末端游离缺失的患者，如第二、第三磨牙游离缺失，若采用单端固定局部义齿修复，其桥体受力会对基牙产生杠杆作用，这时可通过增加基牙（第二前磨牙）及减轻殆力的措施，设计单端固定局部义齿修复第二磨牙。对颌牙为可摘局部义齿的患者，可考虑用第一磨牙作为基牙，采用减轻殆力的措施设计单端固定局部义齿。对于多个后牙游离缺失的患者，牙槽骨条件允许种植者，可以借助种植技术修复牙列缺损。

（三）基牙的条件

固定局部义齿基牙和桥体承受的殆力几乎全部由基牙承担，因此基牙的条件是患者能否采取固定局部义齿修复的关键性因素。

1. 牙冠　理想基牙的牙冠殆龈高度应适当，形态正常，牙体组织健康，从而易于取得良好的固位形。虽牙冠大面积缺损、龋坏，但经过完善的根管治疗后，以及发育畸形的牙冠牙体制备后能提供有利的固位形满足固位要求，都可选为基牙。

2. **牙根**　基牙牙根应粗壮并有足够的长度。多根牙的牙根有根分叉，支持力强，但随着年龄的增长和牙周疾病等原因，牙槽骨吸收使牙周膜面积减小，要求吸收不超过根长的1/3。

3. **牙髓**　基牙最好是健康的活髓牙。如牙髓有病变，在进行完善的根管治疗后，也可以选为基牙。经根管治疗后，牙冠、牙根组织可能逐渐变脆，必要时可采取桩核等措施增加牙体强度。

4. **牙周组织**　最为理想的牙周组织情况是牙周无进行性炎症，根尖周无病变，牙槽骨及颌骨结构正常。但在临床上常见的是牙周无不可治愈的炎症，牙槽骨有不同程度的吸收，但要求吸收不应超过根长的1/3。

5. **基牙位置**　要求基牙的位置基本正常，无过度的倾斜移位和扭转，以便牙体预备时能够获得共同就位道。个别严重错位的牙，在征得患者同意后，经过完善的牙髓治疗后用桩核冠改变牙冠轴向，以取得基牙之间的共同就位道。或者采用正畸的方法调整基牙的倾斜度，以获得共同就位道。

（四）咬合关系

要求缺牙区的咬合关系基本正常，缺牙间隙有适当的𬌗龈高度，对颌牙无伸长，缺隙侧邻牙无倾斜移位。如果邻牙倾斜，对颌牙伸长等，可调磨伸长牙及基牙倾斜面，或者改变固位体的设计以制作固定局部义齿修复。

（五）缺牙区的牙槽嵴

缺牙区的牙槽嵴在拔牙或手术后3个月可完全愈合，牙槽嵴的吸收趋于稳定，适于制作固定局部义齿。对缺牙区牙槽嵴的要求是愈合良好，形态基本正常，无骨尖、残根、增生物及黏膜疾病。当前牙牙槽嵴的吸收较多时，制作桥体至牙槽嵴顶留有间隙，影响美观，可通过适当改变突度，使桥体牙显得协调；或在桥体牙的颈部上牙龈色瓷，使之与邻牙的颈缘协调；也可采用可摘式基托关闭此间隙。后牙牙槽嵴的吸收较多时，可以设计非接触式桥体或接触面积较小的桥体。

（六）年龄

20～60岁是最佳年龄段。过于年轻的患者恒牙临床牙冠短、髓腔大、髓角高，有时根尖尚未发育完全，在做牙体预备时容易发生穿髓。若患者年龄过大，余留牙牙周组织萎缩明显，牙根暴露，牙齿松动，一般情况下不应做固定局部义齿设计。但最终还是要通过口腔检查后，确定是否能做固定修复，患者年龄仅作为一般性参考。

（七）口腔卫生情况

固定局部义齿是患者不能自行摘戴的修复体，要求固定局部义齿具有良好自洁作用并易于清洁。患者应保持口腔清洁卫生，形成良好的口腔卫生习惯，否则，因口腔卫生差，形成龋病和牙周病，最终会导致固定局部义齿修复失败。

（八）余留牙情况

在采用固定局部义齿修复时，除考虑基牙条件外，还需整体考虑余留牙情况。如余留牙有严重牙周病或严重龋病，根尖周有病变，患牙无法保留，一般应拔除患牙，待拔牙伤口愈合后，采用可摘局部义齿或其他方法修复。否则，将影响义齿的整体设计，给患者带来不必要的损失。

（九）患者的要求与口腔条件的一致性

在适应证的选择中，应该充分考虑患者的要求，结合口腔的局部条件决定是否选择固定局部义齿修复。使患者了解固定局部义齿的优缺点，并能接受牙体预备的全过程。医生必须考虑患者的要求和口腔条件的一致性，做出最佳的整体设计。

第2节　固定局部义齿的固位、稳定和支持

固定局部义齿的固位是指在口腔行使各种功能运动时，固位体能够抵抗外力，牢固地固定在基牙上，不致松动或脱落。固定局部义齿的稳定是指在口腔行使各种功能运动时，能够保持固定局部义齿的平衡稳定而不会出现翘动。固定局部义齿的支持是指在口腔行使各种功能运动时，基牙及支持组织能够承受各种力量，而不发生下沉、松动和移位等。良好的固位是固定局部义齿必须具备的重要条件；固定局部义齿的稳定性与固位有着密切的关系。

一、固位原理和影响固位的因素

（一）固位原理

固定局部义齿的固位是依靠摩擦力、粘接力和约束力的协同作用，固位体粘接于预备的基牙上，与基牙连接成一个整体，而获得固位。

1. **摩擦力**　是两个相互接触而又有相对运动的物体间所产生的作用力。主要依靠基牙预备时各轴面之间的相互平行；固位体与牙面紧密接触，产生摩擦力。摩擦力的大小与基牙牙体预备的轴面聚合度、固位体与基牙之间的密合程度及接触面积的大小有密切关系。

2. **粘接力**　是指粘接剂与被粘接物体界面上分子间的结合力。

粘接剂是修复体与基牙之间的密封剂，粘固剂的微突一端进入修复体表面的微小孔隙中，另一端进入基牙表面，从而达到粘接作用。粘接剂在修复体的固位中，起着重要的固位作用。

影响粘接力的因素如下。

（1）粘接力与粘接面积成正比，在同样情况下粘接面积越大，粘接力越强。

（2）粘接力与粘接剂的厚度成反比，粘接剂越厚粘接力反而越小。

（3）粘接面适当粗糙可增强粘接力，两粘接面有适当的粗糙度，能加强机械嵌合程度。

（4）粘接面应保持清洁干燥，没有水分、油脂、唾液等的粘接面才能保证粘接力。

（5）粘接剂调拌的稀稠度应适当，粘接剂过稀或过稠都影响粘接力。过稀则黏着力与抗压碎力较差；过稠不利于粘接，且可能造成修复体不能完全就位。

3. **约束力**　约束是指物体移位时受到一定条件限制的现象。约束力主要是依靠在基牙上设计的沟、针道、箱形等辅助固位形产生的，当固定局部义齿受到外力时，固位体有足够的力量保持稳定。约束力的大小与固位体和基牙是否符合抗力形与固位形的要求有关。

（二）影响固位的因素

1. **基牙受力后的运动方式**　固定局部义齿与基牙粘接后构成一个整体。在咬合运动中固定局部义齿要接受各个方向、不同大小的力量，并传递到各个基牙上，使基牙受到更复杂的外力作用，产生不利于固位的影响。下面以双端固定局部义齿受力为例分析基牙的运动方式。

（1）颊舌向运动　当双端固定局部义齿接受均衡的颊向或舌向殆力时，表现为舌向或颊向的旋转运动，其支点线位于两基牙根尖1/3与根中1/3交界的连线上。

如果一端的基牙接受舌向殆力时，表现为冠部向颊侧移动，而根部略向舌侧移动。固定局部义齿发生整体旋转移动，另一端基牙，则迫使其向舌侧移动。这种不均衡外力，产生旋转运动的后果是在固位体和预备体之间出现剪应力，使粘接剂层破坏。如果两端基牙和固位体条件均好，对固定桥的固位影响小；如果同一端基牙条件差或者固位体条件差，将会出现基牙松动或该端固位体脱落。

（2）近远中向运动　当桥体接受近中方向的倾斜𬌗力时，是两基牙以支点为中心向近中倾斜移动。基牙向近中移位时，通常会受到邻牙和其牙槽突的限制，移位很小。基牙近远中向移位与固位体的固位力、桥体的跨度、受力是否平衡和基牙的稳固性有关。如果基牙已有松动或者牙周情况较差，而固位力尚好，则产生以基牙为中心的扭力，迫使基牙向近中移位，造成牙周损伤；如果固位体的固位力较差，而基牙又较稳固时，则导致固位体的松动脱落。

（3）垂直向运动　基牙对垂直向𬌗力的承受能力最强。当固定局部义齿接受垂直向均衡的𬌗力时，𬌗力基本上沿基牙的长轴方向传导，利于固位。对于复合固定局部义齿的中间基牙，如图5-8所示，力施加于中间基牙的牙尖上，中间基牙就会向牙槽窝内下沉，固定局部义齿因刚性的原因不易弯曲变形，致使固位体与基牙预备面脱离而松动。因此，要求中间基牙的固位体必须有足够大的固位力，尽可能地采用全冠固位形设计。

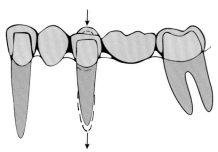

图5-8　中间基牙受垂直向外力

2. 上、下颌牙的排列关系与固位　在正常的咬合情况下，上颌牙列呈弓形覆盖于下颌牙列的唇颊侧，形成正常的覆𬌗、覆盖关系。在咬合运动中上颌牙列承受着较大的唇、颊向的非轴向力，有可能使上颌牙，特别是单根的上前牙向唇侧移位而失去牙间紧密的邻面接触关系，这对固定局部义齿的固位是不利的。前牙固定局部义齿的一端基牙受到这种非轴向力的作用，将产生杠杆作用的扭力，迫使远端基牙舌向移位，如果远端固位体固位不良，则可能导致脱位（图5-9）。上颌磨牙是多根牙，且根分叉的距离较大，腭根长而粗大，增强了对抗颊向移位的能力。后牙固定局部义齿研磨食物时需要较大的力，也要承受一定的非轴向力。但是上后牙的覆𬌗、覆盖较小，只要固位体设计恰当，可以将这种非轴向力对固位的影响减至最小。

下颌牙列位于上颌牙列的舌侧，下颌牙的排列轴向比较垂直。咀嚼时，下颌牙主要承受舌向力，该力促使牙弓内收，使下牙间的近远中邻面接触更紧密，有利于承受𬌗力并阻止下颌牙舌向移位；此外，下颌牙的牙轴较直，能够承受较大的轴向𬌗力，故对固定局部义齿的固位影响较小。

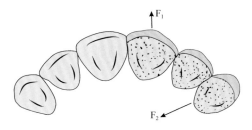

图5-9　一端基牙受唇向外力

F₁作用力；F₂固定桥转位力

二、稳定性及影响因素

固定局部义齿的稳定性是指固定局部义齿在咀嚼运动中承受来自各个方向的咬合力时，仍然能保持平稳状态，无潜在的翘动现象。固定局部义齿的稳定性与固定局部义齿受力时产生的杠杆作用和固定局部义齿的结构形式密切相关。通常，固定局部义齿的桥体位于基牙固位体的支点线上时，固定局部义齿的稳定性较好；而在支点线以外时，固定局部义齿的稳定性较差。此外，牙尖斜度、覆𬌗程度也影响固定局部义齿的稳定性。

（一）双端固定局部义齿

双端固定局部义齿的两端基牙中点的连线即为支点线。前牙双端固定局部义齿的桥体不在支点线上时，如果在桥体前方中份处施加力（P），则会发生以两个基牙的支点（F）连线为轴的旋转（图5-10），前牙固定局部义齿缺失牙较多和牙弓突度较大时，桥体上的力点距支点线

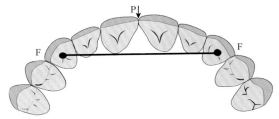

图5-10　前牙桥体位于支点线的前方

P. 作用力；F. 支点

越远，杠杆作用力则越大，影响固定局部义齿的稳定，而且对基牙的牙周造成损害。此时，应考虑对抗杠杆作用力，可在支点线的远中侧增加基牙，将直线型支点线改为平面型支点线，以增强固定局部义齿的稳定性。

（二）单端固定局部义齿

当桥体承受殆力时，最易产生杠杆作用力而破坏固定局部义齿的稳定，甚至导致基牙的损伤。为了减小杠杆作用力，应增加基牙数目，通过连接体将其连接起来。也可以适当减小桥体的近远中径以减小力臂的长度（图5-11）。

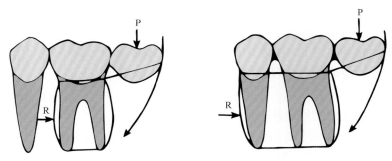

图5-11 增加基牙对抗杠杆作用

P. 作用力；R. 反作用力

（三）复合固定局部义齿

对于前牙或后牙的多基牙固定局部义齿，各基牙间的支点线构成了三角形或四边形的支持面，当任何一处桥体受力时，将会受到其他基牙的制约，不易产生杠杆作用，有利于保持固定局部义齿的稳定。

三、支　持

固定局部义齿基牙和桥体承受的殆力几乎全部由基牙承担，因此要求基牙有良好的负重能力，基牙牙根应该粗壮、有足够的长度，且基牙牙周组织健康；多根牙的牙根最好有较大的分叉度。

第3节　固定局部义齿的设计

一、设计的基本原则

（一）恢复形态和功能的原则

固定局部义齿修复应该最大限度地恢复缺失牙的形态和功能。对于前牙来说，美观和发音功能很重要，从设计到修复材料的选择等方面都应该把实现美观和发音功能放在重要的位置。对于后牙来说，咀嚼功能是最重要的，义齿应与对颌牙有良好的咬合关系，并且要有足够的强度。

（二）保护基牙及口腔组织健康的原则

固定局部义齿修复的设计必须遵循生物力学基本原则，能够长期保护基牙和口腔组织的健康。基牙是固定局部义齿的基础，保护基牙的长期健康是固定局部义齿设计必须遵循的原则。保护基牙应从基牙的牙体、牙髓和牙周组织三方面考虑。尽可能少地磨除牙体组织，固位体的设计应尽可能减少继发龋的发生。基牙的牙周组织健康对保证修复体长期存在并行使功能非常重要，应该按照生物力学原则进行设计，以保证基牙在功能活动中不受伤害。修复体的外形应有利于自洁，以维护基牙的牙周健康和牙缺损区牙槽嵴黏膜的健康。此外，设计还要慎重选择材料，应选择具有良好生物安全性的材料，对口腔软硬组织不产生生物、机械和化学的不良刺激。

（三）维护患者身心健康的原则

口腔咀嚼系统的健康对维护全身健康十分重要，口腔修复恢复或重建了口腔咀嚼系统的功能，促进了患者的营养摄入，有利于全身健康。同时，美观、舒适的固定局部义齿也可以使患者身心愉悦、自信心增强，从而提升生活质量。

（四）严格把握适应证

把握好固定局部义齿修复的适应证，是判断修复是否成功的首要前提。固定局部义齿修复需要磨除较多牙体组织，固定修复不当会给患者带来无法弥补的伤害。

二、基牙的选择

基牙是固定局部义齿修复的基础。基牙在咬合运动时承受自身和桥体的𬌗力，所以要求基牙要有足够的支持能力。固定局部义齿固定在基牙的冠或根上，因此要求基牙的牙冠部或根部能提供良好的固位形，同时，由于固定局部义齿将各基牙连接成为一个整体，故要求各基牙间能够取得共同就位道。选择基牙时，应考虑以下因素。

（一）基牙的支持和固位作用

1. 基牙的支持能力与基牙的数目确定

（1）基牙的支持能力　固定局部义齿所承受的𬌗力几乎全部由基牙的牙周组织承担，基牙的支持能力与基牙牙根的数目、大小、长短、形态、牙周膜面积的大小及牙槽骨的健康密切相关，就牙根的数目、粗细、长短来看，多根牙支持力强于单根牙；牙根粗壮者支持力强于牙根细小者；牙根长者支持力强于牙根短者。从牙根形态来看，分叉的多根牙支持力强于单根牙或融合牙根，牙根横截面呈椭圆、扁圆或哑铃形时支持作用好。从牙冠和牙根的比例来看，冠根比例以 1 : 2 ～ 2 : 3 较为理想，冠根比为 1 : 1 是选择基牙的最低限度。

牙周膜的面积与牙根的数目、大小、长短、形态有关。长而粗壮的多根分叉牙，牙周膜面积大，支持能力强。临床上，常用牙周膜面积来衡量基牙的支持力，但应该注意以下几个方面问题：第一，牙周膜面积是不断变化的；第二，牙周膜的正常厚度为 0.19 ～ 0.25mm，此时的支持能力最大；第三，牙周膜面积的大小并不是决定固定局部义齿设计的唯一因素；第四，在基牙选择时不能仅仅用牙周膜面积来确定基牙的支持力和数目，还应该综合考虑缺牙的部位、咬合关系、固定局部义齿的类型等条件进行设计。

固定局部义齿的𬌗力通过牙周膜传导给牙周组织和牙槽骨，故牙槽骨的健康直接影响固定局部义齿的支持作用。基牙周围骨质致密，骨小梁排列整齐者，其支持力大。

（2）基牙的数目确定　固定局部义齿设计要求适当的基牙数目，以保证固定局部义齿接受的𬌗力在所有基牙的牙周潜力总和之内，确保不会对牙周组织带来损害。

通常对于一颗牙的缺失，可选择缺牙间隙的两个邻牙做基牙，如果一侧的基牙支持和固位力较弱，悬殊较大，可在该侧增加一个基牙；如为两颗牙连续缺失，也可选择缺牙间隙的两个邻牙，经常在较弱侧增加一个基牙；对于两颗牙的间隔缺失，可选择缺牙间隙的两个邻牙和一个中间基牙；中切牙和侧切牙的连续缺失，可选两侧尖牙做基牙，如果尖牙条件不理想，可增加第一前磨牙为基牙；当缺失牙较多，间隔缺失，基牙条件差别较大时，准确确定基牙的数量比较困难，此时，应该使用剩余牙周膜面积法确定基牙的数目。

（3）增加基牙的位置　增加基牙后载荷的重新分配与增加的基牙位置有关。新增加基牙的位置应是在支持和固位力弱的一侧，尽量使两端基牙承受的𬌗力较为接近，以使𬌗力分散。

2. 基牙的固位作用　基牙的固位与基牙的牙冠形态密切相关，使用根内固位方式时，与牙根有一定的关系。基牙的牙冠长、体积大，有足够的牙体组织、良好的形态和牙体结构，可以为固位体提供良好的固位形。对于龋病引起的牙冠大面积缺损牙，去净龋变组织后，根据牙冠剩余牙体组织的情况来判断能否用作基牙，如果已暴露牙髓，必须进行彻底的牙髓或根管治疗。对于严重磨损牙，咬合接触紧，是否能作为基牙要慎重考虑。

基牙最好是活髓牙，因其有正常的代谢能力和反应能力，以维持牙体组织的健康。牙体组织因失活而逐渐变脆，容易出现牙尖折裂。对基牙牙冠几乎完全缺损选择根内固位者，要求牙根粗大，有足够的长度，能提供良好的根桩固位形，且要经过完善的根管治疗。不同结构的固定局部义齿对固位力的要求不一定相同。设计时除考虑基牙自身的条件外，还应考虑固定局部义齿的类型、𬌗力的大小、桥体的跨度、桥体的弧度和固定局部义齿的材质等。

（二）基牙的共同就位道

固位体与桥体连接成为一个整体，就位只能遵循一个方向戴入，要求基牙之间必须形成共同就位道（图5-12）。对于倾斜基牙，根据不同的倾斜角度，有不同的处理方法。对于轻度倾斜移位的牙作基牙，可以在倒凹大的一侧适当多磨除牙体组织以消除倒凹；对于严重倾斜移位的牙作基牙，需要在倾斜面磨除大量的牙体组织才能消除倒凹，有可能造成髓角暴露，并且𬌗力不能沿倾斜牙的牙长轴传导，牙周组织容易受到创伤。对于严重倾斜的牙选作基牙，可以采取以下措施：如果患者年轻，最好先经正畸治疗改正牙长轴后，再选作基牙，亦可设计固位体为半冠固位体；对于牙体预备时可能伤及牙髓的严重倾斜牙，可以先完成根管治疗后，再通过制作内冠来改变轴向；对于错位严重的倾斜牙，牙髓治疗后也难以进行牙体预备，则不宜选作基牙。

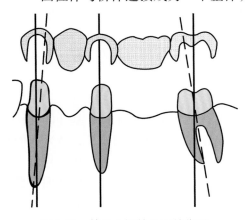

图5-12　基牙之间的共同就位道

三、固位体的设计

（一）固位体设计的一般原则

1. 应有良好的固位形和抗力形，功能运动时能够抵抗外力，不会发生松动、脱落。
2. 能够取得固定局部义齿所需的共同就位道。
3. 固位体能够恢复基牙的解剖形态、生理功能、美观要求，并具有良好的自洁作用。
4. 固位体的边缘必须与基牙预备面密合，具有良好的连续性，且不刺激软组织。
5. 材料性能应具有良好的加工性能、机械强度、生物相容性和化学稳定性。
6. 固位体能够维护牙体、牙髓和牙周组织健康，预防口腔疾病的发生。

（二）固位体的类型

常见的固位体类型：冠内固位体、冠外固位体和根内固位体。临床上使用最多的是冠外固位体，其中，又以全冠固位体应用最为广泛。

1. 冠内固位体　包括双面嵌体、多面嵌体、高嵌体。冠内固位体的外形线长，容易发生继发龋。基牙预备时，嵌体的洞形切割较深，容易伤及牙髓。冠内固位体固位力较弱，临床上已经很少使用该设计（图5-13）。

2. 冠外固位体　包括全冠固位体和部分冠固位体。

（1）全冠固位体固位力最强，是临床上使用最为广泛的固位体类型。当基牙短小，缺失牙多，桥体跨度大，承受的𬌗力大时，特别适用。因为金属烤瓷冠、全瓷冠固位体美观性较好，所以广泛应用于前、后牙。而铸造金属全冠固位体对美观有一定的影响，主要用作后牙固定桥的固位体。

（2）部分冠常用的形式有3/4冠等。由于3/4冠不覆盖基牙牙冠的唇颊面，可保留牙唇颊面的外形和色泽，故临床上常用作前牙和前磨牙的固位体。

3. 根内固位体　即各类根桩固位体，其固位作用良好。根内固位体适用于基牙牙冠大部缺损、经过完善的根管治疗后、根尖无病变的患牙。临床上制作带桩核的根桩，将根桩粘接于根管内，利用桩核完成冠外固位体（图5-14）。

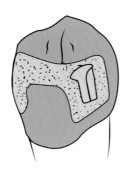 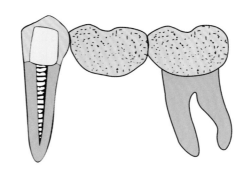

图5-13　冠内固位体　　　　图5-14　冠外固位体（桩核）

（三）固位体设计注意事项

1. 固位体的固位力　固位体的固位力的大小与基牙的条件、固位体的类型、牙体预备的质量密切相关。固位体的类型对固位力的影响很大，全冠要求𬌗向的聚合度应在2°～5°，如果𬌗向聚合度过大，固定局部义齿容易发生𬌗向脱位。铸造3/4冠的固位力比全冠小，为了防止舌向旋转脱位和𬌗向脱位，切沟和邻面轴沟在片切面内尽量加长、加深，沟壁清晰。嵌体固位体的固位力较差，要求洞形有一定的深度，点角和线角清晰，洞轴壁的龈向聚合度宜小，必要时增加辅助固位形。固位力的大小应与𬌗力的大小、桥体的跨度和桥体的弧度相适应。

2. 双端固定局部义齿两端基牙的固位力　两端的固位力应基本相等，如果悬殊，固位力较弱的一端固位体易松动，固位力较强的一端固位体虽可维持固定局部义齿暂不脱落，但是加重了该端基牙的负担。必要时增加基牙，以使两端固位力达到均衡。

3. 固位体之间的共同就位道　在设计多个固位体时，必须使各个固位体之间有共同就位道。

4. 基牙　若有缺损或畸形，设计固位体时应给予的修复充填物为金属或合金；基牙是活髓牙时，可考虑拆除充填物，改用树脂修复，防止产生电位差，刺激牙髓组织。

5. 防止基牙牙尖折裂　冠内固位体有未被覆盖的基牙颊舌尖，受力时容易发生牙尖折裂。适当降低牙尖高度，并覆盖孤立牙尖，避免牙尖折裂。

6. 单端固定局部义齿的固位体固位力　要求固定端承担全部𬌗力，且产生杠杆力的作用，故对固位体的固位力的要求高，应特别重视。

7. 固位体的边缘设计　对于牙冠短小的基牙，固位体的边缘应尽可能向根方延伸，相对增加基牙的长度。对于牙冠突度大、牙颈部明显缩小的基牙，在患者对美观要求不高者，固位体的边缘可放在龈上。前牙的唇侧边缘应放在龈下0.5mm。

8. 美观性的要求　利用固位体的近远中径来调整缺失牙间隙大小，达到左右对称的美观要求，有时通过调整桥体的外形来达到协调。固位体前牙应选择烤瓷或树脂冠等，后牙在不影响美观的情况下可选择铸造冠。

9. 对特殊桥基牙的固位体设计

（1）牙冠严重缺损牙的固位体设计　此类牙多为死髓牙或残根，只要缺损未深达龈下，或已达龈缘以下2mm左右，但牙齿稳固，应尽量保留。达龈缘以下者，需先行龈切除术，暴露缺损面，以便于修复。然后进行彻底的根管治疗，在根管内插入并粘接固位钉或桩，用银汞合金或复合树脂充填形成核形，再在其上制作全冠固位体。前牙可先做金属铸造桩核，再做全冠固位体。

（2）牙冠严重磨耗牙的固位体设计　在临床上常见患者的磨牙因磨耗变短，如果做常规的全冠牙体预备，殆面磨除后则会使牙冠变得更短，固位力下降。对于这类牙的处理有两种方法：如果是活髓牙，可只预备各轴面，设计制作不覆盖殆面的铸造开面冠，但这类固位体要求有性能良好、不易溶解的粘接剂；如果是死髓牙，经过根管治疗后，可从殆面利用髓腔制备箱状洞形，设计成嵌体冠固位体，利用箱状洞形增加固位力。

（3）倾斜基牙的固位体设计　对于无条件采用正畸治疗矫正者，可以改变固位体的设计，以少磨除牙体组织为原则来寻求共同就位道。如临床上常见下颌第一磨牙缺失后久未修复，造成第二磨牙近中倾斜移位。当倾斜不很严重时，在牙体预备前仔细检查并设计，使倾斜牙与其他桥基牙一道按最适合的共同就位道进行预备，其原则就是不损伤牙髓，尽可能少磨除牙体组织。如做全冠固位体牙体预备时，因为牙的倾斜，其近、远中轴面都较短，即使在远中面向龈方延伸，固位作用仍有限，而且易在龈端形成台阶。此时，可做成不覆盖远中面的改良3/4冠固位体，在颊、舌侧轴面预备出平行轴沟，以增强固位。

如果磨牙倾斜比较严重，还可设计为套筒冠固位体。其方法是，先按倾斜牙自身的长轴方向进行牙体预备，制作内层冠，将内层冠的外表面做成与其他桥基牙有共同就位道的形态（图5-15）。按常规完成固定局部义齿。先粘接内层冠，再粘接固定局部义齿。固位体（即外层冠）的边缘不必伸至龈缘，因内层冠已将牙齿完全覆盖。此外，还可利用桩核设计调整基牙的倾斜角度，使之与其他基牙形成共同就位道，完成固定局部义齿的制作。

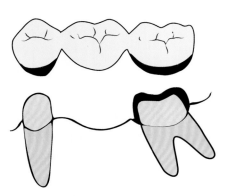

图5-15　倾斜基牙的套筒冠固位体

四、桥体的设计

桥体是固定局部义齿恢复缺失牙原有形态、功能和美观的部分。

（一）桥体设计的基本要求

1. 能恢复缺失牙的形态、色泽、美观、舒适。

2. 有良好的自洁作用，符合口腔卫生要求。

3. 后牙桥体殆面的形态大小与基牙的支持和固位条件相适应。

4. 桥体龈端面积适当，不压迫黏膜，高度光洁。

5. 桥体材料应有足够的机械强度、化学稳定性和良好的生物安全性。

（二）桥体的类型及选择

1.按桥体所用材料分类

（1）金属桥体 机械强度高，能够高度抛光，表面光滑，感觉舒适。缺点是不美观。对于后牙区缺失，牙间隙小、𬌗龈距离小的患者，是常用的设计形式之一。

（2）非金属桥体 包括塑料桥体和全瓷桥体。塑料材料的机械性能差，易老化和磨损，只能用作暂时固定桥。全瓷桥体硬度大、美观、生物相容性好，是一种较好的桥体材料。

近年来，由于粘接技术的迅速发展，对于严重倾斜的桥基牙已有采用少磨牙体组织的粘接固定局部义齿予以修复，即采用金属翼板固位体，翼板由颊舌方向分别就位，并与桥体𬌗面部分组合而成。但这类粘接桥需拓宽足够的邻间隙才有利于自洁。

（3）金属与非金属联合桥体 桥体分别由金属和塑料，金属和烤瓷联合制成。金属部分可增加桥体的机械强度，非金属部分能恢复与天然牙相协调的形态、色泽。它能兼顾金属的强度和非金属的美观性，所以临床上普遍采用。

2.按桥体龈端和牙槽嵴黏膜的接触关系分类

（1）接触式桥体 桥体的龈端与牙槽嵴黏膜接触，是最常采用的一种形式（图5-16）。固定局部义齿行使功能时，桥体可随基牙的生理动度，使少许𬌗力传导至牙槽嵴，一方面功能刺激减缓了牙槽嵴的吸收，另一方面通过𬌗力传导能减轻基牙的负担。

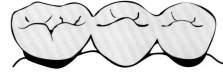

图5-16 接触式桥体

此外，桥体的龈端与牙槽嵴黏膜轻轻接触，有助于恢复颈缘外形和发音功能。

（2）悬空式桥体 桥体与缺牙区牙槽嵴黏膜不接触，留有3mm以上的间隙（图5-17），此间隙有利于食物通过而不积聚，有较好的自洁作用。仅适用于后牙缺失，牙槽嵴吸收明显的患者。

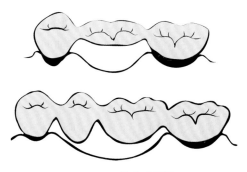

图5-17 悬空式桥体

3.按桥体龈端的形态分类

（1）盖嵴式桥体 其龈端与唇颊黏膜的一小部分呈线性接触，舌侧呈三角形开放（图5-18）。其特点是接触面积小，食物虽会在舌侧间隙停滞，但良好的设计仍可使其自洁作用较好。主要用于上颌前牙牙槽嵴吸收较多者。

（2）改良盖嵴式桥体 将唇颊侧的接触区扩大至龈嵴顶（图5-19）。其特点是可以防止食物进入龈端，自洁作用好，患者感到舒适，上、下颌固定局部义齿都可以使用该设计。

（3）船底式桥体 桥体的龈端与牙槽嵴的接触面呈船底形（图5-20），其特点是易清洁，但龈外展隙易停滞食物，适用于下颌牙槽嵴狭窄的患者。

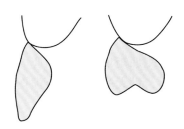

图5-18 盖嵴式桥体

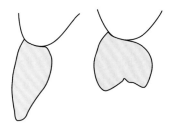

图5-19 改良盖嵴式桥体

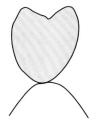

图5-20 船底式桥体

（三）桥体设计注意事项

1.桥体的𬌗面 桥体𬌗面的形态应根据与对颌牙的咬合关系来设计，咬合接触点应均匀分布。桥体的殆面应形成颊沟和舌沟,有适当的颊、舌外展隙及邻间隙,以利于食物排溢。同时考虑适当减小桥体殆力,减小桥体殆力的方法措施如下。

(1)减径:要求桥体的颊舌径略窄于原缺失牙,一般为缺失牙宽度的1/2～2/3。

(2)加大桥体与固位体之间的舌外展隙,增加食物的溢出道。

(3)减小殆面的牙尖斜度等,减小桥体所受的侧向力。

(4)加深桥体殆面的颊、舌及副沟,以利于食物排溢。

2. 桥体的龈端

(1)槽嵴的状况 通常在拔牙后3个月左右牙槽嵴已基本稳定,可开始做固定局部义齿修复。对于缺牙区牙槽嵴骨组织形成骨突、骨棘可做齿槽修整术;对于缺牙区系带附着过高者,也可做系带成形术等。

(2)桥体龈端的要求 多采用接触式桥体的设计,能够防止食物滞留。

(3)桥体龈端与牙槽嵴顶黏膜无间隙存在,非功能状态时,桥体龈端对黏膜无静压力;咀嚼时,对黏膜组织有轻微压力,起轻度按摩作用,可促进龈组织健康。

(4)桥体龈端要求很高的光洁度,以防止菌斑附着,避免刺激黏膜组织。

(5)桥体龈端材料的生物相容性良好;化学性能稳定,对黏膜无刺激,烤瓷桥体表面上釉后光滑最为理想。

3. 桥体的轴面

(1)唇颊面和舌面的外形和突度 外形在符合美观要求的同时,还应正确恢复唇颊舌面突度,在咀嚼运动中,食物对龈组织产生生理性按摩作用。如果轴面突度过小,龈组织会过多地受到食物的撞击;而突度过大,会失去生理性按摩作用,使食物滞留,不利于自洁。

(2)唇颊面的排列位置 桥体的排列位置通常与缺失牙间隙一致,排列出的桥体形态与同名牙相似,与邻牙协调,达到美观的要求。如果缺牙区间隙过宽或过窄,可以利用视角误差达到美观的目的。如当缺牙区间隙略大于同名牙时,可通过扩大唇面近远中邻间隙,加大桥体唇面突度,制作轴向发育沟纹等措施。当缺牙间隙小于同名牙时,可适当多磨除缺牙区两端基牙的近缺隙面,加宽间隙;也可将桥体适当扭转或与邻牙重叠;或是减小桥体唇向突度,制作近远中向横沟纹,使桥体的大小和形态接近同名牙。

(3)唇颊面的颈缘线 桥体唇颊面颈缘线的位置应与邻牙相协调。如果缺牙区牙槽嵴吸收较多,可将桥体颈1/3适当内收,加大唇面龈1/3至中1/3的突度,或利用牙龈色改变颈缘的位置,达到对桥体牙形态和美观的要求。

(4)邻间隙的形态 可影响桥体轴面外形。前牙桥体唇侧邻间隙尽可能与同名牙一致;后牙舌腭侧的邻间隙应适当扩大,以便食物溢出和清洁。

4. 桥体的色泽颜色、光泽、透明度 应该尽量与邻牙和同名牙相近。金属烤瓷桥体和金属桥体都可以满足患者要求,金属桥体可用于后磨牙缺失患者。

5. 桥体的强度 桥体在承受殆力时会发生弯曲变形,基牙产生屈矩反应,当屈应力大于固位体的固位力时,会使固位体松动、脱落。如果固位体的固位力足够大,过大的屈应力会损伤基牙,致使固定局部义齿失败,因此,桥体应有一定抗弯曲变形的能力。

(1)材料的强度 用有一定机械强度的材料制作桥体或桥体的支架。

(2)金属桥架的厚度和长度 桥体的厚度越大,抗弯曲性能越强;而长度越大,抗弯曲性能越差。

(3)桥体的结构形态 桥体的结构形态对抗弯曲强度有较大的影响。桥体的截面形态为I形、T形、拱形者,将提高其抗弯曲强度的能力。

(4)殆力的大小 应该采取减轻殆力的措施,如减小殆面的接触面积,减小颊舌径,加大桥体与固位体之间的舌外展隙等。

五、连接体的设计

连接体是连接固位体和桥体的部分，按连接方式的不同分为固定连接体和活动连接体。连接体是固定局部义齿的薄弱环节，应适当增加强度，特别是磨牙殆龈方向的高度。而前牙固定局部义齿的连接体，在不影响咬合的情况下向舌侧增厚。连接体下方的邻间隙，应有利于自洁和清洁。

（一）固定连接体

固定连接体将固位体和桥体连接成为一个不能活动的整体，广泛应用于固定局部义齿结构中。对于金属固定局部义齿修复体，固定连接体分为整体铸造连接体和焊接连接体。整体铸造连接体适用于收缩变形小的短固定局部义齿。焊接连接体是将固位体和桥体的金属部分分别铸造后，再用焊接连接为整体，适用于多单位的长固定局部义齿。目前广泛应用的全瓷固定局部义齿，无论是铸造陶瓷，还是CAD/CAM加工的，都是一次成形的固定连接体。

固定连接体位于相当于天然牙的邻面接触区，其截面积为4～10mm²，前牙固定局部义齿的连接体面积小，位于邻面中1/3偏舌侧，磨牙固定局部义齿的连接体面积大，位于邻面中1/3偏殆方，前磨牙固定局部义齿的连接体面积介于磨牙与前牙之间，亦位于邻面中1/3偏殆方，连接体的四周外形应圆钝和高度光洁。

（二）活动连接体

活动连接体将固位体和桥体通过栓道式活动式关节相连接，该活动关节由栓体和栓道组成。栓道位于活动连接端的固位体上，呈凹槽形；而栓体位于活动连接端的桥体上，呈凸形。栓体嵌合于栓道形成活动连接体。栓体和栓道是硬质合金预制的成品，是将成品的栓体和栓道分别固定于桥体和固位体的蜡型内铸造而成。活动连接体一般用于基牙倾斜、难以取得共同就位道的后牙固定局部义齿的患者。

六、不同类型牙列缺损的固定局部义齿设计

牙列缺损患者口腔局部条件的差异较大，根据固定局部义齿的适应证范围，结合患者的具体情况，如缺牙数目、缺牙的部位、基牙条件、余留牙情况、缺牙区牙槽嵴的情况等，进行综合分析，确定是否选择固定局部义齿修复。同时，根据患者年龄、基牙数量及牙周情况做出正确的设计。固定局部义齿的设计应按照固定局部义齿修复的一般原则，结合患者口内的具体情况综合考虑而定。

第 4 节　固定局部义齿的临床操作

一、修复前的检查和处理

在进行固定局部义齿修复前，应对患者的口腔局部情况做详细检查，包括缺失牙的部位和数目，以及缺牙区牙槽嵴的情况；重点检查余留牙的情况，包括余留牙的部位、数目、牙体或牙周病变、磨耗或磨损等，特别是对可能被选作桥基牙的牙更需要仔细检查，全面掌握牙体、牙髓、牙周、根尖周的情况；还要检查牙列和咬合关系情况。根据检查结果，进行修复前的处理。

1. 拆除不良修复体　如果口内原有修复体已失去功能，无法调改，或有不良修复体导致牙体、牙

周病变，应该予以拆除。

2. 治疗龋齿　应根据龋坏牙的具体情况行牙体、牙髓治疗。对于缺损较大的无髓牙拟选作基牙时，除常规牙髓治疗外，必要时还应做合适的修复体以保护脆弱的剩余牙体组织。

3. 治疗牙周疾病　常采用口腔的洁治或刮治方法改善口腔卫生，治疗牙龈炎。对于𬌗创伤或其他原因引起的牙周病应对症治疗，对牙周支持组织严重破坏，治疗效果不佳的牙，应予以拔除。

4. 余留牙的调𬌗　调𬌗的目的是经选磨达到𬌗力分布均匀，𬌗关系协调和稳定。因此，第一，需要调𬌗矫正创伤性咬合，调磨上、下牙列在牙尖交错𬌗和非正中𬌗运动中的早接触或𬌗干扰，治疗牙周创伤，减小牙的松动度。第二，调磨因失牙过久且未及时修复造成的对颌牙伸长，可视伸长程度分一次或多次调磨。对于过度伸长的牙，无法用调磨手段时，需做牙髓失活或做冠部部分截除后，再以全冠或高嵌体恢复𬌗曲线。同时应调磨不均匀磨耗的非功能尖，常是上颌后牙颊尖或下颌后牙舌尖的尖锐牙尖或边缘嵴。另外，对于食物嵌塞牙、轻度倾斜牙也应进行调𬌗处理。

5. 拔除严重影响修复效果的牙　对于严重影响固定局部义齿修复效果和修复设计的滞留乳牙、严重错位牙、阻生牙等，均应拔除。

6. 修复前的牙槽外科处理　针对缺牙区牙槽嵴严重缺损、系带附着过低、骨嵴或骨突等患者，应做相应的外科处理。

二、修复前的医患交流及修复方案的制订

完善的修复治疗方案是获得良好修复效果的前提。在进行全面检查的基础上，必须与患者进行充分的沟通，了解患者的愿望，讲解治疗方案，尤其要对患者说明牙体预备的原因和方法等，对患者的口腔条件及修复效果进行恰当的评估，征得患者的同意和理解。制订治疗计划的过程需要医患双方共同参与，并达成共识。修复前的医患交流是整个诊疗工作中必不可少的重要环节。

治疗方案应包括修复前的所有必要处理及完整的修复设计。完整的治疗计划常涉及牙体、牙髓、牙周治疗，牙槽外科治疗和正畸治疗等方面，治疗计划应对整个综合治疗进行合理安排。值得注意的是，理想的修复效果往往需要多学科协同完成。

三、固定局部义齿修复的诊疗过程

比色和排龈的相关内容请参考相应章节。

（一）基牙的牙体预备

1. 基牙预备的原则　基牙的预备原则和要求与全冠、部分冠及嵌体等的牙体预备基本相同。需要特别注意的是：①作为固定局部义齿的固位体，各基牙预备体之间必须有共同就位道；②不同的固位体设计需要不同的牙体磨除量，以及不同的牙体龈边缘预备形式；③固位体和桥体由连接体连接，因而在固位体预备时必须留有连接体的空间。

2. 基牙预备前的选择性处理　对于牙质脆弱的无髓牙，可加钉或桩以加强基牙抗力，特别是前牙和前磨牙，经牙体预备后髓壁较薄弱，抗折能力大大下降，桩核的加强作用更显重要。对于牙冠大部分缺损的牙，经过必要的根管治疗后，根据牙体缺损范围，可先完成桩核修复，再按共同就位道的设计进行基牙的预备。

3. 基牙预备的方法　冠固位体的基牙预备方法基本上与单冠修复相同，但也有一些需要特别注意之处。

（1）切缘及𬌗面预备　与单冠修复的牙体预备不同，因邻牙的缺失，基牙预备时往往缺乏参照。

因此在切缘和殆面预备时，更强调引导沟的预备。

（2）轴面预备 要使固定局部义齿顺利就位，各基牙的轴向预备面必须相互平行或向殆方稍有聚合，并与就位道的方向一致，形成共同就位道。固定局部义齿固位体的固位力要求比单冠修复体高，尤其是基牙牙冠较短时，更应该避免因方便就位而加大基牙的轴面聚合度，从而导致固位力的下降。

如为多基牙固定局部义齿，有时取得共同就位道比较困难，需要先制取研究模型，并置于观测仪上进行分析，确定戴入方向及各个基牙磨除量，然后在模型上进行牙体预备，确认设计的共同就位道后再进行临床操作。当将位置异常的活髓牙选作基牙时，预备有可能穿髓者，应征得患者同意后，先做牙髓治疗，再行牙体预备。利用桩核固位时，在桩核粘接于根管内，再按共同就位道的设计进行基牙的预备。

（3）颈缘预备 与单颗牙的全冠修复相同，全冠固位体的基牙颈缘预备通常在牙龈缘下。但在某些情况下，为求得共同就位道，颈缘的位置可做调整。如下颌后牙的双端固定局部义齿修复，远端基牙向舌侧倾斜是比较常见的，如果双端基牙都要求预备到牙颈部，甚至是龈下，为取得共同就位道，就要磨除较多的牙体组织，有时甚至会伤及牙髓。在这种情况下，舌向倾斜基牙端的固位体舌面颈缘可设计在龈上远离龈缘之处，甚至可以将其设计为暴露舌面的部分冠，以不影响固位为原则。

（4）固位体的设计不同，基牙牙体磨除量、牙体边缘预备形式也不同。

（5）固位体和桥体由连接体连接，基牙预备时必须留有连接体的空间。

（二）印模制取

印模制取请参考第3章相关内容。

（三）记录及确定颌位关系

固定局部义齿修复通常在3个牙单位以上，是一组牙的修复，可以利用余留牙或蜡殆记录等方式记录并确定颌位关系，为上殆架及修复体的制作提供参考。

（四）牙体预备后的基牙保护及修复

与单冠修复不同，固定局部义齿修复中的基牙有些是活髓牙，因此对基牙的保护十分重要。在固定局部义齿修复的临床操作过程中，基牙的保护主要体现在两个阶段：一是在牙体预备的过程中，应尽可能减小对牙髓的刺激，避免误伤牙髓；在颈缘肩台预备过程中，要尽可能减小对牙周组织的损伤。二是牙体预备后的保护措施，常规在制取印模后可制作暂时固定局部义齿对基牙进行保护。

暂时固定局部义齿修复的作用：保护活髓基牙的牙髓组织防止出现过敏现象；防止基牙因意外出现折裂；暂时恢复后牙的咀嚼功能和前牙的美观及语音功能；为医生制作修复体提供指导和参考；维持了缺牙间隙的位置，保持了牙弓的稳定性；让患者适应固定局部义齿修复后的形态和功能，从而更易接受最终的固定局部义齿修复体。

暂时固定局部义齿通常由自凝树脂类材料制作，制作的方法因所使用的材料而有所不同。在完成制取印模的工作后，采用对牙髓有安抚作用的水门汀将制作好的暂时固定局部义齿进行暂时粘接。

（五）试戴与粘接修复体

固定局部义齿粘接前应首先进行试戴和调磨，使固定局部义齿符合如下标准：①固位体边缘与颈部牙体预备处密合，无悬突和短缺；②桥体龈端与牙槽嵴黏膜接触无间隙；③与对殆有正常咬合关系，无早接触，下颌运动无干扰；④修复体形态与邻牙以及对侧同名牙协调。试戴中还可观察修复体的色泽是否满意，少数患者需要进行特殊染色，以达到理想的美观和逼真的效果。试戴中如有调磨，试戴合适后要做抛光处理，烤瓷需要上釉。粘接时需要注意，对活髓基牙选择对牙髓刺激小的水门汀粘接。

完成修复后，需要进一步与患者沟通，让患者了解戴牙后可能出现的反应及应对方法，了解如何正确使用义齿和维护义齿及口腔组织的卫生和健康。建议患者定期复查。

第 5 节　固定局部义齿的制作

一、金属烤瓷固定局部义齿

金属烤瓷固定局部义齿全称为烤瓷熔附金属固定局部义齿，其是用金属或合金制作固定局部义齿的基底桥架，再用低熔瓷粉熔附于桥架上以恢复缺失牙的形态和生理功能。因具有美观、硬度高、耐磨损、化学性质稳定、不易变色和染色、生物相容性良好等优点，被广泛地应用于临床。

（一）灌制模型、制作可卸代型和上𬌗架

取印模后，灌注人造石或超硬石膏工作模型并制作可卸代型。固定局部义齿的制作必须在𬌗架上进行，按临床取得的咬合记录上𬌗架。最好采用半可调节𬌗架。

（二）制作金属桥架

1. 整体铸造法　包括固位体的金属基底、桥体支架和连接体。整体铸造法将桥架熔模包埋，进行整体铸造。

（1）制作金属桥架熔模　按照金属烤瓷冠金属基底的要求，在模型上完成固位体金属基底的熔模，固位体与桥体的接触面需用金属恢复，以便通过连接体与桥体相连接。桥体因瓷覆盖的范围不同，与金属烤瓷冠一样亦有两种设计形式即全瓷覆盖桥体和部分瓷覆盖桥体（图5-21，图5-22）。

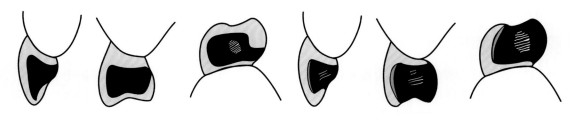

图5-21　全瓷覆盖桥体截面　　　　图5-22　部分瓷覆盖桥体截面

在模型上制作桥体金属桥架熔模时，应当注意如下几个方面。

1）在不影响桥体强度的前提下，桥体支架应尽可能缩小，并为瓷层留出足够而均匀的空间，一般为1～1.5mm，间隙过大超过2.5mm易出现裂瓷或崩瓷。对后牙桥体过大者，也可做成中空支架，最后用体瓷恢复窝洞。这样可避免产生铸造缩孔。

2）桥体与黏膜接触部位应覆盖瓷层，桥体金属龈端与牙槽嵴黏膜之间至少有1mm的间隙供瓷附着。瓷的生物相容性好，不会刺激黏膜（图5-23）。

3）上颌磨牙桥体若为全瓷覆盖设计，应将桥体支架设计成能对抗和承受𬌗力的形式，对于容易造成瓷折裂部位的瓷层下应有相应的金属基底支持。

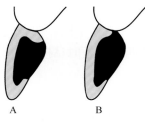

图5-23　桥体与黏膜的接触情况
A. 正常；B. 错误

4）采用部分瓷覆盖桥体设计时对强度的要求：在不影响美观的前提下，增加连接体的切龈向或𬌗龈向厚度，前牙可延伸至接近切缘，后牙至𬌗面附近。连接体四周应呈平缓的曲面，不能形成锐角或窄缝，以免应力集中导致固定局部义齿折断。

5）采用部分瓷覆盖桥体时金瓷交界线应避开咬合接触区。

6）连接体的美观要求：在不影响咬合的情况下，前牙连接体应尽可能向舌侧龈方增厚，以保证瓷层空间。同时，在修整外形时，可避免暴露连接体金属而影响美观。龈外展隙有一定的宽度和深度，可形成边缘嵴。

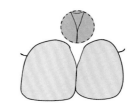

图5-24 连接体龈端呈圆缓面

7）连接体自洁和易清洁性，连接体龈方的邻间隙应留足空间位置，应易于清洁和能够自洁。且连接体下部呈圆缓的U形凹面，曲线圆滑，避免形成狭缝导致应力集中致桥体折断（图5-24）。

（2）铸造及完成金属桥架 金属烤瓷固定局部义齿的金属桥架熔模完成后，按常规包埋和铸造。铸件经喷砂、初磨后，先在模型上试戴，检查桥架的适合性、咬合关系及是否留足瓷层厚度的间隙，并进行必要的调磨。

2. 分段焊接法 即将固定局部义齿完成固位体、桥体、连接体熔模后，切割成若干段分别包埋、铸造，再通过焊接使各段连接成一个整体金属桥架。如焊接准确，可避免长桥架的收缩变形，获得适合性良好的金属烤瓷固定局部义齿。

（1）前焊接法 在堆瓷以前，先将分段的金属桥架焊接成一体，再行堆瓷。

（2）后焊接法 先将分段制成的固位体金属基底与桥体支架分别堆瓷、烧结完成烤瓷后，再置烤瓷炉内将各段焊接成一个整体固定局部义齿。也可以采用激光焊接的方法。

（三）金属桥架表面处理、堆瓷烧结

金属桥架的表面处理包括表面喷砂粗化、清洁、除气和预氧化，堆瓷烧结后的形态要美观自然；与邻牙协调；牙冠轴面应有正常突度；形成清晰的邻间隙和外展隙；恢复正确的𬌗面形态和咬合关系。

二、全瓷固定局部义齿

全瓷固定局部义齿是全部用瓷材料通过铸瓷、切削瓷等工艺制作的固定局部义齿。其优点为美观和生物相容性好。随着全瓷修复材料的性能改进，特别是机械性能的提高，全瓷固定局部义齿已可用于前牙和后牙的缺失修复（图5-25～图5-29）。

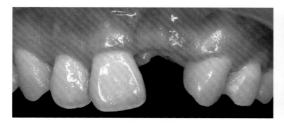

图5-25 上颌前牙缺失

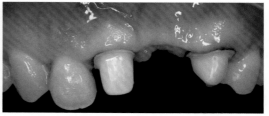

图5-26 全瓷固定局部义齿牙体预备后

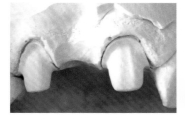

图5-27 灌注和修整模型后

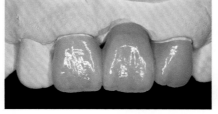

图5-28 全瓷固定局部义齿在模型上试戴

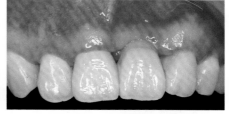

图5-29 全瓷固定局部义齿修复后

全瓷桥架的制作有多种方法，包括粉浆涂塑渗透烧结、热压铸瓷成型和机械切削成型等。其中机械切削成型法的应用日益广泛。这种方法首先对石膏模型或印模扫描，然后转换成数字模型，最后进行数字化设计与制作。

第6节　固定局部义齿修复后可能出现的问题及处理

固定局部义齿的修复效果受到多方面因素的影响，如适应证的选择、固定局部义齿的设计、制作工艺和材料性能等。一般来说，只要合乎上述要求，固定局部义齿使用时间是较长的。固定局部义齿是以天然牙为支持的一种人工修复体，随着患者年龄的增长，基牙的代偿功能会有所降低，影响固定局部义齿的使用，固定局部义齿可能会出现一些问题。

一、基牙可能出现的问题及处理

（一）基牙疼痛

1.过敏性疼痛

（1）固定局部义齿在戴入和粘接过程中出现疼痛多由于活髓牙切磨后牙本质暴露，固定局部义齿就位时的机械摩擦、粘接时消毒药物刺激、粘接剂中游离酸刺激等都会引起过敏性疼痛。待粘接剂凝固后，疼痛一般可自行消失。

（2）固定局部义齿粘接后近期内遇冷热刺激疼痛，考虑牙体组织切割过多已接近牙髓，或基牙预备后未戴用暂时桥所致。可先将固定局部义齿暂时性粘接，观察一段时间，待症状消失后，再行永久性粘接。

（3）固定局部义齿使用一段时期后出现遇冷热刺激疼痛的可能原因有：①基牙产生继发龋；②牙周创伤或牙龈退缩；③固位体适合性差，固位不良，桥松动；④粘接剂质量差或粘接剂溶解等原因。若因粘接的问题，可在无损固定桥的情况下摘除重新粘接。但一般都需要拆除固定桥，治疗患牙后重新制作。

2.自发性疼痛　固定局部义齿粘接后若出现自发性疼痛，应根据疼痛特征进行口腔检查并结合X线检查，确诊是否为牙髓炎、根尖周炎、牙周炎或异种金属修复体之间产生微电流，然后做相应治疗。

3.咬合痛

（1）固定局部义齿粘接后短期内出现咬合痛　多为早接触点引起创伤性牙周膜炎，经过调𬌗处理后，疼痛会很快消失。若未及时调𬌗使疼痛加剧，必要时需在局部麻醉下拆除固定局部义齿，待痊愈后重做。

（2）固定局部义齿使用一段时期后出现咬合痛　检查牙松动度并结合X线检查，确定是否是创伤性牙周炎或根尖周炎等。处理方法主要为调𬌗、牙周治疗，固位体上钻孔或拆除固定局部义齿做根管治疗。

（二）基牙松动

固定局部义齿基牙松动可能由局部和全身因素引起。

1.基牙自身条件差，或桥体跨度过大，基牙数量设计不足。

2.桥体𬌗面恢复过宽或牙尖过陡，恢复的𬌗力过大。

3.咬合不良，基牙受𬌗创伤。

4.局部或全身健康下降，机体代偿功能失调，基牙牙周组织耐受力下降。

松动的基牙可先保守治疗，调𬌗以减轻基牙负担。如果牙周组织损伤严重，并发牙周炎，一般应拆除固定桥，治疗患牙，重新修复缺失牙。

二、牙周支持组织可能出现的问题及处理

（一）龈缘炎、口腔局部黏膜炎

固定局部义齿戴用后出现龈缘炎或桥体下牙槽嵴黏膜炎的情况较为多见，可能原因如下。

1.龈缘下溢出的多余粘接剂未去除干净。

2.固位体边缘过长刺激或边缘不密合，有悬突、食物残渣和菌斑集聚。

3.固位体和桥体的轴面外形恢复不良，不利于自洁和对牙龈的按摩作用。

4.与邻牙的接触点恢复不良，食物嵌塞压迫刺激牙龈。

5.桥体龈端与牙槽嵴黏膜间存在间隙，或因压迫牙槽嵴过紧，加速牙槽嵴吸收而出现间隙，以及龈端抛光不足，食物残渣停滞和牙菌斑附着。

6.口腔卫生习惯较差。

治疗时可去净多余的粘接剂，局部用药消除炎症，通过调磨修改，尽可能消除或减少致病原因。若效果不佳者，应拆除固定局部义齿重做。

（二）基牙牙周健康的维护

临床上，因修复造成的牙周问题较常见，应引起高度重视。固位体边缘进入龈沟对牙龈组织是有刺激的，因此，应检查固位体边缘与基牙是否密合；固位体边缘是否粗糙，有无悬突；有深的龈袋或牙周袋，但未行相应牙周治疗或盲袋切除的；牙体预备过程中，因未做排龈或磨头选择不当伤及上皮附着，使龈沟底受到创伤破坏；固位体唇颊侧边缘是否过长，深达龈沟底，甚至破坏上皮附着。

患者的口腔卫生习惯及戴牙后牙周卫生和健康维护对修复治疗预后也影响较大。

总之，医生及技师应避免在固位体设计和制作中产生任何的医源性影响，保持龈沟底上皮附着的完整性和生物性封闭的功能，并调动患者的积极性维护好基牙牙周组织的健康。

三、修复体可能出现的问题及处理

（一）固定局部义齿松动、脱落

固定局部义齿松动、脱落涉及设计、材料、口腔卫生情况及多个技术操作的环节。

1.基牙预备不当，导致固位体固位力不足。如轴面聚合度过大，𬌗龈距太短，或3/4冠固位体的邻面轴沟的长度、深度不足等。

2.两端固位体的固位力相差悬殊，受到两端基牙运动的影响。

3.桥架变形或就位道略有差异，使其固位体和基牙不密合，降低了固位体的固位力，试戴时，有轻微翘动又未被察觉。

4.金属材料机械强度不足，耐磨性差，固位体穿孔，使粘接剂溶解，或桥架设计不当，引发桥体弯曲变形。

5.基牙发生了继发龋。

6.粘接剂质量差或粘接操作不当等。

固定局部义齿出现松动、脱落，经仔细检查并找出原因后，针对原因做相应处理。

（二）固定局部义齿破损

固定局部义齿戴用一段时间后，可能出现破损的情况如下。

1. 金属固位体磨损穿孔　可能是由于牙体𬌗面预备的空间不足，材料的耐磨性差或易腐蚀。

2. 桥体弯曲下沉　多因金属桥架材料机械强度差，或桥架设计不当，如桥体跨度长，𬌗力大，未采用增强桥架强度的措施。

3. 连接体脱焊或折断　多因焊接技术或焊料有问题。若为整铸桥架，多因连接体的设计不当，如厚度不足或连接处形成狭缝等。

4. 瓷折裂与剥脱

（1）金属桥架设计制作不当，使其强度不足而引起桥架变形；或桥架表面存在锐角、尖嵴或连接体处呈现V形狭缝；或金瓷交界处位于应力集中部位；或承受最大𬌗力处无金属基底支持等。

（2）瓷层过厚，气孔率增高或瓷层过薄，都会降低瓷的强度。

（3）金属桥架表面处理不当（包括打磨、粗化、清洁、除气和预氧化等），降低了金瓷结合强度。

（4）堆瓷或烧结中的问题，如瓷浆瓷粒缩聚不够，入炉或出炉过快，或反复烧结等。

（5）咬合不平衡，有𬌗干扰，导致应力集中。此外，受创伤或咬硬物时𬌗力过大都有可能引起瓷裂、瓷剥脱。

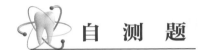

自　测　题

A₁ 型题

1. 牙列缺损后，会给患者带来很多影响，不包括（　　　）
   A. 咀嚼功能降低　　　　B. 影响发音功能
   C. 美观的影响　　　　　D. 牙周组织改变
   E. 牙齿疼痛

2. 关于固定局部义齿的类型，以下不属于按照固定局部义齿结构分类的是（　　　）
   A. 双端固定局部义齿　　B. 桥体悬空式固定局部义齿
   C. 半固定局部义齿　　　D. 单端固定局部义齿
   E. 复合固定局部义齿

3. 对于日久的失用牙所在区域，一般不会出现（　　　）
   A. 牙槽骨的骨质致密　　B. 牙槽骨的骨质疏松
   C. 骨小梁排列紊乱　　　D. 硬骨板变薄
   E. 牙槽骨吸收

4. 关于固定局部义齿的粘接力，错误的是（　　　）
   A. 粘接力与粘接面积成正比
   B. 粘接力与粘接剂的厚度成反比
   C. 粘接力与粘接剂的厚度成正比
   D. 粘接面适当粗糙可增强粘接力
   E. 粘接剂调拌的稀稠度应适当

5. 制作固定局部义齿，应用最为广泛的固位体是（　　　）
   A. 全冠　　　　　　　B. 嵌体
   C. 高嵌体　　　　　　D. 3/4冠
   E. 桩冠

6. 以下关于固定局部义齿固位体的设计，错误的是（　　　）
   A. 固位体之间有共同就位道
   B. 双端固定局部义齿两端基牙的固位力应基本相等
   C. 固位体的固位力大小应与𬌗力的大小、桥体的跨度和桥体的弧度相适应
   D. 单端固定局部义齿的固位体固位力要求高
   E. 双端固定局部义齿两端基牙的固位力不需要基本相等

7. 悬空式桥体与牙龈的间隙为（　　　）
   A. 稍离开牙槽嵴　　　B. 0mm
   C. 2mm　　　　　　　D. 1.5mm
   E. 3mm以上

8. 以下不是固定局部义齿桥体龈面设计要求的是（　　　）
   A. 有利于保护固定局部义齿的清洁卫生
   B. 为防食物嵌塞，不应光滑
   C. 龈面应高度光滑
   D. 桥体龈端面积应适当
   E. 材料化学性能稳定

9. 设计固定局部义齿的桥体时，对于下颌牙槽嵴狭窄的患者，适合采用（　　　）
   A. 船底式桥体　　　　B. 悬空式桥体
   C. 改良盖嵴式桥体　　D. 盖嵴式桥体
   E. 鞍式桥体

（刘绍良）

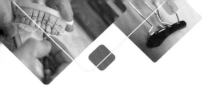

第6章
牙列缺损的可摘局部义齿修复

案例 6-1

患者，男，46岁。为进行义齿修复来诊。半年前拔除口内松动牙。口内检查：左上7、8缺失。左上5、6残根，探诊（－），叩（－），无松动，牙龈色正常无窦道。缺牙区牙槽嵴丰满，口内黏膜未见红肿及溃疡，余牙正常，牙周情况尚可。

问题：1. 该患者的修复设计有哪些？

2. 义齿戴入后，初期可能出现的问题有哪些？

第1节 概　　述

牙列缺损是临床上口腔修复的常见病和多发病。可摘局部义齿是利用天然牙、基托下黏膜及黏膜下骨组织的支持，依靠义齿的固位体和基托等部件装置获得固位和稳定，用人工牙和基托恢复缺失牙及相邻软硬组织的形态和功能，且患者能够自行摘戴的一种修复体（图6-1），可摘局部义齿修复是牙列缺损常用的修复方法之一。

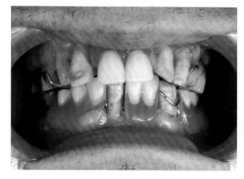

图 6-1　可摘局部义齿

一、适应证和禁忌证及优缺点

（一）适应证

可摘局部义齿的适用范围极其广泛，其适应证如下。

1. 适用于各类牙列缺损，特别是游离端缺牙的患者。

2. 拔牙创口愈合过程中要求制作过渡性义齿者，或青少年缺牙需维持缺牙间隙者。

3. 因美观要求采用的拔牙前制作的即刻义齿修复。

4. 各种原因造成的牙缺失，伴有牙槽骨、颌骨和软组织缺损者。

5. 修复缺失牙的同时需要升高颌间距离者。

6. 基牙或余留牙松动不超过Ⅱ度，牙槽骨吸收不超过1/2者，修复牙列缺损的同时固定松动牙所作的可摘义齿式夹板。

7. 不能耐受固定义齿修复，牙体预备时过敏或不能耐受局部麻醉者，或者主动要求行可摘局部义齿修复者。

（二）禁忌证

虽然可摘局部义齿的适用范围广泛，但临床上仍需结合具体情况做出选择，以下情况不宜采用可摘局部义齿。

1. 缺牙间隙过小、殆龈距离过低，造成义齿强度不足者。

2. 基牙固位形过差，义齿不能获得足够的固位力者。

3. 对义齿材料过敏或对义齿异物感无法克服者。

4. 患者精神疾病等有误吞义齿风险者；生活不能自理，对可摘局部义齿不便摘戴、清洁者。

5. 严重的牙体、牙周或口腔黏膜病变未得到有效控制者。

（三）优点和缺点

1. 优点　目前，可摘局部义齿仍然是国内牙列缺损常用的修复方法，适用范围广，磨除的牙体组织较少，对基牙要求不高，患者能自行摘戴，便于清洗。义齿制作简单，费用较低，损坏后易修理。

2. 缺点　可摘局部义齿体积大、部件多，初戴时异物感明显，有时会影响发音；其稳定性不强、咀嚼效率不高；若设计不合理或义齿制作质量不高可能对患者造成基牙损伤、黏膜溃疡、龋病及牙周病、加速牙槽嵴的吸收、颞下颌关节紊乱综合征等不良后果。

按照固位方式不同，牙列缺损的修复方法通常可分为可摘局部义齿、固定局部义齿两类。另外，两者联合设计时，可以制作固定-可摘联合修复体，如栓道义齿；随着种植技术的发展，种植义齿逐渐成为修复牙列缺损的一种新方法、新技术。临床进行修复设计时，应根据缺牙部位、缺牙数目、基牙条件、患者局部与全身健康情况，以及主观要求和客观经济条件等因素选择适宜的义齿修复方法。以下为可摘局部义齿和固定局部义齿的主要区别，见表6-1。

表6-1　可摘局部义齿和固定局部义齿的主要区别

鉴别点	可摘局部义齿	固定局部义齿
支持方式	牙和（或）黏膜	牙
固位形式	卡环和基托	牙冠和粘接剂
适用范围	适用范围广，缺牙数及组织缺损量不受限制	适应证严格，缺牙数目少，无软、硬组织缺损
基牙条件	可根据基牙条件采用不同支持形式和义齿设计	要求高，需牙周健康、牙齿位置和牙体形态正常
舒适度	异物感明显	异物感小
发音	初期有影响	一般不影响
咀嚼效能	稍差	高
牙体预备	量少	量多
制作工艺	基托式简单，铸造支架式较复杂	复杂
摘戴和清洁方式	能自行摘戴，口外清洁	不能自行摘戴，口内清洁
修理方式	易于修理	一般需拆除重做
使用寿命	相对短，基托树脂易老化	较长

二、可摘局部义齿的类型及支持方式

（一）按义齿对所承受𬌗力的支持方式分类

1. 牙支持式义齿　牙支持式义齿指缺隙两端均有余留天然牙，常在缺隙两端基牙上设置支托，义齿所承受的力主要由天然牙承担。适用于缺牙少、缺牙间隙小、两端基牙健康的患者。

2. 黏膜支持式义齿　黏膜支持式义齿指义齿所承受的𬌗力主要由黏膜及其下的牙槽骨承担。因余留牙松动或因咬合过紧而不能设置支托，常用于缺牙多、余留牙条件差或咬合关系差者，也可应用于少数牙缺失不愿显露金属固位体者。

3. 混合支持式义齿　混合支持式义齿是义齿承受的𬌗力由天然牙和黏膜、牙槽嵴共同负担，基牙上设支托，基托适当伸展，其修复效果介于前两者之间。适用于各类牙列缺损，尤其是游离端缺牙的患者，此为临床上最常用的形式。

（二）按义齿制作方法和材料分类

1. 塑料胶连式　可摘局部义齿利用甲基丙烯酸类树脂制作的基托将义齿各部分连接在一起，以弯制钢丝卡环固位。基托面积可适当加大，分散𬌗力好，制作工艺简单，价格低廉，修改方便，但强度低、体积较大，异物感强。适用于各种支持方式的可摘局部义齿，常用于缺牙较多、余留牙健康情况较差的患者。

2. 金属铸造支架式　可摘局部义齿一般由金属整体铸造支架和少量的塑料构成。因支架式可摘局部义齿用金属连接体取代了部分塑料基托，不但使义齿坚固耐用，而且体积明显缩小，增加了义齿的美观和舒适感。但精密铸造工艺复杂，费用较高，修改困难，其适应证也相对严格，对于基牙健康条件差，软、硬组织倒凹较大者等不宜选用。

第 2 节　牙列缺损的分类

由于牙列缺损的部位和缺牙数目不同，形成了不同的缺牙类型。为了便于研究、义齿设计和制作，使之条理化、简单化，同时方便临床记录、统计等，有必要对牙列缺损进行分类。牙列缺损的分类方法有多种，常用的有肯尼迪（Kennedy）分类法和坎默（Cummer）分类法。

一、Kennedy 分类法

Kennedy 分类法是根据牙列缺损的情况，即根据缺牙所在部位及其与余留天然牙的关系，将牙列缺损分为4类（图6-2）：第一类牙弓两侧后部牙缺失，远中无天然牙存在；第二类牙弓一侧后部牙缺失，远中无天然牙存在；第三类牙弓一侧牙缺失，且缺隙两端均有天然牙存在；第四类牙弓前部牙连续缺失并跨过中线，天然牙在缺隙的远中。

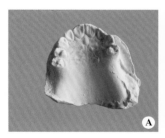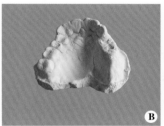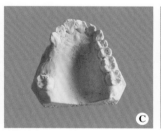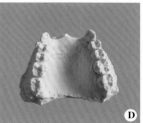

图6-2　Kennedy 分类法

A. 第一类；B. 第二类；C. 第三类；D. 第四类

Kennedy 分类法的第一、二、三类都有亚类（图6-3），第四类为单缺隙，无亚类。亚类是除主要缺隙外的缺牙间隙（缺隙）数目，即除主要缺隙外，如还有一个缺隙则为第一亚类，有两个缺隙则为第二亚类，以此类推。若前后都有缺牙，则由后牙的缺牙间隙决定分类。若牙弓两侧后牙都有缺失，且一侧为远中游离端缺牙，另一侧为非游离端缺牙，则以远中游离端缺牙间隙为基准，纳入第二类，另外缺隙数以亚类区别。若牙弓的最远端牙（如第三磨牙或第二磨牙）缺失但不修复，则不在分类之列。

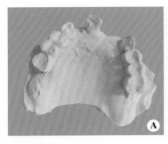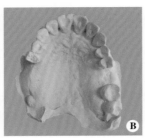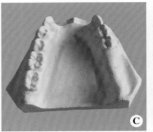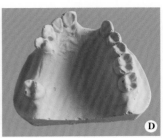

图6-3　Kennedy分类的亚类
A. 第一类第二亚类；B. 第二类第一亚类；C. 第二类第二亚类；D. 第三类第一亚类

　　Kennedy分类法反映了缺牙间隙所在的部位，体现了可摘局部义齿鞍基与基牙的关系，方法简单，容易掌握。然而Kennedy分类法存在一定局限性，亚类只能表明缺牙部位、缺牙间隙的数目，不能反映缺牙数目及前牙复杂的缺失情况和缺牙对不同口腔生理和功能的影响，也不能表达义齿的支持、固位等形式。尽管存在上述不足，此分类法仍是目前国内外应用最普遍的一种分类方法。

二、Cummer 分类法

　　Cummer分类是根据可摘局部义齿直接固位体（主要是起支点作用的支托）的连线与牙弓的位置关系，分为4类（图6-4）：第一类支点线斜割牙弓，即斜线式；第二类支点线横割牙弓，即横线式；第三类支点线位于牙弓的一侧而成前后方向者，即纵线式；第四类支点线构成多边形，即平面式。固位体的连线称为支点线或卡环线（支托线）。支点线仅通过两侧末端固位体的𬌗支托的连线也称转动轴。

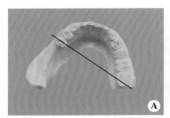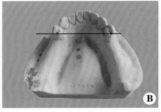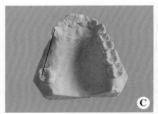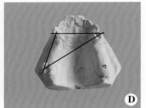

图6-4　Cummer 分类法
A. 第一类；B. 第二类；C. 第三类；D. 第四类

　　Cummer分类的特点是按支点线或转动轴划分，简单明了，便于指导可摘局部义齿的固位稳定设计和固位体的设置，但该分类没有亚类，不能反映多缺隙牙列缺损的情况。

第3节　可摘局部义齿的组成及其作用

　　可摘局部义齿通常主要由人工牙、基托、支托、固位体和连接体5部分组成（图6-5）。按其组成所起的作用，可归纳为3个部分，即修复缺损部分、固位稳定部分和连接部分。

一、人　工　牙

　　人工牙是可摘局部义齿结构中用以代替缺失牙，重建咬合关系，恢复原天然牙冠的解剖外形和咀嚼功能的部分。

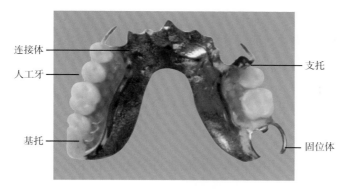

图6-5　可摘局部义齿的组成

（一）人工牙的分类

1. **按制作材料分类**　可分为塑料牙、瓷牙、金属牙及金属𬌗（舌）面牙4种类型。

（1）塑料牙　多选用成品硬质树脂牙，它与基托为化学性结合，连接牢固，不易脱落，有韧性，不易折断，可任意磨改，是近年来应用广泛且首选的可摘局部人工牙。与瓷牙相比，硬度较差，易磨损、老化，咀嚼效率较低。

（2）瓷牙　是指成品陶瓷牙，借助其盖嵴面上的固位钉或孔与基托相连。瓷牙硬度大，质地致密，不易磨损，色泽好，美观，不易因污染变色。但瓷牙脆性大，易折裂，与基托连接不牢固，不易调改，重量较塑料牙重。适用于缺隙较大及多个后牙连续缺失，缺牙间隙近中、远中距及𬌗龈距正常，牙槽嵴丰满，对颌牙牙周健康者。

（3）金属牙　对于缺牙间隙窄小，咬合过紧或龈𬌗距离过低者，可采用铸造金属牙与整铸支架相连接，以提高义齿的抗力，防止人工牙折断。

（4）金属𬌗（舌）面牙　是一种金属与塑料的联合人工牙，其后牙的𬌗面及前牙的舌面是金属，可通过锤造或铸造制成，利用金属固位装置与塑料牙连接。由于在塑料牙的功能面增加了金属部分，使人工牙的硬度增大、强度提高，增强了机械性能，不易磨损和折裂，但难以磨改调𬌗，适用于对𬌗牙伸长，或邻牙移位、倾斜使缺牙间隙窄小，龈𬌗距离过低者。

2. **按人工牙𬌗面形态分类**　可分为解剖式牙、半解剖式牙和非解剖式牙3种类型。

（1）解剖式牙　牙尖斜面与底面的交角即牙尖斜度为30°～33°，其𬌗面形态与初萌出的天然牙𬌗面形态相似，𬌗面沟、窝、尖、嵴清晰。正中𬌗时，上、下牙尖窝锁结关系良好，形态自然，咀嚼效率高，但侧向力大，对支持组织要求高，不适用于义齿固位差或对𬌗牙有明显磨损的患者。

（2）半解剖式牙　其𬌗面有近似正常的解剖形态，牙尖斜度为20°，上、下颌牙齿在正中𬌗时有一定的锁结关系，咀嚼效能较好，侧向力比解剖式牙小，临床上应用较广泛。

（3）非解剖式牙　又称无尖牙，牙尖斜度为0°，𬌗面无解剖形态，仅有食物溢出沟，牙尖交错𬌗时无上、下牙尖窝锁结关系。咀嚼时产生的侧向力小，对牙槽嵴的损害小，有助于义齿的稳定，常用于严重牙槽嵴吸收或对颌牙显著磨损的患者。

3. **按制作方法分类**　可分为成品牙与个别制作牙，对于缺牙间隙过窄、颌位关系异常或𬌗龈距离过低无法排列成品牙者，可采用雕刻蜡牙个别制作的方法，其他情况尽量采用成品牙。

4. **按人工牙与基托的连接方式分类**　可分为化学式连接（塑料牙）、机械式连接（瓷牙）、混合式连接[金属𬌗（舌）面牙]。

（二）人工牙的选择

人工牙是义齿组成的主要部分，人工牙的选择在义齿修复中起重要作用。

1. 人工前牙的选择原则

（1）尽量满足美观要求和语言功能，并有一定的切割功能。

（2）大小、形态和色泽应与同名牙和相邻牙对称、协调，排牙时还应参考牙列、牙弓形态及缺牙区牙槽嵴情况。

（3）颜色应与患者年龄、肤色相称，尽量达到自然、逼真，适当兼顾患者性别和个性化要求。

（4）尽量选用成品牙。

2. 人工后牙的选择原则

（1）以咀嚼功能为主，尽量选用硬度大、耐磨性好的硬质塑料牙、瓷牙或金属牙。

（2）形态和颜色尽可能与相邻牙和同名牙协调。

（3）游离端后牙应采取减小人工牙𬌗力的措施，即减小人工牙的颊、舌径，加深𬌗面沟槽，增加食物排溢沟等。必要时还可采取减数排牙的方法来减小𬌗力。

二、基　托

基托又称基板，是义齿覆盖无牙区牙槽嵴并与承托区黏膜直接接触的部分，位于缺隙部分的基托又称鞍基基托，是可摘局部义齿的主要组成之一。

（一）基托的作用

1. 将义齿各组成部分连接为一整体。

2. 承载人工牙，传递和分散𬌗力，减轻基牙支持组织的负担。

3. 恢复硬组织缺损，改善软组织塌陷、萎缩、吸收造成的面部畸形，增进美观。

4. 有固位及稳定作用，基托通过组织面与口腔黏膜的广泛密切接触所产生的吸附力和大气压力而增进固位及稳定，特定部位的基托还可以起到间接固位的作用，可防止义齿翘动，起平衡和稳定作用。

5. 可利用基托增添人工牙或对义齿进行修补。

（二）基托的分类

根据材料及制作工艺的不同，基托通常可分为3种类型。

1. 塑料基托　颜色近似口腔黏膜，色泽较美观，重量轻，制作简单，容易操作，便于修补和添加。缺点是强度较差，易断裂，温度传导性差，不易自洁，体积较大，异物感明显。

2. 金属基托　采用铸造法制作而成，强度大，不易折断，较薄，戴用舒适，表面光滑，易清洁，温度传感性好。缺点是制作复杂，工艺要求高，调改困难，不易衬垫和修补，且口腔条件差者慎用。

3. 金属-塑料基托　兼备了金属与塑料基托的优点，在缺牙区牙槽嵴顶上设置金属网及固位钉，以供人工牙和塑料基托附着。在上颌腭侧和下颌的舌侧可设计金属基板或金属杆以增加强度，减小体积，既舒适又美观。

（三）基托的要求

1. 基托的大小

（1）缺牙少，缺牙两端都有健康稳定基牙时，基托尽可能小些。个别前牙缺失，牙槽嵴丰满者，唇侧可不设置基托。

（2）对颌牙为天然牙，𬌗力大者，基托范围应适当伸展。

（3）远中游离端缺牙较多或黏膜支持式义齿，基托应尽量伸展。

（4）混合支持式义齿的基托大小，应视其缺失牙的数目、部位、缺损类型，以及基牙和余留牙的健康稳定情况、殆力大小等因素确定。

2. 基托的伸展范围 基托的唇、颊侧边缘应伸展至黏膜转折处，边缘圆钝；舌侧可伸展至龈黏膜与口底转折处；上颌基托两侧后缘可伸展至翼上颌切迹，中部可达腭小凹后2mm处；下颌后缘可覆盖磨牙后垫的1/2～2/3处。基托在系带区应形成切迹以不妨碍其运动。临床上应根据患者口腔的具体情况调整基托的伸展范围，原则上应在保证义齿固位、支持和稳定的条件下，适当缩小基托的范围，尽可能让患者感到舒适美观。

3. 基托的厚度 基托应有一定的厚度以保证其有足够的强度。塑料基托的厚度一般不少于2mm，上颌腭侧基托可略薄些，以减少对发音的影响。铸造金属基托的厚度为0.5mm，边缘可稍厚而圆钝。

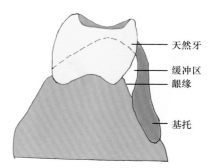

天然牙
缓冲区
龈缘
基托

4. 基托与天然牙的关系 基托在缺牙区应与基牙邻面非倒凹区密贴，不能进入倒凹区，在舌、腭侧的基托边缘应与天然牙舌、腭侧面非倒凹区密贴，但不能有压力，龈缘区组织面应作缓冲，以免压迫游离龈，并避开倒凹，利于义齿的摘戴（图6-6）。

5. 基托与黏膜的关系 基托应与黏膜保持均匀密贴而无压痛，在上颌结节区、腭中缝硬区、下颌隆突、下颌舌骨嵴及一些骨尖、骨隆突等相应部位基托的组织面应作缓冲，个别软组织突起也应作缓冲，以免基托压迫产生疼痛。

图6-6 基托与天然牙的关系

6. 基托磨光面外形与美学要求 基托磨光面外形应符合美观要求，尽可能与天然牙龈外形协调一致，可形成隐约可见的根突外形，天然牙颈部形成和谐的龈缘曲线，龈乳头区略呈凹陷以增强立体感，牙槽嵴丰满的前牙区唇侧可不设置基托，以利于美观。基托磨光面的基本外形应呈凹面，有助于义齿的固位和稳定。

三、支 托

支托是可摘局部义齿的重要部件，由金属制作，放置于天然牙上，用以支持义齿、防止义齿龈向移位及传递殆力等。根据支托设置牙位的不同，若支托放置于天然牙殆面则称为殆支托，放置于前牙舌面称为舌支托或舌隆突支托，放置于前牙切缘则称为切支托。其中殆支托为最常用的一种，也常被用作支托的总称。

（一）支托的作用

1. 支持义齿 殆支托可将义齿承受的咀嚼压力传递到天然牙上，并沿基牙的长轴方向传导至牙周支持组织。它可防止义齿龈向移位，避免基牙周围和支架下方软组织创伤。

2. 稳定义齿 与卡环整体铸造连用时可保持卡环在基牙上的位置。除了防止义齿下沉外，还可阻止义齿游离端翘起或摆动，起到稳定义齿的作用。

3. 防止食物嵌塞 在缺隙区的天然牙与人工牙之间，若因接触不紧密而形成间隙，在咀嚼过程中会因对颌牙尖的压力而造成食物嵌塞。通过设置殆支托覆盖间隙，可防止食物嵌塞。

4. 恢复殆关系 若因基牙倾斜、缺损、低殆等原因而与对颌牙接触不良或无殆接触时，可通过铸造殆支托以恢复殆接触关系。

（二）殆支托设计的要求

1. 殆支托的位置 一般应位于缺牙区基牙近远中殆边缘嵴上，也可设置在其他天然牙上。如果磨牙因咬合过紧而无法在殆面安放支托时，可放在上颌磨牙的颊沟或下颌磨牙舌沟处。应避免放置在过大的邻殆修复体、倾斜面或磨耗平面上。

2. **𬌗支托的大小、形态** 𬌗支托的大小和形态取决于不同的加工方法。铸造𬌗支托应呈尖端圆钝的三角形，近𬌗边缘处最宽、最厚，逐渐向尖端变窄变薄，尖端指向𬌗中心，其长度相当于磨牙近远中径的1/4，前磨牙近远中径的1/3；宽度相当于磨牙颊舌径的1/3，前磨牙颊舌径的1/2；厚度为1～1.5mm；𬌗轴线角应圆钝，以防止支托在该区折断。若无铸造条件，𬌗支托可用18号钢丝（1.2mm）压扁制作，要求其长度为2mm，宽度为1.5mm，厚度为1mm。

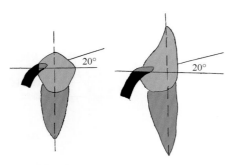

图6-7 𬌗支托凹底与基牙长轴关系

3. **材料应具有刚性** 不易变形或折断，最好选用铸造合金制作。

4. **𬌗支托与基牙长轴的关系** 义齿所接受到的咬合压力通过𬌗支托传导给基牙，这种方式传递的𬌗力是否能与基牙长轴方向一致或接近，主要取决于𬌗支托与基牙长轴的角度。当支托底与基牙长轴垂直，与长轴垂线呈0°时，𬌗力对基牙产生的侧压力最大，基牙在咬合状态下易发生倾斜，对牙周支持组织不利。最良好的关系应该是𬌗支托凹底与基牙长轴呈20°左右的夹角。以便𬌗支托接受的𬌗力能沿基牙长轴方向传递，不会使基牙发生倾斜，最有利于基牙牙周支持组织的健康（图6-7）。

（三）前牙舌隆突支托和切支托设计的要求

1. **舌隆突支托** 又称舌支托，舌隆突支托放在前牙的舌隆突上。由于舌侧面多为斜面，舌隆突支托必须位于基牙舌侧预备好的舌隆突支托凹内，保证有垂直的终止点。舌隆突支托常位于尖牙上。

2. **切支托** 放在尖牙或切牙的近中切缘上。由于切支托的外形不美观，且易与对颌牙产生干扰，限制了其在上颌前牙的应用，常用于下颌前牙。

四、固 位 体

固位体是可摘局部义齿重要的组成部分之一，是可摘局部义齿安放在基牙上的金属部分，主要功能是固位，其次是稳定和支持作用。

（一）固位体的要求

1. 有一定的固位力，并能保证在正常行使功能时不脱位。

2. 非功能状态时，对基牙不产生静压力。

3. 固位体的颊、舌侧卡环臂作用于基牙时，应具有相等的交互对抗作用。

4. 固位体与基牙接触应均匀密贴，不易嵌塞或积存食物。

5. 固位体设计应合理，不应损伤口内软硬组织，应有利于口腔清洁，有利于预防龋病和牙周病的发生。

6. 摘戴义齿时，应对基牙不产生侧压力，不损伤基牙。

7. 应符合美观要求，尽量减少金属显露，前牙区尽量不设固位体。

（二）固位体的种类

按其作用的不同可分为直接固位体和间接固位体两大类。

1. **直接固位体** 是可摘局部义齿安放在缺隙区基牙上或相邻牙间隙的金属部件，其作用是固位、支持和稳定义齿。直接固位体按其固位形式的不同，可分为冠外固位体和冠内固位体。

（1）**冠外固位体** 是临床上最常用的固位体类型，包括卡环型固位体、套筒冠固位体和冠外附着体。卡环型固位体是利用卡环臂的弹性卡抱作用与基牙产生的摩擦力而固位，是目前广泛应用的固位体。套筒冠固位体是在制备后的基牙上粘接内冠或制作桩核冠，在其外制作金属外冠与可摘局部义齿支架相连接，利用内外冠轴面间的摩擦力固位。

（2）冠内固位体 属于冠内附着体，其结构精密，工艺技术高，固位作用好，美观，舒适；但对基牙磨除太多，受力较大，最常用的是插销式冠内附着体。

2. 间接固位体 主要作用是防止义齿翘动、摆动、下沉、旋转，可辅助直接固位体固位，增强义齿的稳定。

（1）间接固位体的种类 常用的有舌隆突支托、切支托、连续卡环、间隙卡环、邻间钩、金属舌、腭板，以及延伸基托等，既可发挥本身作用，也起到间接固位作用。

（2）间接固位体的设计 充分发挥间接固位体的稳定作用必须考虑间接固位体设置的位置和支点线的关系。间接固位体距支点线越远，对抗转动力越强，支持间接固位体的基牙受力越小，且稳定作用也越好。

（三）直接固位体 - 卡环

卡环是可摘局部义齿最主要、最常用的直接固位体，是指卡抱在基牙上的金属部分。卡环的主要作用是阻止义齿𬌗向脱位，也能防止义齿龈向下沉、转动和移位，并具有一定支承和稳定作用。卡环常用制作方法有钢丝弯制法和整体铸造法两种。

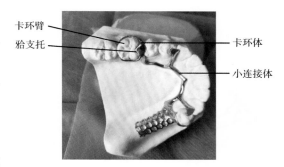

图6-8 卡环的组成

1. 卡环的基本组成及作用 以铸造三臂卡环为例，其由卡环臂、卡环体、小连接体和𬌗支托组成（图6-8）。

（1）卡环臂 是卡环的游离部分，富有弹性。卡环臂的尖端具有弹性，位于倒凹区，是卡环产生固位作用的主要部分。卡环臂的起始部分较坚硬，位于非倒凹区，起稳定作用，防止义齿侧向移位。三臂卡环有两个卡环臂，分别位于基牙颊、舌侧轴面壁，位于颊面的主要起固位作用，称为固位臂；位于舌侧的称为对抗臂。卡环臂的主要作用是固位，防止义齿𬌗向脱位。

（2）卡环体 又称卡环肩，是连接卡环臂、𬌗支托和小连接体的坚硬部分，卡环体无弹性，环抱基牙的非倒凹区，从邻面包过颊舌轴面角，主要起稳定和支持作用，防止义齿侧向和龈向移位。

（3）小连接体 为卡环、支托等与大连接体或基托相连的部分，主要起连接作用。连接体不能进入基牙或软组织倒凹区。

（4）𬌗支托 𬌗支托常与卡环铸造成一个整体。所谓三臂卡环，是把𬌗支托当作臂的笼统称呼。

2. 卡环各组成部分与基牙的关系 卡环各部分在基牙牙冠上正确的位置关系是保证可摘局部义齿固位、稳定和取戴便利的重要因素。

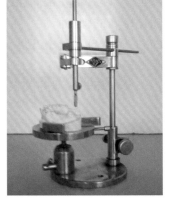

图6-9 模型观测器

（1）模型观测器（图6-9） 是用来确定基牙的倒凹区、非倒凹区及义齿就位道的仪器。由分析杆、支架和观测台3部分组成。模型固定在观测台上，通过分析杆的转动，测量模型上基牙、余留牙的轴面和牙槽嵴组织的倒凹。

（2）观测线 又称导线，是按义齿共同就位道描画的，用以区分硬、软组织倒凹区和非倒凹区的分界线。在分析杆与基牙长轴平行的状态下，沿牙冠外形高点描绘出的连线称牙冠外形高点线。导线以上至𬌗方为非倒凹区，导线以下至龈方为倒凹区。当基牙牙冠有不同程度倾斜时，导线的位置可随之发生改变，模型观测器的分析杆代表义齿的就位方向。根据导线确定卡环各部分在基牙牙冠上安放的正确位置，以保证义齿的共同就位道，使义齿顺利取戴。

（3）导线的类型　由于基牙形态和倾斜程度、方向的不同，描绘出的导线也各不相同，一般可有3种类型（图6-10）。

Ⅰ型导线：为基牙向缺隙相反方向倾斜时所描绘出的导线，基牙远缺隙侧的倒凹大，近缺隙侧倒凹小。

Ⅱ型导线：为基牙向缺隙方向倾斜时所描绘出的导线，基牙近缺隙侧倒凹大，远缺隙侧倒凹区小。

Ⅲ型导线：基牙近缺隙侧和远缺隙侧都有明显倒凹，或基牙向颊、舌侧倾斜时所描绘出的导线，导线位置接近𬌗缘，整个基牙倒凹区均大。

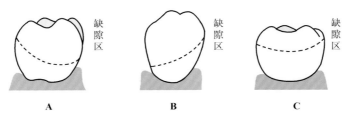

图6-10　卡环导线的类型
A. Ⅰ型导线；B. Ⅱ型导线；C. Ⅲ型导线

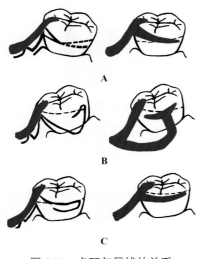

图6-11　卡环与导线的关系
A. Ⅰ型导线卡环；B. Ⅱ型导线卡环；
C. Ⅲ型导线卡环

（4）导线与卡环的关系（图6-11）　导线是设计卡环的依据，导线以下至龈方为倒凹区，导线以上至𬌗方为非倒凹区。根据导线确定卡环各部分在基牙上安放的正确位置，即卡环臂位于基牙导线以下的倒凹区，卡环体位于基牙缺隙侧轴面角导线以上的非倒凹区，小连接体不能进入倒凹区，使卡环能更好地发挥固位和稳定义齿的作用。根据导线不同的类型，可设计出相应类型的卡环。

Ⅰ型导线卡环：可铸造，也可弯制成形。要求卡环臂位于基牙倒凹区，卡环体位于基牙非倒凹区，此类卡环的固位、稳定和支持作用最好。

Ⅱ型导线卡环：铸造卡环为分臂卡环，弯制卡环为上返卡环。分臂卡环亦称T型卡环，分臂卡环的近缺牙区臂端及上返卡环的游离臂，在近缺隙侧的倒凹区，另一端在远缺隙侧的非倒凹区。此型卡环固位和支持作用良好，但因无卡环体，故稳定作用较差。

Ⅲ型导线卡环：由于此型导线接近𬌗缘，整个基牙倒凹区大。若采用铸造卡环臂，因𬌗方非倒凹区较窄，卡环臂较细，不能充分发挥固位、稳定作用，最适宜采用弹性较大的钢丝弯制卡环，可设计成下返卡环，卡环臂端在倒凹区，但不能进入倒凹太深，以免义齿摘戴时，卡环通过外形高点线时阻力太大，超过金属的弹性限度，卡环臂则会产生永久性变形而使固位不良。因此要求卡环臂富有弹性，在通过最大外形高点时不变形。卡环体既不能太低，以免进入倒凹区影响就位，也不能太高影响咬合。

3. 卡环的种类　通常根据卡环的制作方法、卡环臂数目、卡环形态结构，以及卡环与导线的关系进行分类。

（1）制作方法　可分为铸造卡环和弯制卡环。

1）铸造卡环：一般常用镍铬不锈钢或钴铬合金制作，亦可用钛合金或金合金制作。铸造卡环与基牙接触面宽，与牙体密贴，其固位、支持和稳定作用都较好。

2）弯制卡环：是用圆形不锈钢丝弯制而成的。磨牙用0.9～1.0mm直径的钢丝，前磨牙用0.8～0.9mm直径的钢丝。由于制作设备简单，操作简便，经济耐用，目前临床仍采用。

（2）卡环臂的数目　可分为单臂卡环、双臂卡环和三臂卡环等。

1）单臂卡环：只有一个位于基牙颊侧的弹性卡环臂，舌侧则用高基托起对抗臂的作用，可用铸造或弯制而成，也可制成连接体跨越𬌗外展隙的间隙卡环。

2）双臂卡环：颊、舌两个卡环臂分别位于基牙颊、舌侧，可铸造或弯制而成。

3）三臂卡环：由颊、舌两个卡环臂及𬌗支托组成，是可摘局部义齿常用卡环中固位、支持和稳定作用最好的一种。

（3）卡环的形态结构　可分为圆环形卡环和杆形卡环。

1）圆环形卡环：其卡环臂呈环圈状包绕基牙3/4以上，这种卡环由阿克（Aker）首先提出，故又称Aker卡环。此类卡环适用于牙冠外形正常、健康的基牙，其固位、稳定作用好，常用于牙支持式可摘局部义齿。常用的圆环形卡环如下。

环形卡环（图6-12）：又称圈形卡环，多用于最后孤立的磨牙上，即上颌向颊侧近中倾斜或下颌向舌侧近中倾斜。这类基牙的倒凹区集中在上颌磨牙的颊侧及近中面和下颌磨牙的舌侧及近中面，在其相对的另一侧则几乎无倒凹。环形卡环臂长、弹性大，可经由基牙非倒凹区的颊或舌面及远中面而进入相对一侧的最大倒凹区，游离臂的末端指向基牙近中。铸造环形卡环为增强其支持作用，可在卡环的近远中分别设置𬌗支托。

对半卡环：由两个单独相对的卡环臂和近远中两个𬌗支托及连接于铸造支架或塑料基托的小连接体组成。主要用于前后都有缺隙的前磨牙或磨牙上。

长臂卡环（图6-13）：又称延伸卡环。常用于缺隙邻近基牙有松动或基牙无倒凹而难以获得固位者，将卡环臂延伸至相邻基牙颊面的倒凹区以获得固位。长臂卡环既可保护松动的基牙，又可发挥夹板式固定作用。

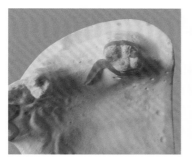 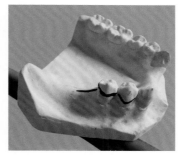

图6-12　环形卡环　　　　　图6-13　长臂卡环

连续卡环：卡环较长、无游离端，两端埋于基托内，弹性较弱，多用于牙周夹板或修复个别缺失并固定余留松动牙。

联合卡环（图6-14）：由相邻两基牙上的两个卡环臂通过共同的卡环体相连，卡环体位于相邻两基牙的𬌗外展隙并与伸向基牙𬌗面的𬌗支托相连接。此类卡环需采用铸造法制作。适用于相邻两基牙邻𬌗面有间隙或基牙冠短而稳固，需要增加固位力时，也可用于一侧缺牙较多，需在对侧加强固位时。

回力卡环（图6-15）：多用于远中游离缺失的末端基牙上，常为前磨牙或尖牙。卡环臂尖端位于基牙唇（颊）面的倒凹区，后段绕过基牙的远中面与𬌗支托相连，再转向基牙舌面的非倒凹区形成对抗臂，在基牙舌侧近中通过小连接体与铸造支架相连接。当义齿接受咬合压力后，首先直接传给基托下组织，而卡环及𬌗支托只间接受力，减轻了基牙的负担。在基牙严重倾斜，颊面无倒凹时，可设计与回力卡环结构相反的反回力卡环。

倒钩卡环：又称下返卡环。用于倒凹区在支托的同侧下方的基牙。当有软组织倒凹区无法使用杆形卡环时选用。

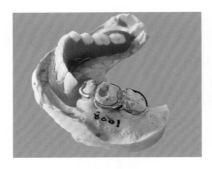

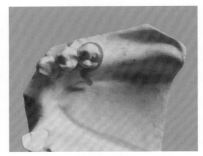

图 6-14　联合卡环　　　　　　图 6-15　回力卡环

2）杆形卡环：杆形卡环采用铸造制作，其固位臂由龈方向𬌗方进入基牙的倒凹区，固位臂呈杆形。杆形卡环可根据基牙的外形、倒凹位置和大小，设计出不同形状的杆形卡环，如 T 形、L 形（图 6-16）、I 形及 C 形等。优点是固位臂较隐蔽，暴露金属少，较美观，与基牙接触面积小，属推型固位卡环；主要缺点是口腔前庭浅、软组织倒凹大、系带附着高等情况不宜使用。卡抱和稳定作用不如圆环形卡环，常与一些相应设计的义齿部件组合应用。

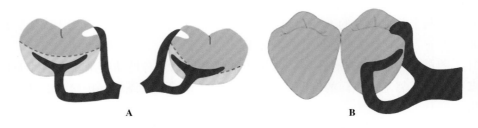

图 6-16　杆形卡环

A. T 形；B. L 形

克拉托维尔卡环（RPI 卡环）组：由近中𬌗支托、远中邻面板和 I 型杆式卡环 3 部分组成，是一种用于远中游离端缺失的末端基牙上的固位体，主要在下颌前磨牙应用，可有效对抗游离端义齿产生的杠杆式扭力，有利于基牙和基托下组织的健康。①近中𬌗支托是指远中游离端义齿在邻缺隙基牙𬌗面的近中设置𬌗支托，支托的小连接体位于两邻牙舌外展隙处，不能与牙面接触。采用近中𬌗支托，𬌗力较易与基牙长轴一致，并且近中还有邻牙作支持，基牙不易向近中倾斜，使基牙受力减小，且作用力较均匀分布于基牙根周两侧。若常规采用远中𬌗支托，由于是远中游离端缺失，基牙远中无邻牙支持，当义齿受力时，基牙则向远中倾斜。②邻面板是在缺隙侧基牙的远中面制备导平面，在卡环组上制作与之相接触一致的平面导板，导板可伸展至基牙远中舌轴面角，以对颊侧卡环臂起对抗作用，舌侧可不再设置卡环臂。邻面板的作用是防止义齿脱位，增强义齿固位，其固位的大小与基牙上制备的导平面面积成正比，邻面板常用于向舌侧倾斜的下颌牙的邻舌面。③ I 型杆放置在基牙颊面倒凹区，其与基牙接触面积小、美观。

RPI 卡环组的主要优点是在𬌗力状态下，游离端邻缺隙基牙受力小，基牙不易发生倾斜；接触面积小，有利于美观；可防止义齿与基牙间的食物嵌塞，组织受力较均匀。

RPA 卡环组是 RPI 卡环组的变异，其不同点是以圆环形卡环的固位臂代替了 I 型杆式卡环臂。RPA 卡环组包括近远中𬌗支托、远中邻面板和环形卡环臂。适用于口腔前庭深度不足或基牙软组织倒凹显著者。

其他类型的组合式卡环都是在 RPI 卡环组的基础上，根据基牙颊侧所设置固位臂类型不同而命名的。

（4）其他　根据卡环与导线的关系分类等。

五、连 接 体

连接体是可摘局部义齿的组成部分之一。它可将义齿各部分连接成一个整体，连接体还具有传递和分散殆力的作用。连接体可分为大连接体和小连接体（图6-17）。

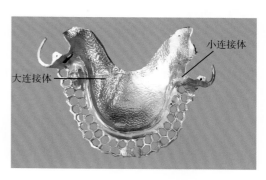

图6-17 大连接体和小连接体

（一）大连接体

大连接体又称连接杆，主要包括腭杆、舌杆、腭板、舌板等。

1. 作用

（1）连接义齿各组成部分为一整体。

（2）传递和分散殆力至基牙和邻近的支持组织，以减轻个别基牙在殆力状态下的负荷。

（3）与基托相比，可减小体积并增加义齿强度。

2. 基本要求

（1）具有一定的强度，质地坚硬不易变形、断裂。

（2）不妨碍口腔软组织的运动，不影响生理功能。

（3）其截面形状应呈扁平形，边缘圆钝。

（4）不能进入软组织倒凹区，以防影响就位和损伤软组织。

3. 种类

（1）腭杆（图6-18） 根据腭杆在腭部的位置不同，可分为前腭杆、后腭杆和侧腭杆。

1）前腭杆：位于上腭皱襞之后，上腭硬区之前，形态薄而宽，厚约1mm，宽6～8mm，距离龈缘至少6mm，与黏膜接触密合但无压力。

2）后腭杆：位于上腭硬区后部，软腭颤动线之前，两端弯向第一、二磨牙之间，宽约3.5mm，厚1.5～2mm，与黏膜保持轻轻接触。游离端缺失，义齿为混合支持式设计时，在杆和黏膜间应留有一定的间隙，以防止义齿受力下沉时压伤黏膜。

3）侧腭杆：位于上腭硬区的两侧，离开龈缘4～6mm，与牙弓平行，宽3～3.5mm，厚1～1.5mm，用于连接前、后腭杆。

（2）腭板 由前腭杆向前伸展至前牙舌隆突之上形成前腭板；若向左右两侧后部延伸则形成马蹄形腭板；如再与后腭杆相连称天窗式腭板；如果覆盖全腭区为全腭板（图6-19）。

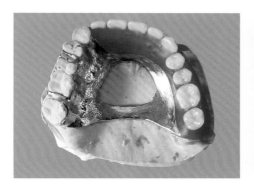

图6-18 腭杆

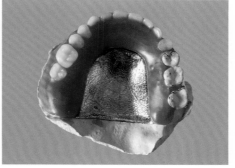

图6-19 腭板

（3）舌杆 位于下颌舌侧龈缘与舌系带和口底黏膜皱襞之间，距牙龈缘3～4mm。舌杆的厚度一般为2～3mm，宽度为3～4mm，边缘较薄而圆钝（图6-20）。舌杆与黏膜的关系应根据下颌舌侧牙槽嵴形态而定，一般可有3种形态，垂直型舌杆应与黏膜平行接触；倒凹型舌杆应放在倒凹之上的牙槽嵴外形高点线上并与黏膜接触；斜坡型舌杆，若是牙支持式的舌杆，可与黏膜接触，混合支持式舌杆应离开黏膜0.3～0.4mm。

（4）舌板　亦称舌侧高基托，可铸造也可用树脂制作。其上缘位于舌隆突之上，下缘位于口底黏膜皱褶和舌系带之上。舌板常用于口底浅、舌侧软组织附丽高、舌隆突明显者。尤其适用于前牙松动的牙周夹板固定者；舌侧倒凹大，用舌杆不易取得就位道者和舌系带附丽过高不能容纳舌杆者（图6-21）。

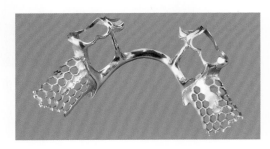

图6-20　舌杆

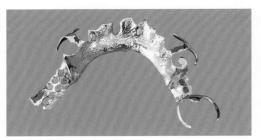

图6-21　舌板

（二）小连接体

小连接体的作用是把义齿上的各个部件与大连接体或基托相连接。这些部件包括直接固位体和间接固位体，如卡环、支托、增力网架等。小连接体应垂直通过基牙龈缘与大连接体或基托相连，并应在龈缘处缓冲，使小连接体离开牙龈少许，不能进入倒凹区，以免压迫牙龈和影响义齿就位。设置在两牙间外展隙的小连接体应细而光滑，并应有足够的强度，以便传递和分散𬌗力。与塑料基托相连接的小连接体应有一定的机械连接形状，并应预留空隙，以利于基托塑料的包埋连接。

🔗 **链接**　铸造支架的合金材料都有哪些？

铸造支架的合金材料有钴铬合金、镍铬不锈钢、金合金或钛金属。目前认为，钛金属的生物相容性最好，质量也最轻。

第4节　可摘局部义齿的设计

一副理想的可摘局部义齿，要求既有美观的外形，又能发挥良好的功能，并可恢复面部因失牙而造成的形态改变；既坚固耐用，又不会对患者造成不良后果。要达到这些要求，合理的设计是非常重要的。

一、基本要求

（一）适当恢复咀嚼功能

可摘局部义齿所受到的𬌗力是由基牙及其基托下组织共同承担的，其负荷的大小应有利于保持牙周支持组织的健康，减缓牙槽嵴的吸收。如𬌗力超过支持组织的耐受阈，则会造成牙周创伤，加速牙槽嵴的吸收。因此，义齿修复应以维护口腔组织的健康为前提。

（二）保护口腔软、硬组织的健康

可摘局部义齿的支持组织包括基牙、缺牙部位的牙槽嵴及黏膜等。为了避免义齿对软硬组织的损害，在设计和制作中应坚持以下原则。

1. 尽量分散殆力，减少基牙和支持组织的负荷。
2. 游离端缺失设计时，平衡距必须大于游离距。
3. 孤立和错位的余留牙，原则上不选作基牙。
4. 尽量利用天然间隙，少磨牙体组织。
5. 设计卡环类型应合理，卡环数量以2～4个为宜。
6. 消除卡环施加于基牙上的过大侧压力和静压力，防止对基牙的慢性损伤。
7. 正确恢复缺失牙外形和咬合关系，保持牙龈组织健康，不妨碍口腔的自洁作用，避免殆创伤。

（三）应具有良好的固位和稳定作用

可摘局部义齿的固位和稳定状况是反映口腔功能恢复的效果和修复目的能否达到的关键因素。如果义齿的固位和稳定性能差，不但不能达到修复目的，还可导致基牙及基托下支持组织的损伤和其他口腔疾病。

（四）良好的支持形式

可摘局部义齿支持形式的选择应根据患者口腔的整体情况、缺牙部位、缺牙数量、余留牙及基牙情况、牙周支持组织情况及患者适应情况等因素确定。

（五）美观、舒适

美观是可摘局部义齿修复的目的之一，特别是前牙的修复，美观方面的要求显得尤为重要。人工牙的大小、颜色、形态及排列等应与面部协调一致；基托的颜色和形态应尽量与天然牙龈和黏膜的色泽、形态一致；应尽量不显露或少显露卡环等金属部件。

舒适与否是可摘局部义齿戴入患者口中的第一感知。如缺牙多，义齿体积较大时，患者初戴时有明显的异物感，常出现发音不清、恶心等不适症状。因此在不影响义齿结构和强度的情况下，应尽可能把义齿体积做得薄而小巧。

（六）坚固耐用

制作的可摘局部义齿应能在殆力状态下不变形、不折断。在设计义齿时要符合生物力学原则，选用强度较高的材料，条件适合的情况下，尽可能采用整铸支架式可摘局部义齿设计，既舒适，又坚固耐用。

（七）容易摘戴

患者可自行摘戴，若设计和制作不当，不仅造成摘戴困难，而且还会对基牙造成损伤。因此，要求制作的义齿既要有足够的固位力，又方便患者的摘戴。

二、固位与稳定

（一）固位

可摘局部义齿的固位是指义齿在口腔内就位后，不因口腔生理运动的外力作用而发生殆向或与就位道相反的方向脱位。这种抵抗脱位的力称为固位力。

1. 固位力的组成　可摘局部义齿的固位力包括以下3个部分。

（1）摩擦力　来源于义齿部件与天然牙之间形成的力。对可摘局部义齿来说，通常摩擦力是最主要的。

（2）吸附力　来源于基托与黏膜间的密合接触所产生的两种物体分子间的相互吸引力。

（3）大气压力　来源于基托与口腔黏膜间严密封闭所形成的负压作用。

2. 固位力及其影响因素

（1）摩擦力　通常包括弹性卡抱状态下产生的力、制锁状态下产生的力和相互制约状态下产生的力。

1）弹性卡抱力及其影响因素：当就位于基牙倒凹区的卡环臂受到脱位力的作用而向𬌗方移动时，卡环臂对基牙产生正压力，即弹性卡抱力，它的大小与下列因素有关。

脱位力：义齿脱位力是指在外力作用下使义齿从就位道脱出的力。当义齿就位后，卡环及义齿各部分对余留牙均不构成压力（静压力、侧压力）。当脱位力存在时才会产生摩擦力；当脱位力显著大于卡环臂最大形变时所产生的卡抱力时，义齿才会真正脱位。

基牙倒凹的深度与坡度（图6-22）：基牙倒凹的深度是指模型观测器的分析杆垂直至基牙倒凹区牙面某点的水平距离。在卡环臂的弹性限度内，倒凹的深度越大，在脱位运动中作用于基牙的正压力越大，弹性卡抱力则越大。倒凹的坡度是指基牙倒凹区牙面与基牙长轴之间构成的角度。在基牙倒凹深度相同时，坡度越大固位越好，这是因为卡环臂在脱位过程中，基牙倒凹坡度越大，施加于牙面的正压力越大，坡度越大则弹性卡抱力越大。

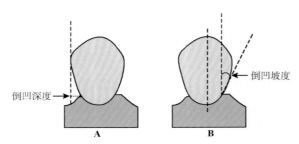

图6-22　基牙倒凹的深度与坡度
A. 基牙倒凹的深度；B. 基牙倒凹的坡度

卡环臂的形态：卡环臂越长，对基牙产生的正压力越小，其固位力越小。卡环臂越短，其弹性越小，形变也越小，卡环臂施加于基牙面的正压力越大，其固位力越大。卡环臂越粗，在其脱位移动中对基牙面产生的正压力越大。铸造卡环臂对基牙施加的正压力大于钢丝弯制的卡环臂。

卡环材料的弹簧刚度和弹性限度：卡环的弹簧刚度是指卡环移位时的力与移位程度之比，卡环的刚度越大，在相同位移下所产生的正压力越大。就目前临床所使用的卡环材料来看，铸造钴铬合金刚性最大，用于0.25mm深的倒凹；钢丝弯制卡环弹性最大，用于0.75mm深的倒凹；金合金介于上述两者之间，用于0.50mm深的倒凹。弹性限度是指材料的弹性与永久性形变的临界点，相同刚度的卡环材料，其弹性限度大者，所产生的正压力也较大。需要注意的是，一般情况下卡环臂在任何方向上强迫位移超过1mm时，则可能会超过材料的弹性限度而发生永久变形。

2）制锁状态对固位力的影响：制锁状态是指义齿设计的就位道与实际的脱位方向不一致而造成的约束状态。利用义齿就位方向与脱位方向的不一致而获得制锁作用。就位道与脱位道的方向之间形成的角度称为制锁角。制锁角越大，越能维持制锁状态，则固位力越大。

3）各固位体相互制约对固位力的影响：当义齿有多个固位体或有多个缺牙间隙时，其相互之间存在着相互制约和牵制作用，当义齿在行使功能或脱位运动时，这种相互牵制作用即表现出摩擦力而有助于固位。缺牙间隙越多，固位体越分散，这种相互制约产生的摩擦力越显著。

（2）吸附力和大气压力　在可摘局部义齿固位力的组成中，摩擦力起主要作用。而吸附力和大气压力则主要在黏膜支持式义齿和混合性支持式义齿的固位中起重要作用。

3. 固位力的调节措施　义齿的固位力应与患者口腔情况协调，固位力的大小应适当，过大易损伤基牙，并且摘戴困难；过小则义齿稳定性差，易脱落。因此在设计时应根据具体情况，将固位力调节适当。

（1）增减直接固位体的数目　固位体越多则固位力越大，但固位体越多，越不容易取得共同就位道，义齿摘戴越困难。一般情况下，2～4个固位体足以达到固位要求。

（2）选择和调整基牙固位形　基牙倒凹区的形态对固位力影响很大，在选择基牙时，应选用那些倒凹坡度较大，具有适当倒凹深度的牙齿。基牙的倒凹深度过小或过大，都不利于义齿的固位。因此，可以通过磨改基牙和调节就位道使之达到要求。一般倒凹的深度应小于1mm，倒凹的坡度应大于20°。

（3）调整基牙间的分散程度　基牙越分散，各固位体间相互制约作用越强。合理选择基牙和分散程度，达到增大固位作用的目的。

（4）调整就位道　改变就位道的方向，可改变基牙倒凹区的位置及倒凹的深度和坡度，改变制锁角度，可达到改变固位力的目的。

（5）调节卡环臂进入基牙倒凹的深度和部位　卡环臂位于基牙倒凹区的深度和部位不同，可获得不同的固位力。

（6）尽量利用制锁作用来增强固位效果。

（7）充分利用吸附力和大气压力协同固位。

（二）稳定

可摘局部义齿的稳定是指义齿在行使功能时，能保持无翘起，不下沉，无摆动，无旋转的现象。义齿的这种稳定现象与义齿良好的固位有着密切的关系。良好的稳定作用有利于义齿的固位，但固位良好的可摘局部义齿不一定稳定作用也良好。义齿的稳定性既有利于咀嚼功能的充分发挥，又能防止基牙及其支持组织的损伤。

1. 可摘局部义齿不稳定的因素　一种是义齿因无支持而均匀下沉性不稳定，对基牙和支持组织的影响相对较小；另一种是义齿在牙弓上有支点或转动轴而产生的转动性不稳定。转动性不稳定形成的原因主要有两点：一是义齿的某部分在天然牙和支持组织上形成支点；二是游离端义齿。转动性不稳定产生的杠杆作用，可使基牙和基托下组织不均匀受压，使基牙和支持组织遭受损伤。

2. 临床表现

（1）下沉　常见于黏膜支持式义齿或混合性支持的可摘局部义齿因无支持或支持力较弱，殆力大于支持力时，即产生下沉现象。

（2）翘起　常见于游离端的义齿，由食物的黏着力或上颌游离端义齿的重力作用所致。

（3）摆动　常出现在游离端义齿受到侧向殆力作用而造成的颊、舌向摆动。

（4）旋转　常发生在纵行支承线的单侧义齿。

3. 不稳定因素的处理方法

（1）移动性不稳定　①增加或使用对抗平衡的固位体，以对抗义齿沿支点线旋转。②增加平衡距：在支点的远端或对侧基牙上设置固位体，以延长平衡距，使平衡距大于游离距，加大对抗游离端不稳定的抗力作用。③消除支点：由于殆支托或卡环在基牙上形成支点，或是基托在其支持组织上形成支点而造成义齿的转动性不稳定，所以应消除支点。

（2）翘起　在远离支点的平衡端设置间接固位体或延长基托，也可利用基牙远中邻面的制锁作用。

（3）摆动　常出现在单侧游离端义齿或下颌双侧游离端义齿。可在支点对侧的天然牙上增设直接固位体和间接固位体，加大基托面积，减小牙尖斜度，调整咬合等以克服义齿的摆动。

（4）旋转 可减小人工牙颊舌径以减小殆力；加宽殆支托，利用基牙与基托邻面制锁作用；设置间接固位体；增加平衡距。

（5）下沉 义齿下沉常见于游离端或无殆支托作用的黏膜支持式义齿。对抗下沉的措施：增加平衡基牙，加大平衡距时缩短游离距，增加间接固位体，减小游离端人工牙殆力等以对抗游离端基托下沉。

三、可摘局部义齿的设计原则

为了能使可摘局部义齿既能修复牙列缺损、改善面容形态、恢复咀嚼功能，又能维护口腔组织的健康、保存更多的天然牙，在设计可摘局部义齿时就必须要遵循一定的原则。

（一）生物学原则

可摘局部义齿是替代天然牙及其邻近组织形态和功能的，因此应具有以下生物学原则。

1. 修复体的材料应对人体无毒无害。

2. 适当恢复殆力，防止基牙受力过大，保护牙周及其支持组织。

3. 尽可能设计铸造支架式可摘局部义齿，尽量少磨牙体组织，义齿的各部分应与口腔组织密合，减少食物嵌塞对口腔组织的危害，预防龋病及牙周病的发生。

4. 义齿的形态、范围等不应妨碍口腔组织、器官的正常功能性活动。

5. 患者容易适应。

（二）固位原则

可摘局部义齿固位的设计包括基牙选择、就位道确定及固位体的设计。

1. 基牙选择 基牙是为可摘局部义齿提供固位、支持和稳定作用的重要部位。在选择基牙时，应根据生物学原则，依据基牙的自身条件与固位稳定的要求进行。

（1）尽量选择健康牙 健康牙牙冠形态良好、结构发育正常，牙周膜面积大，有利于可摘局部义齿的固位、支持和稳定。在选择时前牙一般不选作基牙，尽可能选后牙为基牙，除非后牙固位和支持不够时，可选尖牙为基牙，但应考虑美观问题。

（2）患牙经治疗后选作基牙 在缺牙多、余留牙健康条件差的情况下，对有牙体、牙髓病但可保留的牙须经牙体、牙髓治疗后才可选用。轻度牙周病经治疗、炎症得到控制的天然牙可选作基牙。支持力不足的牙，如松动Ⅱ度或牙槽骨吸收Ⅱ度的牙不宜单独选作基牙，应用联冠、牙周夹板或采用连续卡环等形式进行固定后再选作基牙。

（3）选择固位形好的牙选作基牙 基牙应具有适宜的固位形态，其倒凹深度不超过1mm，坡度应大于20°；锥形牙、过小牙等牙冠固位形态差的牙一般不宜选作基牙。

（4）基牙数目的确定 一般情况下，以2～4个基牙较为适宜，若基牙条件不好，缺牙较多需增加基牙数目时，应充分考虑共同就位道和义齿的摘戴问题。

（5）基牙位置的选择 应首选缺隙区邻近的天然牙和缺隙区两端的天然牙为基牙，若需选择多个基牙时，彼此越分散越好，使义齿固位体在基牙上呈面支承状态。在确定基牙位置时，还应考虑患者的美观要求，有利于舒适和摘戴义齿。

2. 就位道确定 由于不同患者缺牙区间隙及基牙的位置、形态、倾斜程度、倒凹及固位体数目等各异，为了保证义齿的固位、稳定和摘戴便利，在设计就位道时，应根据以下原则和方法选择。

（1）有利于患者自行取戴。

（2）义齿固位和稳定需要。

（3）所选就位道不能使义齿各部分与邻牙间出现间隙，以免影响义齿的稳定和美观，造成食物嵌塞和固位力的下降。

（4）在口腔预备时，可根据就位道设计的需要，对基牙外形作适当的修整。较复杂病情可先取研究模，经模型观测仪确定设计后再行基牙决定。

3. 固位体的设计原则

（1）不能因设计固位体而损伤基牙，尽可能利用天然牙间隙。

（2）固位体的数目、分布与基牙的位置、数目的选择原则上相同。

（3）按导线设计卡环，也可根据义齿固位和稳定的需要适当调整导线和卡环的类型。

（4）卡环的各部分应位于基牙的正确位置，卡环臂进入基牙倒凹的深度应合适，卡环臂应与基牙表面密合，不应对基牙产生侧压力和静压力。

（5）缺牙多、余留牙健康情况差、基牙固位形不好的情况下，应考虑增加固位体数目。

（6）应兼顾美观、舒适及义齿的取戴方便。

（三）稳定原则

1. 加大平衡距，减小游离距和游离端义齿的𬌗力，防止义齿在功能状态下有不稳定现象的发生。

2. 增设间接固位体辅助固位，对抗游离端义齿各种不稳定因素。

3. 硬区缓冲、消除支点，补偿黏膜间可让性差异，使义齿受力后能均匀下沉。

4. 针对只余留个别基牙且支持力较差者，将混合支持改为单一的黏膜支持形式，在基牙上不设置𬌗支托，防止以𬌗支托的支点为转动轴心，使义齿发生转动性不稳定。

（四）连接体的设计原则

将义齿的各组成部分连接成一个整体，有利于义齿的固位、稳定，并将𬌗力传递、分布于基牙和相邻的支持组织，使义齿所受的𬌗力能合理分布。通过连接体还可增强义齿的强度，减小基托的面积，有利于发音功能和减少患者不适感。连接体的设计原则如下。

1. 有一定强度，在功能状态下不变形、不断裂，能承担𬌗力及传递𬌗力。

2. 不影响周围组织的功能性活动。

3. 根据不同的设置位置、受力情况和设计范围确定连接体的大小、外形及厚度。

4. 不能进入软组织倒凹区，以免影响义齿就位及压伤软组织。

5. 尽量减少患者戴入后的异物感。

（五）美学原则

设计和制作可摘局部义齿还应遵循美学原则，如个性美、自然美、形态美、艺术美等。

四、可摘局部义齿的分类设计

由于牙列缺损的分类方法较多，设计方法也各有不同，在此仅以 Kennedy 分类法为例，讨论其各类牙列缺损的具体设计。

（一）第一类牙列缺损

1. 缺损特点　牙弓两侧后部牙缺失，远中无天然牙存在。

2. 支持形式　根据游离端缺失牙的多少和余留牙的健康情况，可设计为黏膜支持或混合性支持。

3. 设计要点

（1）双侧游离端个别后牙（1～2颗牙）缺失的设计

1）基牙选择：常规选择2个基牙，做单侧设计。若基牙牙周情况差，则需做连接双侧的整体设计，以增加稳定性。

2）固位体设置：在邻缺隙基牙上设置三臂卡环，远缺隙基牙设置间隙卡环（利用尖牙与第一前磨牙之间的自然间隙可少磨牙体组织）。

3）支持形式：以牙支持为主的混合性支持。

4）设计要求：加大平衡距，减小人工牙𬌗力，第三磨牙不作恢复。

（2）双侧游离端缺失较多

1）基牙选择：通常为4个基牙，两端相连成整体。

2）固位体设置：邻缺隙基牙设置三臂卡环，远缺隙基牙设置间隙卡环，若缺牙较多或基牙条件不良时，可在前面的天然牙腭（舌）侧设置间接固位体。

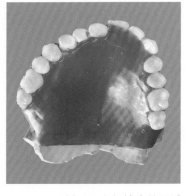

图6-23 双侧后牙全部缺失的设计

3）支持形式：以黏膜支持为主的混合性支持。

4）设计要求：减数或减径以减小人工牙𬌗力，尽量增大平衡力，增设前牙间接固位体，对抗游离端义齿功能状态下的下沉、摆动和翘动等不稳定现象的发生。

（3）双侧后牙全部缺失，余留前牙条件较差

1）支持形式：因全部后牙都缺失，应进行整体基托设计，选择完全黏膜支持式，前余留牙可设置间接固位体以辅助固位和稳定。

2）设计要求：尽可能扩展基托面积，基托与口腔黏膜密合以获得良好的吸附力和大气压力，制取功能性印模，以减缓牙槽嵴的吸收，减小人工牙牙尖斜度、减小颊舌径，求取平衡，避免𬌗创伤（图6-23）。

（二）第二类牙列缺损

1. 缺损特点　牙弓一侧后部牙缺失，远中无天然牙存在。

2. 支持形式　根据缺牙多少和余留牙健康情况，可设计为黏膜支持或混合性支持，可单侧设计也可与对侧相连或进行基托式整体设计。

3. 设计要点

（1）单侧个别后牙游离端缺失，余留天然牙健康

1）基牙选择：选择2个基牙，作单侧设计。

2）固位体设置：邻缺隙基牙设置三臂卡环，远缺隙基牙的近中设置间隙卡环。

3）支持形式：以牙支持为主的混合性支持。

4）设计要求：加大平衡力，近中固位体尽可能远离缺牙区，减小人工牙𬌗力，不恢复第三磨牙，基托尽量小。

（2）一侧后牙多数缺失，余留牙健康

1）基牙选择：可选择3～4个基牙，以对侧基牙为主要固位和稳定基础（图6-24）。

2）固位体设计：在缺牙侧尖牙唇侧设置固位臂，舌侧设置尖牙支托，对侧设置2～3个直接固位体，前牙区舌侧可设置间接固位体，如切支托、舌隆突间连续卡环等。

3）支持形式：混合性支持。应尽量减轻基牙固位臂对基牙产生的功能性侧压力。两侧可用大连接体或基托相连。

4）设计要求：尽量减小人工牙𬌗力，广泛分散𬌗力，固位体

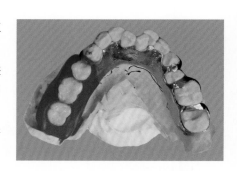

图6-24 一侧后牙多数缺失的设计

尽量分散，制取功能性印模，适当扩展基托范围，保持基托与黏膜的均匀受力，增加间接固位体，对抗摆动和翘动。

（3）一侧牙全部缺失，余留牙均在对侧

1）基牙选择：应尽量利用对侧健康牙作为基牙，若对侧牙弓也有缺牙时，应尽量利用所有余留牙为基牙，若颌弓上仅余留个别牙，可不设置卡环而设计成全基托黏膜支持式义齿。

2）固位体设计：对侧余留牙较多时，可在基牙上设置间隙卡环；若仅余留个别基牙时，可设置无𬌗支托的圈形卡环或不设置任何卡环。

3）支持形式：以黏膜支持为主的混合性支持。

4）设计要求：尽量利用所有余留牙作为基牙，减小人工牙颊舌径并适当减数，适当恢复咀嚼功能，扩展基托范围，保持基托下黏膜组织均匀受压，防止对侧基牙因颊侧固位臂侧压力过大而造成支持组织损伤。

（三）第三类牙列缺损

1. 缺损特点　牙弓一侧牙缺失，且缺隙两端均有天然牙存在。

2. 支持形式　主要为牙支持式。缺牙少时可设计成牙支持式。牙支持式者为单侧设计，与对侧不发生关系。缺牙多时，固位体可向对侧设计，设计以牙支持为主的混合性支持。

3. 设计要点

（1）个别后牙缺失

1）基牙选择：常规选择缺牙区前后各1个基牙，若邻缺隙基牙条件较差时，可适当增加1个基牙，选择3个基牙。

2）固位体设置：2个基牙时，缺隙前后基牙上设置三臂卡环；若为3个基牙时，则在远缺牙区的基牙上设置间隙卡环。

3）设计要求：按牙支持式设计，达到良好的固位、支持和稳定效果，尽量减小基托面积，缺牙间隙小或龈𬌗距离过低者，可设计铸造卡环支架或金属𬌗面牙。

（2）多数后牙缺失

1）基牙选择：一般情况下可选择3个基牙，即缺隙区2个基牙，对侧1个基牙；若缺牙多，对侧牙弓也有个别牙缺失者，可选择4个基牙；固位体分布为面支承型（图6-25）。

2）固位体设置：可在邻缺隙近远中基牙上设置固位、支持和稳定效果均好的固位体，如三臂卡环；在对侧牙弓的前磨牙区设置间隙卡环；若对侧牙弓的后牙区也有缺牙时，则在两端缺牙区前后的邻缺隙基牙上设置卡环，以三臂卡环为首选类型，其次是间隙卡环。

3）支持形式：可设计成以牙支持为主的混合性支持或完全牙支持式。

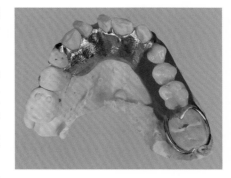

图6-25　多数后牙缺失的设计

4）设计要求：尽量利用邻近缺隙区天然牙为基牙，设置具有良好固位、支持和稳定作用的卡环，多采用整铸支架式连接，尽可能减小腭部异物感，固位体采用面支承型分布。

（四）第四类牙列缺损

1. 缺损特点　牙弓前部牙连续缺失并跨过中线，天然牙在缺隙的远中。

2. 支持形式　无论缺牙数量的多少，均为混合性支持。

3. 设计要点

（1）1～2个前牙缺失

1）基牙选择：常规选择2个基牙，通常为第一前磨牙（图6-26）。

2）固位体设置：在缺牙区两端的第一前磨牙设置间隙卡环，卡环体通过尖牙和第一前磨牙之间的天然间隙，卡环固位臂位于第一前磨牙颊侧轴面倒凹区，在基牙舌侧设置对抗臂或设置高基托。

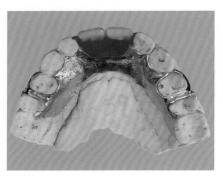

图6-26　少数前牙缺失的设计

3）设计要求：排列人工牙时应侧重美观要求，应与相邻天然牙、同名牙协调一致，中线对齐，唇侧可不设置基托。因美观需要，也可不在前磨牙设置卡环，而利用基托与天然牙腭、舌侧外展隙斜面间制锁作用固位。亦可用弹性基托材料制作隐形义齿，其体积小、美观。

（2）多数前牙缺失

1）基牙选择：根据缺失牙数目及位置可确定3～4个基牙。

2）固位体设置：中线两侧缺牙数对称者，可在两侧各设两个间隙卡环位于第一前磨牙和第二前磨牙的颊侧轴面倒凹区，舌侧设置对抗臂或高基托。若中线两侧缺牙数不等，可在缺牙多的一侧设置两个间隙卡环，缺牙少的一侧设置一个间隙卡环。

3）设计要求：中线两侧缺牙数相等时，两端固位体也应相等，排列人工牙时应侧重美观要求，唇侧牙槽嵴丰满者可不设置基托，应防止义齿发生唇舌向翘起。

（3）全部前牙缺失

1）基牙选择：由于全部前牙缺失，义齿受力较大，在功能状态时易产生前后翘动，在设计基牙时，应尽量分散，基牙之间的距离应适当拉开，不可集中，在缺隙区两端各确定两个基牙，通常选择第一前磨牙和第一磨牙为基牙（图6-27）。

2）固位体设置：可分别在第一前磨牙和第一磨牙上设置三臂卡环和间隙卡环，采用整体铸造支架连接，固位体以面支承型分布。

3）设计要求：基牙和固位体设计应合理，应具有良好的固位、支持和稳定作用，基牙和固位体应分散，应形成面支承型可摘局部义齿；人工牙排列应依据正常颌弓形态，建立良好的覆盖、覆𬌗关系，人工牙形态和色泽应与患者面形和肤色，以及对颌牙、邻牙相协调，根据缺牙区牙槽嵴形态确定义齿唇侧是否设置基托。

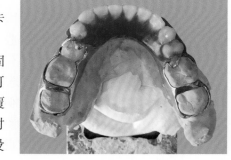

图6-27　全部前牙缺失的设计

第5节　可摘局部义齿的临床操作

一、修复前的准备

（一）口腔检查

对牙列缺损的患者进行可摘局部义齿修复前，应首先了解患者的全身健康状况，并对口腔局部情况进行详细检查，根据患者主诉和要求，结合患者的口腔条件，制订合理的治疗、修复计划。

1. 口内检查

（1）缺牙区的检查　了解缺牙的数目和部位，缺牙区的大小，缺牙的部位是前牙区还是后牙区，是分散缺牙还是连续缺牙；是游离端缺牙还是非游离端缺牙；缺牙区伤口愈合情况，剩余牙槽嵴高低、形态和丰满度，牙槽嵴有无骨尖、骨嵴、倒凹，有无压痛等；此外还应检查软组织的形态、色泽、弹性、厚度等，以及设计中的义齿边缘与软组织的关系等。

（2）余留牙的检查　了解余留牙的数目、部位、形态、颜色有无异常，有无滞留乳牙、额外牙、畸形牙、阻生牙等，这些非正常牙若对修复有利，应尽量保留。对拟作基牙者检查有无牙体、牙髓和牙周病变，根据病变程度及X线检查情况进行相应治疗和处置，尽量保留通过治疗后有利于可摘局部义齿修复的基牙。检查过程中充分考虑余留牙咬合及𬌗关系是否正常，有无开𬌗、深覆𬌗、深覆盖、反𬌗、对刃𬌗，余留牙是否有早接触和𬌗创伤；余留牙排列是否正常，有无伸长、低𬌗、倾斜、扭转、拥挤、稀疏、错位等现象。同时要注意颌位关系情况，有无不能维持垂直距离和正中关系的现象。

🔗 **链 接**　正常的咬合关系标志

正常的咬合关系标志应该是上、下颌牙列在正中咬合时，呈广泛、均匀、密切的𬌗接触，并呈上、下牙间窝相对的交错𬌗关系。此时，上、下中切牙近中接触区与面中线对齐，两侧上颌尖牙的牙尖顶正对两侧下颌尖牙的远唇斜面，两侧上颌第一磨牙的颊侧近中尖，正对两侧下颌第一磨牙近中颊面沟，两侧上颌第一磨牙的近中舌侧尖，正对两侧下颌第一磨牙的𬌗面中央窝。

2. 原有修复体的检查　患者要求对原有修复体重新制作时，应对原修复体的组织密合情况、咬合关系、形态、固位、稳定、结构及外形等情况进行检查，并征求患者的意见，做出合理的修复方案。

3. 颌面部及颞颌关节检查　面部的肤色，两侧对称比例，有无缺损畸形，颞下颌关节有无运动障碍、弹响等。

（二）修复前口腔处理

在对患者口腔及相应组织进行检查之后，根据患者要求及检查结果的综合分析，制订科学合理的治疗、修复计划。在对牙体进行预备之前，应对口腔进行修复前的处理，为可摘局部义齿修复创造必要和有利的条件。

1. 余留牙的准备

（1）余留牙中额外牙、严重错位牙、畸形牙、极度松动牙、牙体严重损坏无法恢复者，以及其他对修复不利的牙均应拔除。

（2）有保留价值的残冠、残根及形态异常的牙进行牙髓治疗后，可做桩核冠或全冠，或做覆盖基牙以利于义齿的支持、固位和稳定。

（3）由不良修复体、创伤𬌗、急性牙周炎等引起的牙松动，在消除病因后，牙齿会逐渐稳固。对于牙龈萎缩达根长1/2以上、牙齿松动达Ⅱ度以上的牙齿保留应慎重。

（4）有保留价值的余留牙若有牙体、牙髓和牙周病者应先进行治疗。清除牙结石，控制菌斑，行牙体、牙髓治疗。不宜做充填者，可做嵌体或全冠修复，然后行可摘局部义齿修复。

（5）若因缺失牙久未修复而发生倾斜、错位、邻间隙增大、咬合关系紊乱等咬合关系异常，应先行正畸治疗。对过度伸长牙可以采用去髓并切冠部的方法，再行全冠修复，恢复正常牙冠高度。应调磨过高、过锐的牙尖和高低不平的边缘嵴，以改善𬌗平面，消除𬌗干扰，避免早接触。

（6）拆除口内不良修复体，并根据牙和口腔软组织情况进行适当处理。

2. 缺牙间隙准备

（1）缺牙区内无保留价值的残根、骨尖、游离骨片等，应手术去除。

（2）缺牙间隙区两侧的牙向缺隙倾斜移位者，减小倒凹以利于就位和避免人工牙和天然牙之间出现间隙而造成食物嵌塞和影响外观。

（3）系带附着接近牙槽嵴顶，影响基托伸展和排牙者，应手术矫正。

3. 颌骨准备　对于过分突出的骨尖、骨隆突等应手术修整，以防止义齿戴入后出现疼痛和影响摘戴。

4. 软组织的处理　有口腔黏膜病者应经彻底治疗后再行修复；因系带附着过高而影响义齿固位者，应行系带修整术；因牙槽嵴过度吸收，使唇颊沟变浅而影响义齿固位者，应行唇、颊沟加深术以相应增加牙槽嵴的高度。

🔗 **链接**　牙槽骨修整术

牙槽骨修整术用于治疗妨碍义齿修复的牙槽骨畸形，经手术后可使义齿顺利就位，并能均匀地承托咬合压力，良好行使功能。施行牙槽骨修整术最适宜的时间是在拔牙后 2～3 个月，因此时拔牙创口已基本愈合，牙槽骨吸收及修复已逐渐减缓或趋于稳定。

（三）基牙预备

1. 基牙和余留牙的形态及咬合关系的调整

（1）消除和调整基牙轴面过大的倒凹，以维持适当的倒凹深度和坡度。

（2）消除过高牙尖和过锐的𬌗边缘嵴。

（3）调整过分伸长的对颌牙和影响𬌗关系的余留牙。

（4）消除咬合高点，调整咬合关系，合理分布𬌗力。

2. 支托凹的预备　在基牙上预备支托凹的目的是安放𬌗支托，应按设计要求在相应部位进行必要的牙体磨除，以使𬌗支托就位后不妨碍咬合，与牙体保持密合，与𬌗边缘嵴的外形相协调。义齿在预备时应遵循以下原则。

（1）支托凹最好预备在近缺隙两侧基牙的近、远中𬌗边缘嵴处。

（2）若因咬合过紧或牙本质敏感而不易预备时，可改为颊、舌面沟支托。

（3）𬌗支托凹的深度一般为1～1.5mm，𬌗边缘嵴处应圆钝，以保证𬌗支托在此部位的强度，应尽量少磨牙体组织。

（4）𬌗支托长度应呈三角形，由𬌗边缘嵴向𬌗中央逐渐变窄变浅。支托凹的边缘应圆钝，长度为磨牙近、远中径1/4～1/3，前磨牙近、远中径1/3～1/2。支托凹底应与基牙长轴的垂线呈20°，以有利于𬌗力沿基牙长轴传导，减少对基牙的损伤。

（5）支托凹的预备方法为用刀状石或轮状石按支托设计外形和深度磨切，并修磨圆钝。也可采用高速金刚砂针预备。前牙的舌支托凹预备在舌隆突上，切支托预备在切角或切缘上。

3. 隙卡沟的预备　隙卡沟是通过基牙与相邻牙𬌗外展隙的沟状间隙，以保证隙卡通过𬌗外展隙时不妨碍咬合，并具有辅助支持𬌗力的作用。因此预备隙卡沟时应遵循以下原则（图6-28）。

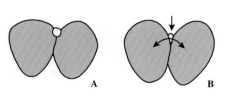

图6-28　预备隙卡沟
A. 正确（沟底圆钝）；B. 不正确（沟底为楔形）

（1）尽量利用天然牙间隙，少磨牙体组织，必要时可磨对颌牙尖以获得足够间隙。

（2）隙卡沟的宽度和深度依据隙卡的直径而定，一般为0.9～1.0mm，深度不应破坏邻接点，以免造成食物嵌塞。隙卡沟在颊、舌外展隙处应圆钝，以免隙卡在相接处折断。

（3）隙卡沟的制备方法为用刀状砂石或金刚砂车针沿相邻两牙的𬌗外展隙调磨，沟底应光滑圆钝。调磨中应注意保护两邻牙的邻接点。

二、制取印模和灌注模型

印模是利用印模材料取得的反映口腔组织形态的阴模。模型则是从阴模中翻制出的口腔组织形态的阳模，即是口腔组织的复制品。可摘局部义齿即在该模型上进行制作。

（一）选择托盘

托盘为承托印模材料的工具。用于牙列缺损的托盘多为成品托盘，其底为一平面，边缘伸展较长而深。托盘也有许多小孔或边缘有转边，以利于印模材料固位，不至于在制取印模时，印模材料与托盘分离。成品托盘大小不一，供不同大小的口腔选用。

托盘的选择尽量与牙弓一致，其边缘与牙弓内外侧有3～4mm间隙，边缘不能超过黏膜皱襞，不妨碍唇、颊、舌的活动及唇、颊、舌系带的活动。若为后牙缺失或远中游离缺失，则上颌托盘后缘应盖过上颌结节和颤动线，下颌托盘后缘应盖过最后一个磨牙或磨牙后垫区。若成品托盘不合适，可用技工钳调改，或用蜡、印模膏加添不足处。

若缺失个别后牙，缺隙近中、远中余留牙咬合关系正常时，可选用部分牙列托盘。

（二）选择印模材料

目前，临床普遍使用海藻酸盐弹性印模材料，有粉剂和糊剂两种剂型。粉剂与水调和，糊剂与胶联剂调和，两者均为临床常用。其优点是具有弹性，能从倒凹中取出而不变形，操作方便。缺点是体积不够稳定，失水收缩，吸水膨胀，故从口内取出印模后，应及时灌注模型。对精确度要求高的修复也可以选择硅橡胶印模材料。

（三）取印模

1. 调整椅位　使患者舒适地坐在手术椅上，取上颌印模时，头部直立或微仰，托盘放入口内后，头应前倾。取下颌模型时，使患者下颌𬌗平面与地面平行。

2. 非游离端牙列缺损印模的制取　将调拌好的海藻酸盐弹性印模材料置入已选好的托盘内，以旋转方式将托盘放入口内并就位，在印模材料未凝固前，需保持托盘稳定不动，同时做好肌功能修整。

肌功能修整是模仿组织的正常生理活动使印模边缘达到适度伸展，其伸展度既能达到黏膜皱襞区，又不妨碍肌肉的功能活动。具体修整方法有主动肌功能修整和被动肌功能修整两种。前者为在取印模过程中，嘱患者自行做唇、颊、舌的活动，如大张口以修整颊侧基托伸展的边缘，闭口并收缩唇肌以修整上、下唇侧，伸舌向前并左右活动以修整舌侧基托伸展的边缘。被动肌功能修整是医生用手牵拉唇颊肌活动达到边缘修整的目的，即上颌颊部向前下方牵拉，唇部向下内方活动，下颌颊部向前上方活动，唇部向上内活动，舌侧则嘱患者做主动肌功能修整。两种方法均为临床常用。

采用此种方法所取的印模，是在承托义齿的软硬组织处于静止状态下，用稠度小的弹性印模材料，在无压力情况下取得的，故又称解剖式印模。适用于Kennedy第三、四类牙列缺损的患者。

3. 游离端牙列缺损的印模制取　混合支持式的Kennedy第一、二类可摘局部义齿均为此种方法制取印模。因该类义齿在行使功能时，远中鞍基下沉较近中基牙多，为此有必要在该区取压力印模以补偿远端鞍基下沉，减小基牙所受的扭力。具体方法如下：按前述方法选择托盘，用印模膏和氧化锌丁香油糊剂印模材料取得缺牙区咬合时的印模，此时缺牙区的软组织承受了咬合压力，所取得印模下面的黏膜组织即有一定程度的下沉。修去托盘边缘和伸展到余留牙上的多余印模材料，印模留在口内原位不动。另选一个成品托盘，盛弹性印模材料制取整个牙弓及相关组织的印模，同时做肌功能修整。弹性材料凝固后，从口内取出有缺失区咬合印模的整体印模，此印模的游离鞍基区是在𬌗力下取得的，称功能性印模，而余留牙区则是解剖式印模。目前临床上常将此方法简化，也可获得良好的效果。即选一个合适托盘，在游离缺失区放软化的印模膏，置入口内后做该区的肌功能修整，在印模膏未凝固前，将托盘从口内取出，修去伸展到余留牙上及多余的印模膏。由冷水冲洗使其凝固，再放入口内检查托盘能否无阻碍地顺利就位，有阻碍处则用刀去除，直至合适为止。调拌弹性印模材料，盛入托盘内取全牙弓印模，并且做肌功能修整，此时游离区的印模是在硬的印模膏压力下取得的功能性印模，而余留牙区则是解剖式印模。此方法简便易行。

任何印模从口内取出后，都应对照口内情况进行检查。要求印迹清晰，周边伸展适度，印模与托盘间无分离现象。

（四）灌注模型

在流水下冲洗印模，去除其上的唾液，然后轻轻甩干，按5：3的石膏与水之比调拌石膏至均匀，然后用调拌刀取少量石膏置于印模高处，边振动边加石膏，使之顺高处向下流入印模各处直至灌满，同时排出气泡。若是多数牙缺失或游离缺失，则应将多余石膏堆放在玻璃板上，再将已用石膏灌满的印模翻转倒置在石膏堆上，用手轻压，使托盘底与玻璃板平行，去除周围多余石膏，使其整齐光滑，静置半小时。若牙弓内有孤立牙，应采用适当措施以增强石膏牙的坚固性，避免在分离模型时折断。

在某些情况下，为了便于操作，需要工作模型或对颌模型更坚固，如制作前牙区的金属基托、升高咬合的金属𬌗面，一侧牙缺失，对颌天然牙在排列人工牙时需要对颌模坚硬，以免磨损牙尖而影响咬合的准确性等，可用硬石膏灌注印模的牙冠部分，印模的其余部分用普通石膏灌注。此种模型既保证了模型的坚固度、准确性，又便于在义齿制作完成开盒时去除义齿上的模型石膏，同时也节约材料。

（五）分离模型

1. 解剖式印模的分离　用刀除去托盘周围的印模材料和石膏，以及从托盘固位孔中溢出的印模材料后，轻轻敲击托盘柄，使模型与印模材料分离，然后从阻力小的方向取出模型。

2. 功能性印模的分离　同法去除托盘周围的印模材料和石膏，再将托盘及其内的模型整体置于约70℃的热水中，使印模膏充分软化后，按上述方法取出模型。

三、确定颌位关系和上𬌗架

临床上根据患者缺牙数量和位置的不同，常采用不同的方法确定颌位关系，并以此决定是否需要上𬌗架。这些确定颌位关系的方法、难易程度和操作步骤相差较大，但为了义齿与天然牙列的颌位协调和咬合关系的正确与平衡，就必须在模型𬌗架上准确地反映出上、下颌牙之间的𬌗关系标志。正确的颌位关系反映在上、下颌牙列的咬合关系亦称为正中咬合关系，而正确的咬合关系必须建立在正中颌位关系的基础上，只有在正中颌位状态下建立的咬合关系才是正确的。

（一）确定正中咬合关系的方法

1. 在模型上利用余留牙确定上、下颌牙的𬌗关系

（1）适应证　上、下颌个别后牙缺失或全口虽有较多牙（前牙）缺失，但余留牙咬合关系正确并能准确对位者。

（2）方法　待模型与印模分离后（普通石膏灌注后1小时、超硬石膏灌注后6小时），用雕刻刀修去模型上多余石膏，将上、下颌牙列按咬合关系标志准确对位，用有色铅笔通过上、下颌模型画3～4条平行线以便对位。一般不需上𬌗架。

2. 用蜡殆记录确定上、下颌位的殆关系

（1）适应证　缺牙数目较多，不易准确确定殆关系者，以及缺牙虽不多，但上、下颌余留牙磨耗严重致咬合关系不稳定者。

（2）方法　修整模型后，将蜡片烤软折叠成两层宽约10mm的蜡条，置于患者口内上、下颌余留牙列（后牙列）之间，嘱患者做正中咬合至上、下颌牙列殆面完全均匀接触，待蜡条冷却变硬后复位于模型上以确定殆关系，及时上殆架。

3. 用殆堤记录上、下颌关系

（1）适应证　缺牙多或双侧后牙游离缺失，上、下颌都有牙缺失或单颌后牙全部缺失，余留牙不能维持垂直关系或垂直距离变短者。

（2）方法　在模型上制作基托和殆堤，烤软后放入患者口内缺牙区（蜡殆堤宽8～10mm，厚6～8mm），嘱患者在牙尖交错位状态下咬合至正确垂直高度，确定牙尖交错殆关系，待蜡冷却后取出并复位于模型上，依据殆堤的咬合印记，对准上、下颌模型以记录正确的正中关系位和合适的垂直高度。

（二）转移颌位关系（上殆架）

1. 简单殆架　适用于缺牙较少或前牙缺失者。

2. 可调式殆架　适用于缺牙较多或复杂缺牙者，或用殆堤记录颌位关系的情况。

3. 方法

（1）在上、下颌模型底部形成固位沟槽，以利于石膏与模型固位。

（2）用橡皮筋将上、下颌模型及颌记录固定在一起，置于冷水中浸泡10分钟左右，以免模型因干燥而吸水使固定不牢。

（3）将殆架置于玻璃板上，调拌好石膏放于殆架的下颌体处，将已浸水的模型放在下颌体石膏上，调整模型位置，使殆平面居于上、下颌体1/2处并与下颌体平面平行，模型中线与殆架中线一致，然后用石膏将模型与上、下颌体固定牢固。

第6节　可摘局部义齿的制作

一、模型设计

模型设计是指在制作可摘局部义齿支架和蜡型之前，对工作模型上的基牙、余留牙，以及邻近组织的外形、倾斜度和倒凹大小等进行观测分析，并制订出设计方案。

（一）观测模型

观测模型是使用观测仪对模型进行测量分析，并确定出基牙及黏膜组织的倒凹情况。目的是确定义齿的就位道，画出基牙的观测线，以便在模型上设计卡环、大连接体、小连接体的位置，以及基托的伸展范围等。

（二）确定可摘局部义齿的共同就位道

可摘局部义齿的戴入和取出必须顺着一定的方向和角度，其戴入时的方向称为就位道，取出时的方向称为脱位道或摘取道，就位与摘取的方向相反，但角度一致。由于可摘局部义齿含有两个或两个以上的基牙，各个基牙上的卡环必须在同一方向才能戴入或取出，这种各基牙间保持的相同方向和相同角度被称为共同就位道。但由于各基牙的位置、形态、倾斜度、倒凹大小，缺牙部位及相邻组织倒凹的大小等都不相同，所以必须采用观测仪确定基牙和组织的倒凹大小，并在基牙上划出观测线，以确定义齿各部分的共同就位道。

1. 确定义齿就位道的方法　通常有平均倒凹法和调整倒凹法两种。

（1）平均倒凹法：也称垂直戴入法。将模型放置于模型观测仪的平台上，调整模型方向，使模型上各部分倒凹平均分配，缺牙区两端基牙的倒凹大致相等，在此基础上测得的导线及设计的卡环，其共同就位道与缺牙区两端基牙长轴接近平行或与基牙长轴方向一致，义齿戴入时与殆平面呈垂直关系。

（2）调整倒凹法：也称斜向戴入法和旋转式就位法。由于缺隙两端基牙均向一端倾斜，采用调整列凹法将两端基牙的倒凹适当地集中向一侧，使两端基牙长轴呈斜向彼此平行，义齿从斜向或以某些牙为轴心呈旋转式就位。

2. 可摘局部义齿就位方向与模型倾斜的关系　义齿就位道与模型在观测台上倾斜方向的关系一般有以下几种：模型向后倾斜时，共同就位道由前向后；模型向前倾斜时，共同就位道由后向前；模型向左倾斜时，共同就位道由右向左；模型向右倾斜时，共同就位道由左向右；模型平放时，共同就位道与地面垂直。

3. 就位道设计举例

（1）若前牙缺失，牙槽嵴丰满，唇侧有较大的倒凹时，应将模型向后倾斜，以减少牙槽嵴的唇侧倒凹。义齿则由前向后斜向就位，使余留前牙与人工牙之间的间隙减小，有利于美观。若唇侧组织倒凹不大，不影响义齿就位。模型的倾斜取决于基牙及余留牙倒凹区的大小，一般是将模型向前倾斜，使倒凹集中在基牙的近中侧，固位较好，义齿由后向前倾斜就位。

（2）若后牙缺失，缺隙前后都有基牙时，应根据基牙健康程度来决定模型向前或向后倾斜。如缺隙后端基牙牙体和牙周情况良好，则模型向后倾斜，将固位、稳定和支持作用好的Ⅰ型卡环放在缺隙后端的基牙上，义齿就位道是由前向后。若缺隙后端基牙健康状况不佳，应将模型向前倾斜，义齿就位道由后向前。如缺隙前后基牙倒凹不大，可采用平均倒凹法，使义齿与基牙之间尽量减小缝隙。

（3）若后牙为游离缺失，无论单侧或双侧游离，均可将模型向后倾斜，增加基牙的远中倒凹，利用Ⅱ型卡环或T型卡环固位，以减轻基牙负担，并防止基托翘动。义齿就位道方向为由前向后。

（4）若前后牙均有缺失，将模型向后倾斜，使前牙倒凹减小，天然牙与人工牙间的缝隙减小，义齿就位道是由前向后。如前牙倒凹较小，则将模型平放，义齿就位道方向与殆力方向一致。如果前后牙都有缺失，但前牙全部缺失，应根据倒凹情况和基牙在牙列上的位置而定。一般是模型向易脱位的一方倾斜，如后部基托容易脱位，则将模型向后倾斜，利用Ⅱ型卡环固位。

（5）若牙列一侧牙缺失，而另一侧余留牙舌侧倒凹过大，则将模型向有牙侧倾斜，以减小过大的舌侧倒凹，义齿则从缺牙侧向有牙侧就位。

（三）确定设计

根据上述就位道确定的原则确定就位道方向，并画出基牙的观测线。选择卡环类型，确定卡环在基牙上的位置及卡环臂进入倒凹的深度。用有色笔画出卡环各部分的位置、形态、走向殆支托的位置和大小等。然后再画出大连接体、小连接体、网状支架的位置，最后再画出基托的范围。

（四）填倒凹

为了保证卡环的坚硬部分、小连接体和基托不进入倒凹区以免影响义齿的就位和取出。在制作卡环和基托之前，将模型上基牙、余留牙和黏膜的不利倒凹用人造石加以填补。

1. 填补部位

（1）近缺隙区基牙及邻牙邻面的倒凹。

（2）基托覆盖区内所有余留牙舌面的倒凹及龈缘区。

（3）妨碍义齿就位的软组织倒凹。

（4）骨尖、骨嵴、硬区及未愈合的拔牙创口等需缓冲区。

（5）义齿设计范围内小气泡造成的模型缺损处。

2. 填补目的

（1）清除妨碍义齿就位的倒凹，提高戴牙效率。

（2）清除基托对龈乳头、软硬组织突起的压迫。

3. 填补方法

（1）将模型浸湿，调人造石或硬石膏糊剂。

（2）用小调拌刀将糊剂填补入倒凹区，用小排笔沿就位道方向刷平倒凹区所填糊剂，再用小调刀精修，填倒凹多余部分。

🔗 链接　磨托法

去除不利倒凹的常用方法是填补倒凹，临床上还有一种方法称为磨托法：是在模型上用雕刻刀刻出不利倒凹范围的线条，使义齿完成后，基托组织面上形成明显突起的线条，以指示不利倒凹的所在。然后根据基托上线条的范围，将基托进入不利倒凹的部分磨去。但此种方法的精确性没有填凹法好。

二、弯制法制作支架和卡环

弯制法制作可摘局部义齿支架是目前临床上广泛采用的一种方法，在工艺质量和修复效果上虽不如整体铸造支架优良，但手工弯制的卡环臂弹性好，易制作，易调改，方法简单，价格低廉。弯制法制作支架是根据设计的要求，利用手工器械对成品不锈钢丝进行冷加工而形成各种卡环和连接杆，也可铸造和弯制联合应用。

（一）支架弯制前的准备

1. 器材准备

（1）常用器械　有卡环钳（弯丝钳）、三尖钳（三喙钳）、切断钳、日月钳（大弯钳）等，又统称为技工钳。

（2）常用材料　主要是牙用不锈钢丝及成品连接杆。目前临床常用的牙用不锈钢丝具有良好的抗腐蚀性能，对口腔组织无不良刺激，机械性能好，坚硬而富有弹性。常用不锈钢丝的规格为直径0.8mm、0.9mm、1.0mm和1.2mm。前牙用直径0.8mm、前磨牙用直径0.9mm、磨牙用直径1.0mm、𬌗支托用直径1.2mm不锈钢丝。

2. 检查模型和咬合关系　在弯制卡环之前，应仔细清除影响咬合、有碍设计和妨碍卡环安置的石膏瘤和多余石膏部分，确定咬合关系，标记卡环线的准确位置。

（二）支架弯制的原则和方法

1. 弯制原则

（1）严格按照设计要求弯制，不能磨损基牙模型。

（2）卡环臂应呈弧形，弹性部分应进入适当倒凹区，卡环体及坚硬部分应位于基牙非倒凹区，并与基牙模型贴合，以免影响就位和稳定。

（3）卡环最好一次完成弯制，避免反复钳夹弯折钢丝同一部位而使钢丝受损折断。

（4）卡环臂的尖端应圆钝，防止义齿取戴时刺伤口腔组织。

（5）卡环臂尖端不能顶靠邻牙，以免影响就位。

（6）卡环各组成部分均不能影响咬合，卡环连接体（小连接体）水平部分应离开模型0.5～1.0mm，以便能被塑料完全包埋。

（7）卡环、𬌗支托、小连接体应用焊锡连接在一起，并完全将焊接部分包埋在塑料中。

2. 弯制方法

（1）单臂卡环　只有一个弹性卡环臂，位于基牙的唇颊侧起固位作用，舌侧用高基托作对抗臂。

取一段直径0.8mm或0.9mm的钢丝，一手持钢丝，另一手握卡环钳夹持钢丝末端，两手同时向相对方向缓慢转动，使钢丝形成弧形。弧形大小与基牙卡环线吻合，经比试合适后，用有色笔在相当于卡环肩（卡环体的最高点）处做记号。用钳夹住记号处，左手示指压钢丝向下弯曲形成卡环体下降段，在与模型比试合适后，在相当于连接体水平段打折处做记号，保持连接体适当长度后，切断剩余钢丝。弯制好并与模型调合适后，用蜡固定在模型上。

在弯制卡环臂时，要求卡环臂应具有垂直方向和水平方向两个弧形，以保证卡环臂与基牙轴面的贴合。

（2）双臂卡环　常用于支持和稳定性较差的基牙，有两个卡环臂分别位于基牙的颊、舌面，颊侧为固位臂，舌侧为对抗臂。

（3）三臂卡环　是由𬌗支托、颊侧卡环臂和舌侧卡环臂所组成的。三臂卡环具有良好的支持、固位和稳定作用，常用于牙支持式可摘局部义齿的后端基牙（磨牙或前磨牙）。弯制时先弯制𬌗支托，再弯制颊、舌侧卡环臂。

1）𬌗支托的弯制：选直径1.2mm的钢丝压扁成宽约1.5mm、厚约1mm的扁条状。支托的𬌗面段与𬌗缘段应与支托窝密合，垂直段连接体部分逐渐离开基牙的邻面，下降至距牙槽嵴顶1mm处打折形成连接体的水平段。

𬌗支托的弯制方法可有两种：第一种方法是先从一端基牙𬌗面段开始，长度与𬌗支托凹长度一致，由𬌗缘处向龈方打折形成𬌗支托下降段，在距牙槽嵴约1mm处做记号，将钢丝打折弯向另一端基牙形成𬌗支托连接体的水平段。再向上打折至基牙𬌗缘处弯向𬌗面，形成另一端𬌗面段，滴蜡固定。第二种方法是先弯制𬌗支托连接体的水平段，再分别向两端基牙𬌗方打折、至𬌗缘处再打折弯向两端基牙𬌗面，形成𬌗支托𬌗面段。

在𬌗支托弯制过程中，支托𬌗面段与下降段形成的角度应大于90°，支托连接体水平段两端向上弯曲形成的角度约60°，𬌗支托连接体应离开牙体，不能进入基牙倒凹区，连接体水平段龈端距牙槽嵴应保持0.5～1.0mm的间隙。

2）颊、舌卡环臂的弯制：弯制卡环时，由于卡环位置和方向不同，弯制手法也不相同，有正手法弯制和反手法弯制两种手法。①先弯制颊侧卡环臂：根据基牙颊面壁外形按设计先弯制卡环臂，与基牙比试合适后形成卡环体上升段，在基牙𬌗缘下方卡环肩处做记号，打折弯曲形成卡环体下降段进入缺牙区，在适当位置做记号并打折弯制形成与牙槽嵴水平方向一致的连接体，并与𬌗支托连接体水平段交叉。②用同样方法弯制舌侧对抗臂，连接体在缺牙区与对侧卡环连接体在𬌗支托连接体水平段中部形成扣锁连接。③卡环体和连接体不能进入基牙倒凹区，卡环体应与基牙的非倒凹区贴合。

（4）间隙卡环　类似于单臂卡环，因其通过两邻牙的𬌗外展隙，具有一定的支持作用。

（5）圈形卡环　是三臂卡环的一种变形，常用于远中孤立、倾斜的最后磨牙上。

（三）连接杆的弯制

1. 常用工具　弯杆钳、平头钳、日月钳等。

2. 弯制法常用的连接杆　有成品的腭杆、舌杆，腭杆一般宽3.5～4.0mm，厚约1.5mm。舌杆宽

2.5～3.0mm，厚1.5～2.0mm。

3.弯制时注意事项 同一部分不能反复弯曲，以防折断。根据义齿支持形式的不同杆与黏膜的接触关系可不同。如牙支持式，杆与黏膜可轻轻接触。混合支持式，杆与黏膜应有0.5～1.0mm的间隙，在制作时可在模型的相应部分贴一层胶布。连接杆不能放在倒凹内，以免影响义齿的就位。

4.弯制方法 弯制连接杆，一般先弯中间，再到两侧，使杆的平面与口腔组织的形态相吻合。杆的两端埋入基托的部分应离开模型0.5～1.0mm，并磨薄作小沟数条，以利于与基托结合牢固。

（1）后腭杆位于上颌硬区之后，颤动线之前，止于第一、二磨牙之间。

（2）舌杆位于下颌余留前牙舌侧龈缘与舌系带和黏膜转折之间。在弯制中舌杆应用较多。

三、铸造支架的制作

整铸支架式可摘局部义齿亦称铸造法制作可摘局部义齿，是近年来临床发展较快，应用较广泛的一种较为精密的牙列缺损的修复体类型。它的优点是坚固结实、不易变形，固位和稳定效果好，体积较小、舒适美观、异物感小，恢复的功能较弯制式可摘局部义齿强。但其工艺性较强，技术条件高、操作较为复杂、对基牙的健康条件要求高、成本较高等为其不足点。

（一）取印模和灌注模型

整铸支架式可摘局部义齿的制作工艺较弯制法要求高，操作技术复杂而精密，对患者的口腔条件和基牙条件都有不同的要求，因此在印模及模型的采制方面也更加严格，具体要求、方法和步骤详见本书第3章。

（二）制作前的工作模型准备

整铸支架式可摘局部义齿的制作主要是支架的制作，而支架制作有带模铸造法和脱模铸造法两种制作工艺，带模铸造法是临床最常采用的一种方法。带模铸造是在耐火材料模型上设计并制作熔模（蜡型），熔模是铸造支架的基础，支架的一切设计要求都要在熔模上体现。模型是制作熔模的基础，因此，在制作熔模前必须按要求对原始模型（石膏模型）进行适当的处理和修整，并翻制成耐火材料模型。

1.石膏模型的准备

（1）处理及修整石膏模型

1）根据牙列缺损情况对模型进行设计，根据设计填补不利倒凹，确定共同就位道，缓冲软硬组织的突起部位。

2）在模型缺牙区的牙槽嵴顶部均匀铺垫一层厚度为0.5～1.0mm的薄蜡片，目的是预留出缺牙区牙槽嵴顶部金属网状支架下方塑料部分的空间，以利于人工牙的连接（图6-29）。

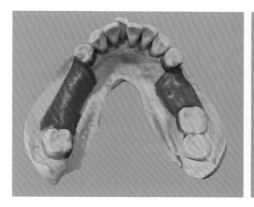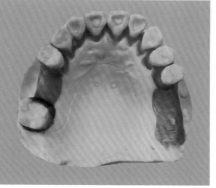

图6-29 工作模型准备

3）如果设计的是基托式支架，则应在基托设计的边缘处用雕刻刀将模型轻刮一薄层，以保证将来金属基托边缘与黏膜密合，并达到良好的边缘封闭以促进固位。

4）若为后牙游离端设计，则应在缺牙区牙槽嵴的金属网支架处设计一定位置支点，在该设计点处切除一小块约2mm见方的铺垫蜡片，以防止义齿在后期制作时移位。

5）工作模型熔模非覆盖区的倒凹要用蜡填平，唇颊侧的倒凹也应用油泥或蜡填平，以利于翻制琼脂阴模和耐火材料模型。

6）将工作模型按照琼脂模盒的形状，在模型修整机上进行打磨修整，使模型与琼脂模盒周围保持适当间隙，以保证琼脂模的厚度，防止灌注模型时变形。

（2）在琼脂模盒内安放工作模型

1）将准备好的工作模型浸泡于水中约30分钟，以防止模型石膏吸收琼脂中水分而与琼脂发生粘连。

2）从水中取出模型并用吸水纸吸干表面的水分，再用油泥或黏蜡将工作模型粘接在琼脂复模盒的底部中央，以防止灌注琼脂振动时模型发生移位，最后罩上复模盒备用。

2. 翻制耐火材料工作模型

（1）溶解琼脂印模材料　溶解方法有水浴溶解法、微波炉溶解法和琼脂恒温机溶解法。以水浴溶解法为例：首先将琼脂凝胶切成小块放入容器内，然后再将容器置于盛有水的锅中，加热使水温达到沸点，容器内的琼脂凝胶受间接加温而逐渐熔化（图6-30）。

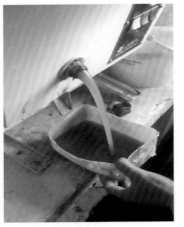

图6-30　溶解琼脂

在琼脂熔化过程中要不断搅拌，使其受热均匀。待琼脂完全熔化，温度逐渐降至45～55℃的复模温度。

（2）复制琼脂印模（图6-31）　将复模温度的琼脂从复模盒上部的送料孔，在振动状态下顺同一方向缓缓注入复模盒内，在灌注过程中要始终开动振动器以排出气泡，直到注满整个琼脂复模盒，待其自然冷却呈凝胶状后，先取下底盖，然后小心地从琼脂复模盒中取出工作模型。若是在夏季高温时，为了缩短琼脂凝固的时间，可在琼脂灌注后，在室温下放置20分钟，将复模盒放入7℃的冷水中，浸泡深度为复模盒下1/3，保持20分钟，以加速琼脂液的凝胶化。然后再加入7℃的冷水，将复模盒完全浸泡于冷水中，或浸泡于复模盒下4/5的深度，时间维持20分钟，使琼脂完全凝胶化。取出复模盒，用纸吸干水分，取下底盖，小心将工作模型取出，检查印模有无气孔、裂纹，表面是否清晰完整，若符合要求即可灌注耐高温模型。

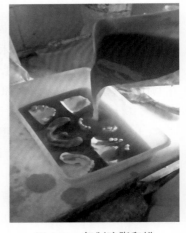

图6-31　复制琼脂印模

注意事项：在灌注琼脂模前，应注意掌握好琼脂的复模温度。适宜的复模温度不能低于45℃，不能高于55℃。若温度过低，则材料流动性差，易造成灌注不全而变形；若温度过高，则可使工作模型牙槽嵴上的铺垫蜡片软化翘起变形，影响琼脂印模的精确性。还应注意工作模型从琼脂中脱出的适宜时间，取出过早，琼脂印模尚未完全凝固；取出过晚，琼脂材料会因收缩而变形。

（3）灌注耐高温材料模型　目前主要采用磷酸盐模型材料。先将琼脂复模盒放在振荡器上，按每100g粉13ml液的比例调拌适量的耐高温模型材料，调拌时应顺着一个方向调拌30～60秒，待调均匀后，开启振荡器灌注。也可采用真空搅拌机调拌，使其具有更好的抽空排气效果，灌注后的耐高温模型表面更光滑致密。灌注1小时后，即可将已经完全凝固的耐高温模型从印模中取出。

脱模时注意不损伤耐高温模型，可用小刀将琼脂印模切成小块，再将模型分离出来，确保耐高温模型的完整无损。使用过的琼脂材料洗干净后，放入低温容器中保存，以备再用。

（4）耐高温模型的表面处理 耐高温模型与琼脂印模分离后，可让其在常温下自行干燥，也可放入80～100℃烘烤箱内烘烤1～1.5小时，使模型充分干燥。

经干燥后的耐高温模型表面强度并不够理想，也较粗糙，不利于熔模的制作。因此，在制作支架熔模前，必须对耐高温模型的表面进行处理。

1）处理目的：增加模型表面的强度，使其在制作熔模时不易受损；使熔模各部分能与模型紧密贴合；封闭耐高温模型表面微孔，避免以后包埋时，包埋材料中液体被模型微孔吸入而影响质量。

2）处理方法：将已干燥后的耐高温模型浸入120℃左右熔化的蜂蜡中10～15秒，取出模型再放入95℃烘烤箱中烘烤5～10分钟，使模型上的蜡液被均匀吸收。烘烤完成后，从烘烤箱中取出耐高温模型，在室温下自然干燥。

也可采用在耐高温模型表面直接涂布表面硬度增强剂的方法，但注意表面增强剂应涂布得薄而均匀，防止产生铸造缺陷。

（5）耐高温模型设计 按照原石膏模型上的设计方案，在耐高温模型上画出支架的框架图。即用有色笔将卡环、连接体、连接杆和金属网架等支架的位置和形状准确地画在模型相应的部位上。

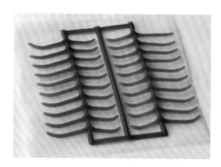

图6-32 铸造卡环蜡

（三）制作熔模

根据耐高温模型上画出的设计图案，采用铸造卡环蜡、铸造网状蜡、铸造基托蜡（图6-32～图6-34）、蜡条和滴蜡等方法制作熔模。

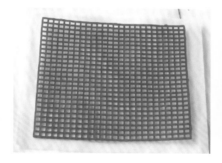

图6-33 铸造网状蜡

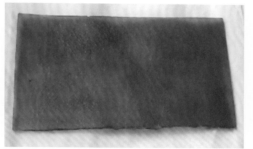

图6-34 铸造基托蜡

1. 制作熔模的要求

（1）𬌗支托熔模应做成尖端指向𬌗面中央的圆钝三角形，与𬌗支托凹相吻合，𬌗边缘嵴处较宽厚。

（2）卡环体和卡环臂应做成半圆形，有利于义齿的固位和稳定，表面呈圆弧形，可减少与口腔组织接触的异物感，亦有利于口腔的自洁作用。卡环体部较宽厚，向卡环的臂尖端逐渐变细变窄并进入基牙倒凹区。

（3）大连接体的要求

1）前腭杆：宽而薄。宽6.0～8.0mm，厚1.0～1.2mm，离开龈缘最少6mm。位于上颌硬区之前。

2）后腭杆：窄而厚。宽3.0～4.0mm，厚1.5～2.0mm。位于上颌硬区之后，颤动线之前。

3）侧腭杆：窄而厚。宽3.0～4.0mm，厚1.0～1.5mm。位于上颌硬区两侧，离开龈缘4～6mm。

4）舌杆：窄而厚。宽3.0～4.0mm，厚1.5～2.0mm。离开龈缘3～4mm。

（4）小连接体、加强丝或加强网等应呈扁平形，离开模型0.5～1.0mm，以利于之后塑料的包埋。

（5）熔模的各部分应与模型表面紧密贴合，熔模表面应光滑，无锐角和锐边，外形应小巧美观，不能影响咬合关系。

（6）支架与塑料结合的交接处应形成台阶，以免塑料形成薄边与金属支架发生分离。

2. 制作熔模的方法　有成品蜡件粘贴组合法、滴蜡成形法和粘贴滴蜡混合法。成品蜡件粘贴组合法是将各种预成的蜡网、蜡卡环、蜡支架等按设计位置贴附在耐高温模型的相应位置上。滴蜡成形法则是用滴蜡器在酒精灯上烧热后，将铸造蜡熔化滴在设计位置上，按要求修整成形。为节省时间，应尽量采用成品蜡件组合和混合法制作熔模。下面分别介绍支架各部件熔模的制作（图6-35）。

（1）缺牙区网状支架的熔模制作　网状支架是连接人工牙、固位体、连接杆和塑料基托的骨架。先取大小合适的网状蜡压贴于缺牙区，按设计范围修去多余部分，然后滴蜡将腭（舌）侧靠近台阶处蜡网边缘2mm的网眼填平，以形成加强带。

（2）支托熔模的制作　选用1.5mm宽的蜡条在温水中或酒精灯上加热变软后，一端压贴于支托凹内，另一端与支架连接体熔模相连。再用滴蜡法将𬌗边缘处加宽加厚，用雕刻刀修整成形。

（3）卡环熔模的制作　选合适的成品卡环蜡加热后压贴于耐高温模型基牙的设计位置，并与卡环体和𬌗支托的连接体形成整体，再与支架的其他部分连接。

（4）连接杆熔模的制作　根据设计位置，选择合适的蜡条，经烤软后成形修整。

（5）连续卡环熔模的制作　连续卡环是用于前牙舌面隆突的一种连续性间接固位体。取宽约1.5mm的蜡条，经烤软后，先将一端压贴于一侧尖牙舌隆突上，再依次压贴于侧切牙、中切牙至另一侧的中切牙、侧切牙、尖牙的舌隆突上，在两侧尖牙处使连接体与大连接体相连。

（6）金属基托熔模的制作　取大小合适的0.5～0.7mm厚度的铸造蜡片，烤热后均匀压贴于模型设计区，修整边缘。金属基托与塑料相连处应形成一定的固位装置，并离开模型0.5mm，以便将来能牢固地包埋在塑料内。

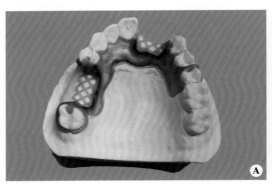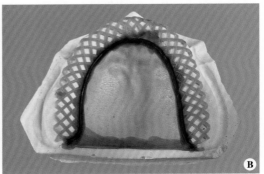

图6-35　各部件熔模

A. 马蹄形腭板；B. 全腭板

（四）设置铸道

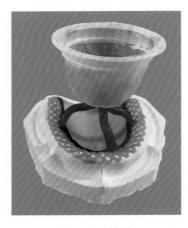

图6-36　铸道

铸道（图6-36）是熔化的合金流入铸模腔的通道。铸道的设置与铸造能否成功有直接关系。

1. 铸道设置的原则

（1）有利于熔金流入铸型腔。

（2）能补偿熔金凝固时的体积收缩，确保铸件完整，光洁无缺陷。

（3）不影响熔模形态，便于切割和打磨。

（4）不因切割打磨铸道而破坏咬合关系。

（5）铸道宜粗不宜细，宜少不宜多，宜短不宜长，宜弯不宜直。

2. 铸道的类型　一般按照铸道设置的数量分为单铸道与多铸道。

（1）单铸道　在一个熔模上只设置一个较粗的铸道，适用于上颌大面积金属基托，如上颌腭板的铸道。

（2）多铸道 在一个熔模的不同位置分别设置铸道，再与一个总铸道相接，一般设置2～3个分铸道。熔金经铸道口流入总铸道，再经各分铸道流向铸型腔的各部分。多铸道适用于大件或较大件的可摘局部义齿支架的熔模。

铸道应设置在熔模较厚处，总铸道为直径6～8mm的圆形蜡条；分铸道为直径1～1.5mm的圆形蜡条，各分铸道的长度应大致相等，一般长度为1～1.5cm，总铸道应尽可能位于熔模的中部。熔模较大时，可在总铸道与分铸道连接处加蜡形成储金球，以补偿熔金冷却收缩而造成的铸金量不足。

3. 铸道的设置方法

（1）正插法 将铸道口设置在熔模的上方，依靠分铸道连接熔模的各主要部分。

（2）反插法 铸道口设置在熔模下方所在的模型底部，需要在模型底部中央打孔，总铸道通过中央孔反插至铸道口。

（五）包埋

利用耐高温包埋材料对熔模进行包埋，在经过烘烤和焙烧之后，形成可供铸造的铸型腔。

1. 包埋前的准备

（1）脱脂及清洗熔模 用75%乙醇刷洗或用蜡型清洗剂对熔模进行喷洗。目的是清除熔模制作过程中的污染物，利于包埋材料的附着。

（2）选择包埋材料 中熔合金一般采用石膏系列包埋材料，高熔合金采用磷酸盐包埋材料，贵金属则应采用专用包埋材料。

（3）选择铸圈 一般为钢圈，有大、中、小3种型号，根据熔模大小选择合适的钢圈。因钢圈限制了包埋材料的自身反应，也可采用无圈铸型，即采用纸圈包埋，待包埋材料完全固化后脱去纸圈。也可使用可与包埋材料分离的一次性铸型成形器包埋。

2. 包埋方法 选择与熔金的熔点、收缩率相匹配的包埋材料，根据不同的包埋材料采用二次包埋法或一次包埋法。本章只介绍磷酸盐包埋材料的一次包埋法。

（1）固定熔模：将清洗后的熔模连同耐高温模型一同用蜡固定于铸型底座的中央。

（2）将铸型成形器或纸圈套在铸型底座上，熔模位于铸圈中央，周围有足够的间隙容纳包埋材料。

（3）按100g磷酸盐包埋材料与13ml专用液混合的比例，使用真空调拌机调拌，在振荡下完成灌注，灌注时包埋材料应由点到面缓慢上升，直至注满为止。待包埋材料初凝并开始产热后，取下铸型底座及铸型成形器（图6-37）。

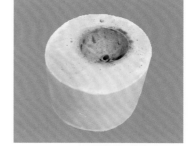

图6-37 磷酸盐包埋材料包埋

（六）烘烤及焙烧

1. 目的 去尽铸型中的水分和蜡质；使包埋材料发生高温膨胀，以获得一个能补偿铸金收缩的铸型腔；提高铸型的温度，减少铸造时铸型与合金液之间的温度差。

2. 方法 磷酸盐包埋材料一次包埋法包埋的铸型，一般在室温下放置1小时后即可进行烘烤和焙烧；二次包埋法包埋的铸型应在外包埋完成2小时后才能进行烘烤和焙烧。

（1）烘烤去蜡 把铸圈的铸道口向下放入电烘烤箱中，逐渐升温至300℃时，将铸圈翻转，使铸道口向上，维持30分钟。然后在1小时内缓慢升温至400℃结束烘烤阶段。

（2）焙烧 烘烤结束后继续加温即进入焙烧阶段。温度由400℃升温至700℃时，维持15～20分钟，即可进行中熔合金的铸造；高熔合金的铸造则需继续焙烧至900℃。

铸型在烘烤和焙烧过程中共有两次恒温。第一次是在温度上升至300℃后将铸道口向上，其目的是将包埋材料中的水分和熔模残蜡升温挥发。第二次恒温是在焙烧的最高温度，其目的是保证铸型内外包埋材料温度一致，以获得均匀的热膨胀。

3. 注意事项

（1）铸型应放在电烤箱的最里面，因为电烤箱最里面的温度才是温度显示器上所显示的温度。

（2）铸型加温不能过快，以免铸型内水分蒸发过快造成包埋材料爆裂。

（3）铸型升温到预定温度时不可停留过久，不可在降温后再升温铸造。否则会影响包埋材料的强度。

（4）使用炭炉烘烤及焙烧时，铸型的铸道口应始终向下以免杂质掉入铸型腔。

（七）铸造

铸造是指通过一定的加热方法，使固态合金熔化为液态合金并注入铸型腔的过程。

1. 熔化合金的热源　目前临床制作可摘局部义齿铸造支架常用的金属为钴铬合金。熔化钴铬合金的常用热源有以下两种。

（1）高频感应热源　其工作原理是利用高频交流电产生的磁场作用于金属，使被磁场加热的金属产生感应电流，由于其电阻效应产生大量热能，温度可达1400℃以上，其具有熔金速度快、合金熔化均匀、操作简便、成功率高等优点。

（2）中频感应热源　是利用大规模集成电路微处理器产生的高频电流提供给感应加热线圈，使之产生高温热能。具有工作频率低、消耗低、输出功率大、熔化合金快、普通民用电即可工作的特点，无电磁场的干扰，因而无高频磁场对操作者的影响。

除了上述两种最常用的热源之外，还有直流电弧热源、乙炔吹管热源、汽油吹管热源等。

2. 铸造方法　是指采用何种方法将已熔化的液态合金注入铸型腔内的方法。本节只介绍离心铸造法。

离心铸造法：是利用电机的动力和发条的弹力，带动中心轴旋转臂高速转动产生离心力，将熔化的合金注入铸型腔内。铸造机旋转臂的一端为熔金坩埚和铸型，另一端为平衡砣。铸造前应根据铸型的大小调整平衡砣，使旋转臂两端处于平衡状态。盖上熔铸机盖板，按动熔金按键，当合金熔化达到要求后，立即按动铸造按键，使离心机旋转，液态合金借助离心力被注入铸型腔内。

3. 熔铸合金应注意的问题

（1）首次熔铸前应先开机预热10分钟。

（2）投放合金量不可过多或过少，以免浪费或不足。

（3）合金在坩埚内的摆放应紧密，防止合金架空而影响上部合金的熔化。

（4）熔金前应对坩埚进行预热，以缩短合金的熔解时间，减少合金氧化，提高坩埚使用寿命。

（5）铸造温度应略高于合金的熔点，以使合金完全熔解，但也不能过熔，以免金属的物理性能下降。

（八）铸件的清理与磨光

1. 铸件的冷却

（1）中熔合金铸件的冷却　可在室温下冷却至300℃后，再投入冷水中急冷，以使包埋材料在水中爆裂，便于铸件分离。

（2）高熔合金铸件的冷却　可在室温中自然冷却。若为贵金属，则应采取速冷方式。

2. 铸件的清理

（1）喷砂清理　是利用压缩空气的压力使金刚砂从喷砂机的喷枪中高速喷射到铸件的表面，以清除铸件表面残留的包埋材料和氧化膜。喷砂时应不断改变铸件的位置，铸件距喷枪口的距离应在5mm以内。

（2）化学清理　在无喷砂机的情况下可采用化学清理的方法。将铸件放入20%的氢氧化钠溶液中煮沸。

3. 铸件的打磨和抛光　铸件的打磨和抛光顺序应由粗到细，工艺流程：切除铸道—粗打磨—中打磨—细打磨—抛光。

（九）常见铸件缺陷的原因

1. 铸造不全　是指铸造时熔金未能充满整个铸型腔而导致铸件出现某些部位的缺损和不完整。常见的主要原因如下。

（1）熔金注入的压力不足。

（2）铸道设计不合理。

（3）熔金温度不够导致流动性差。

（4）铸型焙烧温度不足。

（5）熔金冷却收缩时未得到补偿。

（6）铸金量投放不够。

2. 铸件变形

（1）熔模变形。

（2）合金收缩过多。

（3）包埋材料的高温膨胀不足，造成补偿不足。

（4）打磨时导致机械变形。

（十）铸件表面缺陷

（1）表面粗糙　造成表面粗糙的原因有：①铸件表面有黏砂。②铸件表面光洁度差或脱砂。③铸圈焙烧温度不足。

（2）缩孔　由于合金在凝固过程中体积收缩而在铸件表面或内部出现孔洞。

（3）砂眼　砂粒在铸件表面和内部造成的孔穴。

四、排　牙

可摘局部义齿人工牙的排列对义齿的美观和咀嚼功能的发挥具有重要作用。排牙特点是口腔内有余留牙存在，一方面这给排牙提供了一定的依据，另一方面又因邻牙和对颌牙的存在限制了人工牙的排列（图6-38）。

（一）选择人工牙

应根据患者缺隙的大小，邻牙和余留牙的形态、颜色，以及面形、肤色、𬌗力大小和对颌牙情况等，选择与之相适应的人工牙。

（二）排牙要求

1. 前牙排列的要求　前牙排列应以美观为主，兼顾切割和发音功能。

（1）以余留邻牙和同名牙为依据，注意对称和协调。

（2）根据患者性别、年龄、个性特征等体现个性美。

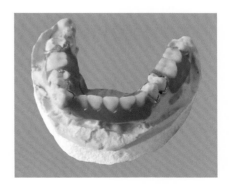

图6-38　排牙

（3）适当恢复切割功能，正确恢复发音功能。

2. 后牙排列的要求　以恢复咀嚼功能为主，要求在排牙过程中，既要注意牙列的整齐、对称，又要有良好的牙冠形态及合理的殆接触关系。

（三）排牙方法

1. 前牙排列

（1）个别前牙缺失的排列　将选好的人工前牙与模型缺隙比试，经磨改合适后，用蜡固定在模型缺牙区，按上、下颌的咬合关系和与邻牙的邻接关系调整人工牙至合适位置。

（2）多数前牙缺失的排列　排列多数前牙时，应首先排列两中切牙，使两中切牙邻接中线与面中线一致，两侧对称排列，并按中切牙、侧切牙、尖牙的顺序排列，按前牙正常的覆盖、覆殆关系和牙列形态调整合适后用蜡固定。

（3）缺隙小于原天然牙的排列　若相差不大时，可将人工牙减径或轻度扭转人工牙；若相差过大，除将人工牙减径外，还可将缺隙两端邻牙的缺隙侧作适当磨改。

（4）缺隙大于原天然牙的排列　若缺隙略大，可选择比缺隙稍大的人工牙进行磨改，将人工牙唇面两侧轴面角加大，切角稍磨圆钝，从视觉上达到略窄的效果；若缺隙过大，用单颗牙调整不能关闭缺隙时，可采用缺隙远中增加牙数的方法。

（5）前牙反殆的排列　轻度反殆者，可排成浅覆盖；中度者可排成对刃殆；重度者可减小反殆程度，仍排成反殆。

（6）无论任何异常情况的排牙，采取任何措施前，都应征求患者的意见，以取得患者对效果的认可。

2. 后牙排列

（1）个别后牙缺失的排列　根据缺隙的大小、高低及殆力的大小，可排成品牙，也可雕刻蜡牙。

（2）多数后牙缺失的排列　应先排列第一磨牙以确定咬合关系标志，上、下牙殆面应呈尖窝相对的交错殆关系，应建立广泛、均匀、密切的殆接触关系。

（3）后牙游离端缺失的排列　对颌牙为天然牙时，应减小殆力，即减小人工牙颊舌径和近远中径，或减数排列，人工牙必须排列在牙槽嵴顶上，以防止天然牙的殆力使义齿发生左右翘动。

（4）双侧上、下颌后牙全部缺失的排列　应按全口义齿排列后牙的原则和要求排列。应平分上、下颌间距离，建立正确的咬合关系、适当的纵殆曲线及横殆曲线，减小殆力，达到正中殆平衡、前伸殆平衡和侧向殆平衡。

五、完成可摘局部义齿

可摘局部义齿的完成步骤包括完成基托蜡型、装盒、去蜡、填塑料、热处理、开盒和磨光等。

（一）完成基托蜡型

1. 基托蜡型伸展范围　应根据缺失牙的多少、部位，余留牙的健康情况和义齿的支持类型确定基托的伸展范围。缺牙少，余留牙健康，义齿为牙支持者，基托范围可尽量小些；游离端缺失或缺牙较多，余留牙健康，义齿支持形式为混合支持者，基托范围应适当；缺牙多，余留牙少而缺乏支持力或不健康，义齿为黏膜支持者，基托范围应尽可能伸展。

2. 基托蜡型的厚度　一般为1.5～2.0mm，在人工牙颈部，基托边缘封闭区及缓冲区的部位略厚一点，其他的部位厚薄应均匀。若基托过厚，则相应地缩小了固有口腔的空间，影响患者口腔功能，异物感强，患者不易适应。若基托太薄，则强度不够，埋在基托内的金属连接体部分也易显露，基托易折断。唇颊侧基托的厚度可直接改变面部形态，应根据缺牙区牙槽嵴的形态确定，可不设置唇侧基托。

3. 基托舌侧缘与天然牙的关系　基托舌侧缘应位于天然牙舌面的非倒凹区，前牙应位于余留牙舌面隆突上。基托边缘组织面应与牙体保持密合接触以防止食物嵌塞，并能起到舌侧对抗臂的作用，但接触不能太紧，不能对基牙产生侧压力。

4. 基托蜡型磨光面的外形　在唇、颊、舌、腭面都应呈凹面，以利于唇、颊、舌肌的运动，并有助于义齿的固位和稳定。在唇颊面应形成根突以利于美观和接近自然。

5. 人工牙颈缘　蜡型应形成清晰的颈缘曲线，并与相邻天然牙颈缘线协调一致。

6. 基托蜡型边缘　所有基托蜡型边缘应密闭，并应圆钝光滑，应在系带区形成切迹以避开系带活动。

7. 抛光完成蜡型。

（二）装盒

装盒是为了形成一个蜡型的阴模，为填充塑料准备一个空腔，经热处理后可用塑料代替蜡型。

1. 装盒的原则和要求

（1）包得牢　支架和人工牙必须包牢，不能移位。

（2）露得够　蜡型部分应尽可能暴露，以利于填充塑料；但不能形成包埋倒凹。

（3）打得开　下层型盒包埋时，石膏表面应光滑，无任何倒凹，使上、下两层型盒容易分开。

（4）装盒过程中不能损坏模型、蜡型和支架。

2. 装盒的方法　根据义齿的不同设计和不同的支持形式，选择不同的装盒方法，临床上常采用的装盒方法有3种：即整装法、分装法和混装法。

（1）整装法　将支架、人工牙唇面连同石膏模型一起包埋固定在下层型盒内（图6-39），将蜡基托和人工牙的腭（舌）面完全暴露，待石膏初凝后，在其表面涂分离剂，再装上层型盒。适用于前牙缺失而唇侧没有基托的可摘局部义齿。

（2）分装法　先将石膏基牙切除，使卡环悬空，仅把模型包埋固定于下层型盒，而将人工牙、支架和基托完全暴露，并翻置包埋固定在上层型盒内。此种方法主要适用于全口义齿，或缺牙多而余留牙少的可摘局部义齿。

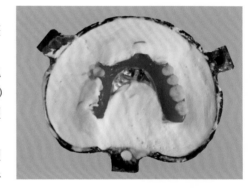

图6-39　下层型盒

（3）混装法　将模型和支架完全包埋固定在下层型盒的石膏内，完全暴露人工牙和蜡基托。此种方法的优点是支架和模型被包埋固定在一起，填塑料时支架不易移位，人工牙翻置包埋在上层型盒，有利于填充塑料。混装法是可摘局部义齿最常用的装盒方法。

3. 装盒步骤

（1）修整石膏模型，去除影响包埋固定的多余模型，并浸泡于水中约5分钟。

（2）选择合适的型盒，要求模型位于型盒内与周边保持5～10mm的间隙，以便于包埋，于上层型盒顶保持10mm以上间隙。

（3）调石膏灌入下层型盒约1/2，将模型压入石膏中按要求包埋，在石膏初凝前用小排笔修去多余石膏，消除倒凹，用手指蘸水将石膏表面抹光滑，待石膏初凝后涂分离剂。

（4）下层型盒装完后，将上层型盒对位上，上、下两层应接触良好，调石膏，在振动下灌满型盒。

4. 装盒注意事项

（1）修整石膏模型时，应防止模型折断，避免损坏支架和蜡型。

（2）适当削除过分突起的石膏模型（基牙、余留牙），避免形成倒凹。

（3）支架卡环和模型应包牢，人工牙位置要固定好，蜡型部分充分暴露。

（三）去蜡

通过加热的方法使型盒内的蜡型充分熔化流失，为填充塑料准备一个阴模腔。具体方法为将型盒放入80℃以上的热水中约10分钟，待蜡型软化后分开型盒取出软化蜡。再用开水将型盒内残蜡冲净（图6-40，图6-41）。

去蜡应彻底，冲蜡水温要高，应防止人工牙和支架移位，冲蜡水应干净，防止蜡液残留于模型腔、支架和人工牙上。

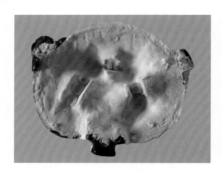 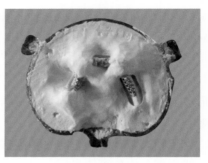

图6-40　冲蜡完成的上层型盒　　　　　　图6-41　冲蜡完成的下层型盒

（四）填塑料

1. 准备　填充塑料前必须做好以下准备工作。

（1）用物　玻璃纸、热凝牙托粉和牙托水、调胶杯、调拌刀、雕刻刀等。

（2）涂布分离剂　吹干型盒内水分，用小排笔或毛笔将分离剂涂布于上、下型盒模型腔表面，涂布应向一个方向进行，涂布要均匀，但不能涂在支架和人工牙上。

（3）调拌塑料　根据义齿蜡型的大小，取适量牙托粉和牙托水置于调胶杯中调拌。塑料的反应过程分为6个阶段：即湿砂期（初调显示）、稀糊期、黏丝期、面团期、橡皮期、硬固期。而面团期是充填的最佳时期，因此时塑料已无黏性，充填时不黏手，可塑性较强。塑料调拌后的反应速度与室温成正比，温度越高，反应越快。

2. 填充塑料　塑料反应至面团期即可填充，应先填充人工牙的盖嵴部，再填充基托部分。

（1）填充人工牙盖嵴部　将手洗净，防止污染塑料，取适量面团期塑料，用湿玻璃纸压入上层型盒内人工牙的盖嵴部。

（2）填充基托　取适量面团期塑料压入位于下层型盒的基托部分，特别是支架下方及基托边缘处应填紧、压满，使塑料充满基托设计的所有范围。

（3）试压　填充完塑料后，即用玻璃纸隔在上、下两层型盒之间放入压榨器上，逐渐加压以使塑料更加充分地填满模型腔，并挤出多余塑料，再打开型盒，去除玻璃纸，修去多余塑料，在上层型盒人工牙的盖嵴部与下层型盒基托的相应部位涂少量甲基丙烯酸甲酯（单体），再将上、下两层型盒对位放置入压榨器内压紧，以备热处理。

3. 填塑料的注意事项

（1）填充用具及手指应洁净，以免污染塑料。

（2）应在面团期充填，过早塑料易产生小气泡，过晚塑料可塑性降低易造成填充不足或使支架移位。

（3）型盒加压时应缓慢用力，不可过快，以免压坏模型。

（4）填充塑料应足够，试压后应取出玻璃纸，以免人工牙与基托分离。

（五）热处理

热处理的目的是让填充于型盒内的塑料在一定温度和压力状态下逐渐完成聚合，使可摘局部义齿各部分形成一个坚固的整体。

热处理方法：将固定好的型盒置于常温水锅内，水面必须全部淹没型盒，缓慢加温至65～74℃，恒温0.5～1小时，再加热至100℃时保持0.5小时，最后让其在水中自然冷却。

也可采用将型盒放入常温水中，缓慢升温至100℃后保持0.5小时，待其自然冷却后开盒。

（六）开盒和磨光

1. 开盒　待型盒完全自然冷却后，用小刀或石膏调拌刀轻轻撬开上层型盒，用小锤敲打型盒底板，使石膏从型盒内脱出，用石膏剪剪去石膏，将义齿由石膏中分离出来。剪切石膏时要特别注意剪切的方向和剪切分力，防止剪断基托。

2. 清除残余石膏　义齿由石膏中分离后，表面常黏附残余石膏，可用小刀刮除后刷洗，也可将义齿浸泡于30%枸橼酸钠溶液内24小时，黏附于义齿表面的石膏即被溶解，再刷洗干净。

3. 打磨抛光　先用大砂石或硬质合金磨头打磨塑料基托的多余部分，再用精细磨头打磨卡环体部与人工牙颈部等处残留石膏或塑料，最后用布轮和毛刷轮蘸浮石粉和水抛光。

第7节　可摘局部义齿的初戴

可摘局部义齿制作完成后，应能在口内顺利戴入和取出，且固位良好，基托伸展适度，咬合正常，患者能较快适应并恢复功能。戴义齿前需对义齿进行检查，如有问题及时处理，按要求初步调改和调拾，同时告知患者戴牙须知。

一、义齿初戴时注意事项

戴义齿时应按义齿设计的就位道方向试戴，轻轻施以压力，观察其能否顺利就位，同时注意观察患者的表情与反应，如有阻力或患者有疼痛表情，应分析原因予以修改，不能强行戴入，以免损伤口腔组织。

二、义齿就位困难的原因及处理

若义齿就位困难，有以下常见原因及处理方法。

（一）卡环过紧

卡环体区域有多余突出的基托树脂阻挡，可将多余的基托树脂磨除。卡环体部进入倒凹区，轻者可磨改基牙卡环体部处的牙体组织，重者则需重做卡环。

（二）支托移位

支托因模型磨损或装盒、充填时移位，可使义齿不能就位。轻者可修改支托或磨改支托凹，重者则需去除支托或取模重做。

（三）基托、人工牙进入软、硬组织倒凹区

可用红蓝咬合纸进行检查，确定阻碍就位的具体部位，用不锈钢钻或小轮状石磨除代表阻碍处的着色点，即磨除进入倒凹区的基托树脂，如此反复戴入和调改，直到完全就位。每次磨改量不宜过多，以免使义齿与基牙间形成间隙而造成食物嵌塞。

（四）义齿支架变形

1. 印模、模型不准，或在翻制模型过程中阴模收缩变形。

2. 高温包埋材料的热膨胀系数不够，不能补偿铸造后金属的收缩而使支架变形。

3. 脱模铸造过程中，未能很好地控制熔模的变形因素所致。

4. 铸道设计不合理，铸件未避开热中心区，造成支架各部分不均匀收缩。

5. 模型缺损，特别是支托凹、牙冠轴面外形高点等部位缺损，或在铸造过程中支托、卡环体部有黏砂、瘤块，都会影响义齿就位，或形成支点造成义齿翘动。

6. 开盒去除包埋石膏时，用力过大或方向不当，造成支架变形。

7. 打磨过程中支架被磨损，甚至被甩出，造成支架变形。

轻度变形可通过修改支架、基托加衬等措施来纠正，明显变形者应取模重做。

（五）设计不当

模型设计时共同就位道选择不当、不利倒凹填补错误、缓冲区未做处理，致使卡环体、连接体进入倒凹区，造成义齿就位困难。

义齿就位后应达到的要求：①基托与牙槽嵴黏膜贴合无空隙（除缓冲区外）；②卡环臂位于基牙倒凹区并与基牙密合，且具有适当固位力；③𬌗支托应位于支托凹内并与基牙完全密合，且有一定的厚度，但又不影响咬合关系；④卡环体应位于基牙观测线上，不影响咬合关系，与基牙密合，卡环体部无磨损现象；⑤修复体在口内应保持平稳，无前后翘动或左右摆动，具有足够的固位力且摘戴方便。

三、义齿初戴的检查及处理

1. 卡环和𬌗支托　卡环与牙面密合，卡环臂尖在倒凹区内，卡环体在非倒凹区，𬌗支托与支托凹应密合，𬌗支托、卡环体不影响咬合。若卡环在基牙上的位置不合适，可用技工钳加以调整；𬌗支托过高时，可磨改早接触点，但不能磨改过多，以免造成支托折断，必要时还可少量磨改对颌牙。

2. 基托　边缘不能妨碍唇、颊、舌的功能性活动，基托边缘过长者应予以磨除；基托组织面应与黏膜贴合、平稳、无翘动。若有翘动现象，应查出支点予以消除；基托组织面有压痛者应采用义齿压力指示剂检查。将指示剂均匀涂在基托的组织面，戴上义齿，嘱患者进行正中、前伸及侧向咬合动作后，取下义齿，观察基托组织面，有指示剂被黏掉的部分即基托的早接触部分，需进行磨改。上颌结节颊侧、上颌隆突、下颌隆突等部位，应做缓冲。

3. 连接杆　与黏膜接触应适当，若接触过紧，则会压迫黏膜产生疼痛；若两者之间有较大间隙，可能造成食物嵌塞、唾液滞留而引起不适，并影响舌的运动和正常的发音。

4. 颌位及咬合　缺牙过多，上、下颌牙无正常𬌗接触，需要确定颌位关系的可摘局部义齿，检查其垂直距离是否过高或过低，正中关系是否正常。若颌位正常亦应检查人工牙咬合，对早接触者需调𬌗，使人工牙和天然牙都有均匀接触，若个别牙无𬌗接触，可用自凝树脂加高而恢复咬合关系。

四、戴牙须知

1. 初戴义齿时，口内可能暂时会有异物感、恶心或呕吐等不良反应，有时发音亦可能受到影响，同时也会感到咀嚼不便。一般经耐心戴用1～2周后即可改善。

2. 若摘戴义齿不熟练，需耐心练习，不要用力过大。摘义齿时最好推拉基托，而不是推拉卡环。戴义齿时不要用牙咬合就位，以防止卡环变形或义齿折断。

3. 初戴义齿，一般不宜吃坚硬食物。若是前牙义齿，不宜过早咬切食物，暂用后牙咀嚼食物，最好先吃软的小块食物。

4. 初戴义齿后，有时可能有黏膜压痛，可暂时取下义齿泡在冷水中，复诊前2～3小时戴上义齿，以便能准确地找到压痛点，以利于对义齿进行修改。

5. 饭后和睡前应取下义齿刷洗干净，用清水蘸牙膏刷洗即可。

6. 为减轻支持组织负荷，使之有一定休息时间，最好夜间不戴义齿，取下义齿浸泡在冷水中或义齿清洁液中，但切忌放在开水或乙醇溶液中。

7. 如感觉戴义齿有不适的地方，应及时复诊，不要自己动手修改。

8. 若义齿发生损坏或折断时，应将折断的部分带来复诊，及时修理。

9. 除了给患者正确的维护义齿指导外，还必须建议患者今后对口腔进行维护，以确保余留牙及牙槽骨的持久健康。义齿戴多长时间应再次复查取决于患者的口腔和身体状况。易患龋者、牙周病患者及牙槽嵴萎缩患者检查频率应更高。如果条件允许，最好每半年至一年复诊1次。

第8节　义齿戴入后可能出现的问题及处理

一、疼　　痛

（一）基牙疼痛

1. 牙体预备时造成牙本质敏感，或是卡环与基牙过敏区产生摩擦，一般可采用脱敏治疗。

2. 卡环体或基托过紧，对基牙产生持续性的推力亦可引起基牙的胀痛，此时可将过紧部分适当调改。

3. 咬合过高，特别是咬到过高的金属支架，可进行调𬌗处理，必要时也可将对颌牙尖或切缘稍加磨改。

4. 长期戴用义齿使基牙发生牙体、牙髓、牙周病变，此时应查明原因并进行相应治疗。

（二）软组织疼痛

1. 基托边缘过长、过锐，压迫唇、颊、舌沟或进入倒凹区擦伤黏膜，基托组织面出现粒状突起造成黏膜红肿溃疡，应适当磨改基托，使其光滑圆钝。

2. 在硬区、骨性隆突、龈缘、系带等处缓冲不够而造成的局部疼痛、溃疡，应查清疼痛部位，在基托相应处进行缓冲处理。

3. 可摘局部义齿支持作用差或咀嚼压力较大，使基托过度压迫黏膜组织，如缺牙较多、𬌗支托少等。具体情况包括人工牙面过宽或排在牙槽嵴顶颊侧；基托面积过小，压力较集中；义齿平稳性差，造成翘动或摆动；牙槽嵴较窄，黏膜较薄，耐受力低，都可引起较大面积黏膜压痛及黏膜红肿。针对上述原因应做适当修改，可扩大基托支持面积，增加间接固位体或𬌗支托数目。

二、发音障碍

可摘局部义齿的连接装置如舌杆、腭杆、基托等都会对正常的发音产生不同程度的影响。初戴义齿时，口腔空间变小，舌运动受限，一般多数患者经过一段时间的练习可逐渐习惯并恢复到正常发音水平。

另外，基托过厚、过大或人工牙排列过于偏舌侧等都会不同程度影响发音的清晰度，可将基托磨薄、磨小或调磨人工牙的舌面，以改善发音。

三、恶心和唾液增多

戴入上颌可摘局部义齿后，由于基托后缘伸展过多、过厚或基托后缘与黏膜不贴合，两者之间有唾液刺激而引起恶心。应磨改基托或重衬解决。

若有唾液分泌多，口内味觉降低等表现，只要坚持戴用义齿并逐渐习惯后，这些现象即可消失。

四、固位不良

1. 义齿弹跳 卡环臂尖端未进入基牙的倒凹区而是抵住了邻牙，咬合时基托与黏膜贴合，开口时卡环的弹力使基托又离开黏膜，只要修改卡环臂即可纠正。

2. 翘动、摆动、上下移动的原因是卡环体与基牙不贴合，间接固位体放置的部位不当，𬌗支托、卡环在牙面形成支点，卡环无固位力。处理方法为修改卡环与𬌗支托，或重新制作卡环。

3. 基托与组织不密合、边缘封闭不好常发生于修复缺牙数目较多的义齿及游离端缺失的义齿，没有充分利用基托的吸附力和大气压力的作用而影响义齿的固位、稳定。可进行基托重衬处理。

4. 基牙牙冠小或呈锥形致固位形差，基牙小或呈锥形无法放置三臂卡环时可增加基牙或改变卡环类型，也可将过小牙或锥形牙做全冠修复以改变牙冠外形。

5. 人工牙排列的位置不当，如前牙排列覆𬌗过大，在前伸时上颌义齿前后翘动；后牙若排在牙槽嵴顶颊侧，咬合时以牙槽嵴顶为支点发生翘动；若排在牙槽嵴顶舌侧，影响舌的运动。可以按选磨调𬌗的原则进行磨改，如无法改善，应重新排列人工牙。

6. 基托边缘伸展过长影响唇、颊、舌系带及周围肌的活动，也可导致义齿固位不好。可将基托边缘磨短，并使基托避让开各系带处。

五、义齿摘戴困难

卡环过紧，基托紧贴牙面，倒凹区基托缓冲不够，患者没有掌握义齿摘戴方向和方法都可造成义齿摘戴困难。需调改卡环，磨改基托，教会患者如何摘戴义齿。

六、咬颊黏膜、咬舌

上、下颌后牙的覆盖过小或由于缺牙后颊部软组织向内凹陷，以及天然牙的牙尖过锐等都会造成咬颊黏膜。应加大后牙覆盖，加厚基托推开颊肌，调磨过锐的牙尖。

咬舌多因下颌后牙排列偏向舌侧或𬌗面过低造成。可适当升高下颌𬌗平面，磨改下颌人工牙的舌面或重排后牙。

七、义齿咀嚼功能差

咬合关系不正确、人工牙𬌗面过低过小与对颌牙接触不良、𬌗面平坦、无适当的牙尖斜度或沟窝不明显，义齿恢复的垂直距离过低等都可能降低咀嚼功能。可升高咬合，加大𬌗面，改变𬌗面形态，在𬌗面增加食物排溢道，增大牙尖斜度。若为基牙和牙槽嵴支持不够造成的，可增加基牙数目和加大基托面积。

八、食 物 嵌 塞

义齿初戴后出现食物嵌塞和滞留，主要是由基托与组织不密合，卡环与基牙不贴合，基托与天然牙之间有间隙等原因所造成的。改善方法是当基牙和牙槽嵴存在不利倒凹时，选择适当的义齿就位道，尽量减小不利倒凹，同时需要患者加强口腔卫生和义齿的清洗，防止天然牙发生龋病和牙周病。另外，如倒凹填补过多造成不应有的空隙，应用自凝树脂局部衬垫解决。

九、咀嚼肌和颞下颌关节不适

由于垂直距离恢复得过低或过高，改变了咀嚼肌张力和颞下颌关节的正常状态，患者常感到肌疲劳、酸痛和张口受限等颞下颌关节症状。可通过加高或降低垂直距离和调𬌗来解决。

十、不 美 观

人工前牙的形态不协调、牙冠过长或过短、颜色差别较大、排列过于偏向唇侧或舌侧、唇部外形突或凹陷，对患者提出的合理意见可根据情况酌情进行修改，必要时重新制作。

第9节 可摘局部义齿的修理

可摘局部义齿戴用一段时间后发生折断、损坏、基托不密合和咬合不良等问题，或需增加人工牙数量、改变卡环位置等。如经修理后尚能符合修复治疗要求的，可进行修理，无法修理的应重新制作。

一、基托折裂的修理

基托折裂主要是由于基托强度不够，如基托过薄、过窄，又无金属加强设计，基托树脂热处理不当产生气泡，连接体位置不合适等原因造成；也可由患者使用不当等原因造成。

修理方法：如果基托折断处的断面较大且清晰，可以正确拼对者，可用蜡粘接在正确位置上，然后在组织面灌注石膏，翻制石膏模型，以便固定基托。此时应注意断裂面不能有任何移位。待石膏凝固后，在基托折断处两侧各磨成约5mm的斜坡，深达石膏面，但不得损坏石膏模型。滴少许自凝树脂单体在折断处基托表面，使其表面溶胀，调拌自凝基托树脂，充填折断处。待树脂固化后取下义齿，磨平抛光即可。如果基托折断面不清楚，无法正确拼对者，可将折断义齿戴入口中，连同印模一起取下灌模、脱模，再在石膏模型上修理。如基托仅为裂缝，可直接在组织面灌注石膏进行修理。如基托过薄者应在修理时适当加厚，或弯制加强丝横跨裂缝，以增加强度。若基托与黏膜不密合或咬合不平衡，应进行重衬和调𬌗。

二、卡环折断的修理

卡环过细或粗细不均匀形成弱点，不锈钢丝弯制时弯曲次数过多或用力过猛使金属渐生疲劳，初戴时卡环体磨改过多，金属表面存在裂痕、钳印，铸造不当使金属内部形成缩孔、砂眼、杂质等都可降低金属强度。修理时，首先将残余卡环磨除，将义齿戴入口内取模，印模取出后，确认义齿位于印模内正确的位置上，连同义齿一起灌注石膏模型。在模型上重新弯制不锈钢丝卡环，用自凝或热凝基托树脂固定。

三、人工牙折断或脱落的修理

充填基托树脂时人工牙未得到充分溶胀，分离剂涂在人工牙上或去蜡不彻底，人工牙排列不当等因素均可造成人工牙折断、脱落。

修理折断或脱落的人工牙，可磨除义齿上的残留牙冠及舌侧基托，但注意保存基托唇侧龈缘，以保持与原有基托颜色的一致。选择颜色、大小、形态合适的人工牙，或仍利用脱落的原人工牙，磨改其盖嵴部使之粗糙，或预备出固位倒凹。在人工牙盖嵴部及舌侧和相应的基托部分滴自凝树脂单体，使树脂充分溶胀，按咬合关系用自凝树脂固定。

四、余留牙拔除后增添人工牙、卡环

义齿修复后，又拔除个别余留牙，可直接用自凝树脂在口内修理；若除填补人工牙外，还需增加卡环、基托，则需要将义齿戴入口内，取印模灌注模型后在口外修理。若余留牙拔除较多，应重新制作义齿。

五、义齿𬌗面磨耗或咬合过低的处理

在使用义齿过程中，由于树脂牙𬌗面磨耗或牙槽嵴吸收萎缩而造成义齿下沉，以致与对颌牙接触不良，咀嚼效率降低。若只有个别后牙较低，可用自凝树脂在口内直接加高恢复正常咬合；若多个人工牙低，则需记录咬合关系，重新排牙制作。

六、重　　衬

由于牙槽嵴的吸收，义齿戴用一段时间后可出现基托组织面与黏膜不密合，食物嵌塞，基托翘动，咬合不平衡，甚至造成基托折断等表现；对游离端缺失的义齿，为使基托组织面与其下方的口腔组织更贴合，亦采用重衬处理。

（一）直接法

直接法重衬是将义齿洗净擦干，在基托组织面均匀磨除一层，使之粗糙。用小棉球蘸甲基丙烯酸甲酯（单体）涂在基托组织面上，调拌达黏丝早期时涂布于基托组织面上，用棉球蘸液状石蜡或藻酸钠分离剂涂于患者需做重衬区的黏膜上。将义齿戴入口内使其就位，嘱咐患者自然咬合。同时检查卡环及𬌗支托是否与隙卡沟和𬌗支托凹密合。让患者做功能性整塑，多余的树脂从基托边缘挤出，形成良好的边缘封闭。在基托树脂尚未凝固之前，从口内取出义齿，置于温水中浸泡，加速完成聚合过程，待基托树脂完全硬固后，去除倒凹区基托树脂，磨光即可。注意必须在基托树脂未硬固之前取出，否则树脂进入倒凹区的部分变硬后，义齿将无法从口内取出。另外也可避免基托树脂在完全硬固前释放热量而灼伤黏膜。

（二）间接法

间接法重衬适用于义齿需要重衬的范围较大时。此法是在基托组织面放印模材料，在口内取咬合印模，取出后灌模，装盒，按常规工艺在口外完成基托组织面的加衬。

自 测 题

A₁型题

1. 下列不是可摘局部义齿具有的优点的是（　　）
   A. 磨除牙体组织较少
   B. 患者可以自行摘戴便于洗刷清洁
   C. 患者更容易适应
   D. 可以修理增补
   E. 夜间摘除后可以让牙槽嵴得到适当休息

2. 不适合做可摘局部义齿修复的患者是患有（　　）
   A. 肝炎　　　　　　　B. 牙周病
   C. 偏头痛　　　　　　D. 癫痫
   E. 原发性高血压

3. 不宜设计牙支持式可摘局部义齿的是（　　）
   A. 少数牙缺失　　　　B. 缺失间隙小
   C. 缺隙两端基牙正常　D. 基牙稳定
   E. 游离端缺失

4. Kennedy第一类牙列缺损者（　　）
   A. 为单侧游离端缺失　B. 为双侧游离端缺失
   C. 为非游离端缺失　　D. 为间隔缺失
   E. 为前牙缺失

5. 关于𬌗支托的描述，错误的是（　　）
   A. 厚度为1.0～1.5mm　B. 前磨牙颊舌径的1/2

   C. 磨牙颊舌径的1/3　　D. 前磨牙近远中径的1/2
   E. 磨牙近远中径的1/4

6. 对半卡环适用于（　　）
   A. 过长牙
   B. 牙冠外形差的基牙
   C. 远中孤立且有颊或舌向倾斜的磨牙
   D. 孤立的前磨牙、磨牙
   E. 松动的基牙

7. 对基托的要求不包括（　　）
   A. 塑料基托一般不少于2mm
   B. 铸造基托厚度约为0.5mm
   C. 基托不应该进入基牙的倒凹区
   D. 基托与硬区应紧密贴合
   E. 金属网状物应放在基托应力集中处

8. 前腭杆应位于（　　）
   A. 腭皱襞处
   B. 上腭皱襞之后，上颌硬区之前
   C. 上颌硬区
   D. 上颌硬区之后
   E. 颤动线前

（曹素芬　曲竹丽）

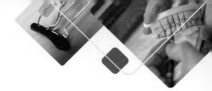

第**7**章
牙列缺失的全口义齿修复

📷 **案例 7-1**

患者，女，62岁。3个月前患者因口内多颗余留牙松动，影响进食，在口腔诊所拔除，今来院就诊要求修复。口内检查：上、下颌牙齿全部缺失，拔牙创口愈合良好，牙槽嵴丰满度中等，双侧上颌尖牙区唇侧有明显骨突，触痛明显。口内黏膜未见红肿及溃疡，系带附丽位置正常。

问题：1. 该患者主诉疾病的诊断是什么？
      2. 修复前的准备有哪些？
      3. 该患者的修复设计有哪些？
      4. 义齿戴入后，初期可能出现的问题有哪些？

第1节 概　述

一、定　义

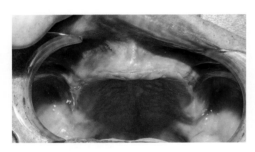

图7-1　上颌牙列缺失

牙列缺失是指上颌天然牙，下颌天然牙或上、下颌的天然牙（包括牙根）全部缺失（图7-1，图7-2）。用于修复上、下颌牙列缺失的义齿称为全口义齿，又称总义齿（图7-3）；用于修复上颌或下颌牙列缺失的义齿，称为上半口义齿或下半口义齿，又称单颌全口义齿。全口义齿的修复方式包括常规全口义齿和种植全口义齿，本章重点介绍常规全口义齿。

全口义齿由基托和人工牙两部分组成。全口义齿依靠义齿基托与黏膜紧密贴合产生的吸附力及大气压力固位，吸附在上、下颌牙槽嵴及黏膜上，借助基托和人工牙恢复患者的面部形态和功能。

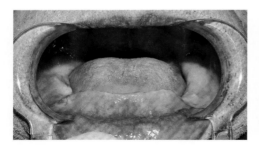

图7-2　下颌牙列缺失

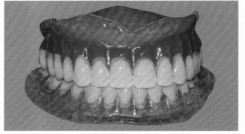

图7-3　常规全口义齿

二、牙列缺失的病因

牙列缺失主要是天然牙列的病变未能得到有效治疗和控制的最终结果，是一种口腔临床常见病、多发病，其主要病因是龋病和牙周病，多见于老年人；其次是老年人生理性退行性改变，牙及颌骨的炎症、外伤、肿瘤和不良修复体等，少数可见于遗传性疾病。

三、牙列缺失对患者的影响

牙列缺失后，患者失去了上、下牙齿间的咬合接触，这不仅导致相应的咀嚼、发音、美观功能的障碍，而且作为一个病理状态，还会继发相应软、硬组织的退行性改变。同时如果长期得不到修复还会导致口颌系统疾病，甚至影响到患者的社交和心理健康。

（一）牙列缺失对口腔功能的影响

1. 影响咀嚼　患者完全不能正常切咬、咀嚼与研磨食物，对咀嚼功能的影响最大。同时由于食物不能与唾液很好地混合，从而影响消化功能。

2. 影响吞咽　因口腔失去牙齿支持，致使吞咽食物时，口腔难以完全有力地闭合，导致舌肌挤压食物向后进行吞咽的过程受到影响。

3. 影响发音　影响与牙齿有关的发音，俗称说话漏风。

4. 影响美观　患者面部下 1/3 的距离减小，口角下垂，颏部前突，皱纹增多，面部苍老。

5. 对颞下颌关节的影响　上、下颌间失去了牙齿咬合的支持，髁突向后下移位，造成关节内各结构关系失调，出现疼痛、弹响、耳鸣等颞下颌关节紊乱综合征等。

（二）牙列缺失后的组织改变

牙列缺失后，口腔内的软、硬组织和毗邻的组织结构都将随之发生改变，这些改变与全口义齿的修复效果密切相关。

1. 无牙颌剩余牙槽嵴的改变　牙列缺失患者的上、下颌骨称为无牙颌。而无牙颌上残留的呈嵴状的牙槽骨及其上覆盖的黏骨膜组织称为剩余牙槽嵴。拔牙后，牙槽窝内的血凝块逐渐机化形成肉芽组织，而随着周围牙龈黏膜的上皮细胞逐渐覆盖创口，肉芽组织内逐渐形成新的骨组织。在拔牙创口愈合的同时，牙列缺失后由于牙槽骨失去了正常的功能性刺激，牙槽突发生骨吸收致高度降低，形成中间高、向唇颊侧和舌腭侧逐渐降低的嵴状。当牙槽突吸收不均匀时，会形成尖锐的骨尖。随着牙槽骨的不断吸收，上、下颌骨逐渐失去原有形状和大小。

牙槽骨吸收的速度和量与其骨质的疏密程度、缺牙的原因、缺牙时间的长短、患者全身健康状况及所佩戴义齿的适合情况等有密切关系。骨松质较骨密质吸收快；牙周病患者较龋病或外伤导致缺牙者牙槽骨吸收的速度快；全身健康状况差较健康者牙槽骨吸收快；义齿设计制作不合理者较合理者牙槽骨吸收快；前部牙槽嵴的吸收速度快于后部牙槽嵴；下颌牙槽嵴的吸收速度约为上颌牙槽嵴的4倍；缺牙时间越长，牙槽骨吸收越明显。一般在缺牙后1~3个月（剩余牙槽嵴的形成阶段）吸收最快，形态变化最显著；3~6个月后吸收逐渐减缓；2年后吸收速度相对稳定；每年吸收的量稳定在0.5mm左右。

由于牙列缺失患者的缺牙原因和缺牙时间不同，无牙颌患者不同个体或同一个体的不同部位、不同阶段，牙槽嵴吸收的速度和程度也不相同，导致同一颌弓上，两侧牙槽嵴高度、宽度不对称，并可呈现不规则的凹陷、骨突、骨刺等，给修复带来困难。

由于上、下颌骨骨质结构疏密不同，牙列缺失后，牙槽骨的改变亦不相同。

（1）上颌牙槽骨的改变　上颌牙槽骨唇颊侧骨板较腭侧骨板薄，因此外侧骨板吸收快而多。缺牙后牙槽骨顺牙根方向吸收，表现为颌弓前段牙槽骨向上、向后吸收；颌弓后段牙槽骨向上、向内吸收。结果使上颌弓逐渐变小，牙槽嵴变低变窄，腭穹隆变浅，牙槽嵴顶的位置越来越偏向舌腭侧。牙槽骨吸收严重者，前部牙槽嵴顶靠近切牙乳突，腭穹隆与牙槽嵴顶接近或平齐。

（2）下颌牙槽骨的改变　下颌骨舌侧骨板较唇颊侧骨板薄，内侧骨板吸收快而多。缺牙后牙槽骨亦顺牙根方向吸收，在颌弓前段牙槽骨向下、向前吸收；在颌弓后段牙槽骨向下、向外吸收。结果使下颌弓逐渐变大，牙槽嵴变低变窄，牙槽嵴顶的位置越来越偏向唇颊侧。牙槽骨吸收严重者可达基骨（下颌骨本体），下颌舌骨嵴、下颌唇、颊和舌系带、颏孔等可接近牙槽嵴顶。

由于上、下颌弓牙槽骨吸收的方向相反，上颌颌弓变小，下颌颌弓变大。结果造成下颌弓大于上颌弓，上、下颌弓间失去了原来的协调关系，增加了修复的难度。

上颌切牙乳突、腭中缝两侧的腭水平部分，以及下颌磨牙后垫的位置及形态改变最小。由于上颌总义齿承托区面积是下颌总义齿承托区面积的2倍（上颌平均22.96cm^2，下颌平均12.25cm^2），下颌牙槽嵴单位面积的受力接近上颌牙槽嵴的2倍；上颌牙槽嵴和硬腭的黏膜及黏膜下组织的特性更有利于咀嚼压力的缓冲；上颌骨的解剖结构比下颌骨更有利于咬合力的传导和分散；咀嚼运动时上颌义齿的稳定性强于下颌，下颌牙槽嵴更容易受到不利的作用力，所以下颌牙槽嵴吸收速度明显快于上颌牙槽嵴。

2. 软组织的改变

（1）唇、颊、舌系带　因牙槽骨不断吸收，牙槽嵴变得低而窄，使附着在颌骨上的唇、颊、舌系带的位置也发生相应改变，即与牙槽嵴顶的距离变短，甚至与之平齐。

（2）面颊部软组织　由于缺乏牙齿的支持和功能性刺激，面颊部软组织失去正常的张力和弹性而发生内陷。面下1/3高度变短，口角下垂，颏部前突，鼻唇沟加深，面部皱纹增多，患者呈苍老面容。

（3）舌　失去牙齿的限制，舌活动空间变大，舌体变大，向前向外侧扩张。部分患者形成舌后缩的习惯，造成口腔前部空间空虚。

（4）黏膜　口腔黏膜因失去正常的功能性刺激，发生萎缩变薄，弹性降低，承受咬合压力的能力降低，对疼痛和压力的敏感性增强，易发生压痛和创伤。

3. 颞下颌关节的改变　见牙列缺失对口腔功能的影响。

四、老年患者咀嚼器官的生理特点

无牙颌患者多数为老年人，随着年龄的增长，身体的组织结构逐渐发生退行性改变，机体的代谢、神经反射和精神状态、调节适应能力都会逐渐衰退。老年人的全身健康状况、全身疾病的口腔表现都会影响义齿修复的效果，同时全口义齿修复对口腔组织的完整性有潜在的负面作用。

（一）口腔黏膜

1. 增龄和戴用义齿对口腔黏膜的影响　与皮肤相似，口腔黏膜的增龄性变化也表现为弹性和表面纹理的丧失，组织变薄，愈合能力减弱，容易发生义齿压痛和创伤。黏膜是防止致病菌等入侵的重要防御屏障。戴入全口义齿后会使口腔环境产生较大的改变，易发生义齿性口炎，这种损害是戴用全口义齿的并发症。

2. 黏膜对适应义齿的作用　全口义齿修复是否成功很大程度上取决于患者能否调整并最终适应所戴义齿。首先，患者必须先习惯戴义齿的状态，这是一个适应过程；其次，患者要学习控制义齿，才能发挥义齿的作用。在此过程中，黏膜的敏感程度起着重要作用。

当义齿戴入口内以后，口腔黏膜的机械感受器受到刺激，这种刺激传导到躯体感觉皮质使患者感觉到义齿的存在（异物感）。适应是由传入神经兴奋导致的中枢抑制，持续或重复的刺激，使一些反应逐步减小的过程（异物感减少）。对口腔的过于关注和触觉过于敏感使患者适应过程受限。对新义齿的适应能力有随年龄增长而降低的趋势。

（二）唾液

口内充足的唾液量对于保持口腔的健康和舒适都是非常必要的。唾液对于戴用全口义齿的人来说尤其重要，其不仅可以保护口腔黏膜少受机械刺激和感染，而且还能增加全口义齿的固位力。

1. 唾液分泌功能减退的原因　唾液分泌功能减退主要有以下3种原因。

（1）脱水　脱水与水摄入不足、肾失水和糖尿病或蛋白质-能量方面的营养不足有关。唾液流量减少可能是水摄入不足和营养不良的一个结果。口干会对口腔舒适性和咀嚼功能有消极的作用，更加剧了蛋白质-能量方面的营养不足。

（2）唾液腺萎缩　老年人的自身免疫病如干燥综合征（舍格伦综合征）、系统性红斑狼疮、风湿性关节炎、硬皮病等会导致唾液腺萎缩。唾液腺对辐射非常敏感，口腔癌治疗时，在头颈部做放射治疗后常伴有显著不可逆的唾液分泌减少。

（3）药物副作用　更多老年人唾液分泌减少的原因是服用药物后的副作用所致，如抗高血压药、抗精神失常药、镇静催眠药等。每天消耗药物的数量与口干的发病有直接关系，当停用药物以后，唾液流率可以恢复正常。

2. 唾液分泌功能减退的后果　唾液分泌功能减退易导致猖獗龋、念珠菌病、吞咽困难、黏膜不适。唾液对全口义齿的固位起着重要作用，义齿戴入口内以后，由于唾液的湿润，在义齿基托组织面与黏膜之间形成完整唾液薄膜，使两者之间产生吸附力和表面张力，有助于义齿边缘封闭，形成满意的固位力。唾液分泌减少的患者，义齿的固位力完全依靠患者运用肌肉控制来维持，患者常诉有烧灼感、口腔黏膜不适且咀嚼困难。

（三）神经肌肉系统

一般人们在45岁以后，肌肉的咀嚼能力将下降。

增龄还会导致神经系统的调节功能下降，神经系统接受刺激的反应迟钝，调节和适应新事物的能力下降。约有1/4的70岁以上的老人，适应一副新义齿的时间常超过半年。而年龄较轻的患者，适应新义齿的时间则明显缩短。

第2节　无牙颌的解剖标志及其临床意义

一、无牙颌的解剖标志

全口义齿制作与无牙颌解剖标志有密切的关系（图7-4，图7-5）。

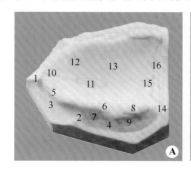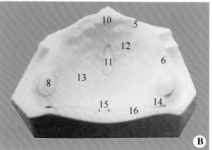

图7-4　无牙颌上颌的解剖标志

A. 侧面观；B. 𬌗面观

1. 上唇系带；2. 上颊系带；3. 上颌前弓区；4. 上颌后弓区；5. 上颌前部牙槽嵴；6. 上颌后部牙槽嵴；7. 颧突；8. 上颌结节；9. 上颌结节颊侧；
10. 切牙乳突；11. 上颌硬区；12. 腭皱；13. 腭穹隆；14. 翼上颌切迹；15. 腭小凹；16. 后堤区

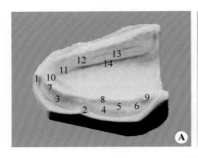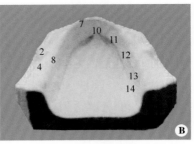

图7-5 无牙颌下颌的解剖标志

A. 侧面观；B. 殆面观

1. 下唇系带；2. 下颊系带；3. 下颌前弓区；4. 下颌后弓区；5. 颊侧翼缘区；6. 远中颊角区；7. 下颌前部牙槽嵴；8. 下颌后部牙槽嵴；9. 磨牙后垫；
10. 舌系带；11. 舌下腺区；12. 下颌隆突；13. 下颌舌骨嵴；14. 舌侧翼缘区

（一）无牙颌上颌的解剖标志

1. 上颌牙槽嵴 牙列缺失后，牙槽骨逐渐吸收成为牙槽嵴，呈弓形，其上覆盖着较厚而致密的咀嚼黏膜，黏膜表层为高度角化的鳞状上皮，黏膜下层与骨膜紧密结合，能承受较大的咀嚼压力。而近前庭沟和牙槽嵴下部区域覆盖的是被覆黏膜，上皮无角化层，黏膜下层松软，不能承受较大的咀嚼压力。

无牙颌的上、下颌牙槽嵴将口腔分为内外两部分，即口腔前庭与口腔本部（固有口腔）。

2. 上颌口腔前庭 是位于上颌牙槽嵴与唇、颊侧黏膜之间的潜在间隙。此区内的解剖标志如下。

（1）上唇系带 位于口腔前庭内相当于原上颌中切牙近中交界线延长线上的一束扇形或线形黏膜皱襞，是口轮匝肌在上颌骨上的附着部。随着上唇的运动，系带有较大范围的活动，活动方向主要是上下方向，而左右方向活动幅度较小。义齿基托在此应形成V形切迹避开系带的活动，以免影响义齿固位或系带的损伤。

（2）上颊系带 位于上颌前磨牙根部的一组数目和形状不定的黏膜皱襞，是提口角肌附着处。颊系带动度小于唇系带，义齿基托在此处亦应形成相应切迹让开系带的活动。

（3）上颌前、后弓区 上颊系带将上颌口腔前庭分为前后两部分，位于上唇系带和颊系带之间的区域为前弓区，颊系带以后的区域为后弓区。此区黏膜下层为疏松结缔组织，不能承担较大的咀嚼压力，但基托边缘与前庭沟处黏膜接触能形成良好的封闭作用，加强义齿固位。因此，基托边缘在此区不影响周围软组织活动的情况下应尽量伸展，达唇颊侧前庭沟处。

（4）颧突 位于上颌两侧后弓区内，相当于上颌第一磨牙根部的骨突，为颧突的根部，有颊肌附着。此区黏膜薄，义齿基托组织面应做相应缓冲，以防压迫黏膜产生疼痛。

（5）上颌结节 是上颌牙槽嵴两侧远端的圆形骨突，深层有颊肌附着。其颊侧多有膨大形成明显倒凹，与颊黏膜之间形成颊间隙。上颌义齿基托边缘应完全覆盖上颌结节颊面，充满颊间隙，起到良好的封闭作用，增强义齿固位。上颌结节颊侧对应黏膜下方有下颌骨喙突，全口义齿基托在此处不宜过厚，否则会妨碍下颌的侧方运动。

上颌结节颊侧表面覆盖的黏膜较薄，受压易出现疼痛，基托组织面应做相应缓冲。颊侧过大骨突形成明显的倒凹，影响义齿基托的伸展，需要在修复前做上颌结节修整。

3. 上颌口腔本部 口腔本部位于上、下牙槽嵴的舌腭侧，上为腭穹隆，下为口底。此区内上颌的解剖标志如下。

（1）切牙乳突 是位于腭中缝前端，上颌中切牙腭侧的梨形或卵圆形软组织突起。其下方为切牙孔，有鼻腭神经和血管通过。此处若承受压力可出现压痛，义齿基托组织面在此处应进行缓冲。

切牙乳突与上颌中切牙之间有较稳定的位置关系，因此切牙乳突是排列上颌前牙的重要参考标志。①左右位置：上颌两个中切牙近中邻接点位于切牙乳突中点的唇侧延长线上；②唇舌向：上颌中切牙唇面应置于切牙乳突中点前8～10mm；③前牙牙弓的大小：上颌两侧尖牙牙尖顶的连线应通过切牙乳突中点或它的后缘（图7-6）。

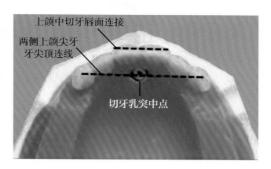

图7-6　切牙乳突与上颌中切牙及尖牙牙尖顶连线的关系

（2）腭皱　位于硬腭前部，为自腭中缝向两侧略呈辐射状排列的软组织嵴，有辅助发音作用。年轻者软组织嵴明显，此嵴随年龄增大而渐趋平缓。义齿基托应尽可能做出腭皱的形状，利于发音。

（3）上颌硬区　为硬腭中部腭中缝处的骨性嵴状隆起，又称为上颌隆突。其上覆盖的黏膜薄而缺乏弹性，此区基托应适当缓冲，防止义齿左右翘动或造成压痛。

（4）腭小凹　是位于软硬腭交界处稍后方的中线两侧，左右对称的两个或几个小凹，是黏液腺导管的开口。此处是确定上颌全口义齿基托后缘的参考标志。全口义齿基托的后缘应盖过腭小凹2mm。

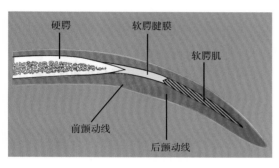

图7-7　颤动线

（5）颤动线和后堤区　位于硬腭与软腭的交界处（图7-7）。当患者发"啊"音时，此区出现颤动现象，故俗称"啊"线。颤动线可分为前颤动线和后颤动线。前颤动线在硬软腭交界处，约在两侧翼上颌切迹与腭小凹的连线上；后颤动线在软腭腱膜和软腭肌的交界处。前、后颤动线之间的区域，称为后堤区。此区有一定的弹性，能耐受一定的压力，因此，在上颌全口义齿基托后缘的组织面上，应制备一定形状的微型突起，即形成后堤，对此区黏膜产生轻微压迫，以加强义齿边缘封闭作用。

后堤区的宽度为2～12mm，平均为8.2mm，与腭穹隆的形态有关。后堤区可分为以下3种类型。①垂直型：后堤区较窄，硬腭高拱，软腭向下弯曲明显，硬软腭近似垂直连接，不利于固位。②水平型：后堤区较宽，多见于硬腭平坦形，硬软腭水平连接。义齿基托可向后伸展，对固位不利。③弧线型：后堤区宽窄适度，硬腭的形状界于上两者之间，硬软腭为弧线连接，义齿基托可适当向后伸展，对固位较为有利。

（6）翼上颌切迹　位于上颌结节之后，是蝶骨翼突与上颌结节后缘之间的骨间隙，表面覆盖黏膜，形成的软组织凹陷。它是上颌全口义齿基托两侧后缘的界线，全口义齿基托两侧边缘应达到翼上颌切迹。翼上颌切迹也是上颌后部口腔前庭与口腔本部的交界处。

（7）腭穹隆　由硬腭和软腭组成，呈拱形。在硬腭前1/3覆盖着高度角化的复层鳞状上皮，其下方有致密的黏膜下层附着，可以承受较大咀嚼压力。硬腭后2/3的黏膜下层含有较多的脂肪和腺体，不能承受较大咀嚼压力。腭穹隆的形态可分为高拱形、适中形及平坦形3种。

（二）无牙颌下颌的解剖标志

1. 下颌牙槽嵴　形状和结构与上颌牙槽嵴相似，是承受殆力的主要部位。

2. 下颌口腔前庭

（1）下唇系带　与上唇系带相对，但不如上唇系带明显。义齿基托在此处亦应做切迹让开系带活动。

（2）下颊系带　位于下牙槽嵴颊侧，相当于下颌前磨牙牙根部的黏膜皱襞，没有上颊系带明显。义齿基托应做切迹避开系带活动。下颊系带也将下颌口腔前庭分为前、后弓区两部分。

（3）下颌前弓区　是位于下颌唇系带和颊系带之间的区域。在不影响下唇活动的情况下，义齿基托边缘在此区应适当伸展，以加强义齿固位。

（4）颊侧翼缘区　位于下颌后弓区，在颊系带和咬肌下段前缘之间。当下颌后部牙槽嵴吸收平坦时，该区又称颊棚区。其前缘为颊系带，后缘为磨牙后垫和远中颊角区，外界是颊侧前庭沟，内侧是后部牙槽嵴的颊斜面。此区宽阔平坦，面积较大，骨质致密，能承受较大𬌗力，可作为下颌义齿的主承托区。义齿基托在此区内应尽可能伸展，以利于义齿的支持。

（5）远中颊角区　位于磨牙后垫与颊侧前庭沟的结合部，又称咬肌沟。其黏膜下方是咬肌前缘，因受咬肌前份活动影响，义齿基托边缘在此区不宜过多伸展，以免引起义齿松动或引起压痛。

3. 下颌口腔本部

（1）舌系带　位于口底的中线部，是连接口底和舌腹的黏膜皱襞，呈扇形，动度较大。义齿基托在此处应形成切迹让开舌系带的活动。如果义齿基托在此处伸展过长，不仅会压伤舌系带，而且舌活动时还可使义齿向前部脱位。

（2）舌下腺区　位于舌系带两侧，下颌骨舌侧的舌下腺凹内，左右各一。舌下腺可随下颌舌骨肌活动而升降。故义齿基托在此处的伸展不应超过舌下腺升高的位置，否则当舌运动时会将义齿掀起。

（3）下颌隆突　是位于两侧下颌前磨牙区舌侧的骨性隆起。个体差异较大，可见于单侧或双侧，形状和大小不一。其上黏膜较薄，受压易产生疼痛，义齿基托组织面在此处应作缓冲处理。过分突出的下颌隆突，其下方形成明显的倒凹，影响义齿基托的伸展，需要在修复前手术切除。

（4）下颌舌骨嵴　位于下颌骨后部舌侧，从第三磨牙斜向前下至前磨牙区，由宽变窄的骨嵴。其上覆盖薄层黏膜，其下方有不同程度的倒凹。义齿基托边缘必须盖过此嵴，并在组织面上进行缓冲。

（5）舌侧翼缘区　是下颌牙槽嵴舌侧黏膜与口底黏膜的移行处，该区包括舌系带、舌下腺、下颌舌骨肌、舌腭肌、翼内肌、咽上缩肌。舌侧翼缘区后段是下颌义齿固位的重要部位，尤其是牙槽嵴吸收较多的患者，基托在此区应有足够的伸展，以加强义齿的固位（图7-8）。

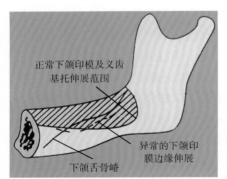

正常下颌印模及义齿基托伸展范围

异常的下颌印模边缘伸展

下颌舌骨嵴

图7-8　舌侧翼缘区后段基托伸展范围

（6）下颌舌骨后窝　位于下颌舌骨嵴后下方的凹陷区域，又称下颌舌骨后间隙。其后外侧为翼内肌和咽上缩肌，后内侧为腭舌骨肌和舌的侧面，下方为下颌舌骨肌的后缘、咽上缩肌及下颌下腺。下颌义齿舌侧后部基托应向下越过下颌舌骨嵴，向外侧弯曲，伸展至下颌舌骨后窝。进入下颌舌骨后窝的基托部分可抵抗义齿向前、向上脱位。该窝深度因人而异，越深对下颌义齿的固位越好。为使义齿顺利就位，应从后上向前下方向戴入。

（7）磨牙后垫　是下颌牙槽嵴远端突起的软组织垫，呈卵圆形，由疏松结缔组织构成，含有黏液腺。软组织垫的深层为磨牙后三角，下颌义齿基托后缘应盖过磨牙后垫的前1/2～2/3，以利于义齿的边缘封闭。

磨牙后垫位置稳定，因此可作为指导排列人工后牙的标志。①垂直向：磨牙后垫可决定下颌𬌗平面的位置，即下颌第一磨牙的𬌗面应与磨牙后垫的1/2等高。②前后向：下颌第二磨牙的远中面应位于磨牙后垫的前缘。③颊舌向：磨牙后垫颊面、舌面最凸点向前与下颌尖牙的近中邻接点形成一个三角形，一般情况下，下颌后牙的舌尖应位于此三角形内（图7-9）。

（8）翼下颌韧带　为一咽颊筋膜束，上端附着于蝶骨翼突（翼上颌切迹内侧），下缘附着于磨牙后垫上缘（下颌舌骨嵴远端），内侧连接咽上缩肌，外侧连接颊肌。大张口时，韧带拉紧、膨起。

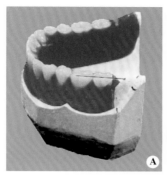
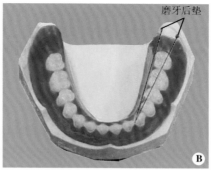

图7-9 磨牙后垫作为指导排列人工后牙的标志

A. 侧面观；B. 殆面观

二、无牙颌组织结构的特点与全口义齿修复的关系

（一）无牙颌的功能分区

根据无牙颌的组织结构特点与全口义齿修复的关系，将无牙颌分为主承托区、副承托区、边缘封闭区和缓冲区4个功能区（图7-10）。

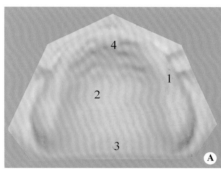
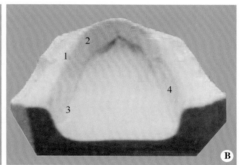

图7-10 无牙颌功能分区

A. 上颌；B. 下颌

1. 主承托区；2. 副承托区；3. 边缘封闭区；4. 缓冲区

1. **主承托区** 是指垂直于殆力方向的区域。包括上、下颌牙槽嵴顶，腭穹隆的水平区，颊棚区等。此区的骨组织上覆盖着咀嚼黏膜，表面有高度角化的复层鳞状上皮，下方有致密的黏膜下层，坚韧而有弹性，是承受殆力的主要部位。义齿基托与主承托区黏膜应紧密贴合，人工牙（尤其后牙）的咬合力应垂直向作用于主承托区，以利于对义齿的支持。

2. **副承托区** 是指与殆力方向成角度的区域。包括上、下颌牙槽嵴的唇，颊及舌腭侧斜面，但不包括硬区。此区骨组织表面有黏膜、疏松的黏膜下层、腺体、脂肪及肌肉附着点，不能承受较大的压力，只能辅助主承托区承担部分殆力，义齿基托与副承托区黏膜也应紧密贴合。主承托区和副承托区没有明显的界线。

3. **边缘封闭区** 是指与义齿基托边缘接触的软组织区域，包括黏膜皱襞、系带附着部、上颌后堤区和下颌磨牙后垫区。该区黏膜下有大量的疏松结缔组织，不能承受咀嚼压力，但可紧密地与义齿边缘贴合和包裹，使空气不能进入基托与黏膜之间，形成良好边缘封闭，增强义齿固位。

上颌后堤区的软组织有明显的可让性，在义齿基托后缘可制作后堤，使其对软组织稍产生压力，包裹基托边缘，增加边缘封闭效果，加强义齿固位。

4. 缓冲区 是指不能承受咀嚼压力且需要缓冲𬌗力的区域。包括上颌隆突、上颌结节的颊侧、切牙乳突、颧突、下颌隆突、下颌舌骨嵴，以及牙槽嵴上的骨尖、骨棱等。该区域骨组织表面覆盖的黏膜很薄，不能承受𬌗力，受压易产生疼痛。全口义齿基托的组织面在此区域应做缓冲，以免形成支点导致义齿翘动或产生组织压痛。

（二）义齿间隙和义齿结构

1. 义齿间隙 是无牙颌患者在牙列缺失和牙槽嵴吸收后形成的间隙，也是口腔内容纳全口义齿的潜在空间。义齿应位于唇颊肌肉的舌向作用力与舌肌的唇颊向作用力相平衡的区域，又称中性区。由于天然牙缺失后，周围软硬组织的变化，义齿间隙的大小在同一个体也随缺牙时间的长短不同而变化。

通过调整人工牙的排列位置、义齿基托厚度和范围，使全口义齿位于这个间隙内，既不影响唇颊舌肌的正常活动，又可恢复患者由于牙列缺失造成的面容改变。若全口义齿过于偏向唇颊侧或舌腭侧，会因为唇颊向和舌腭向肌肉力量的不平衡导致义齿不稳定，影响义齿的功能。

2. 义齿结构 全口义齿由基托和人工牙列两部分组成。基托和人工牙列共同构成义齿的3个面，与全口义齿的固位、稳定和功能关系密切。

（1）组织面 是义齿基托与承托区黏膜接触的面。两者之间必须紧密贴合才能形成吸附力并使边缘封闭，使义齿在口腔中获得固位。

（2）磨光面 是义齿与唇、颊、舌黏膜接触的面，与义齿抵抗水平力量有关。磨光面形态和人工牙排列的位置正常时，可使舌与唇颊肌力量处于平衡状态，以利于义齿稳定。理想的基托磨光面形态应略呈凹形。

（3）咬合面 是全口义齿上、下颌人工牙咬合接触的面。患者进行正中咬合时上、下牙列咬合面应尖窝相对，并保持广泛接触；进行前伸、侧向咬合时应达到平衡𬌗，以利于义齿稳定。

第3节 全口义齿的固位和稳定

全口义齿要获得较好的修复效果，必须具有良好的固位和稳定。固位是指义齿不向戴入的相反方向（垂直向）脱位。固位差的全口义齿，患者张口时义齿就易脱位。稳定是指义齿不发生侧向（水平向）移位或翘动。稳定差的全口义齿，患者在说话和吃饭时义齿会松动。全口义齿的固位和稳定相互依存，固位是稳定的前提，没有固位就没有稳定，良好的稳定能加强义齿的固位。

一、全口义齿的固位原理

全口义齿的固位是靠基托与口腔黏膜紧密贴合，产生的吸附力、大气压力和表面张力等物理作用而获得的。

（一）吸附力

吸附力是指两种物体分子间的吸引力，包括附着力和黏着力（内聚力）。附着力是指两种不同分子间的吸引力。黏着力是指同种分子间的凝聚力。全口义齿基托与其所覆盖的黏膜紧密贴合，其间有一薄层唾液膜存在。基托组织面与唾液间、口腔黏膜与唾液间均可产生附着力，唾液本身分子间可产生黏着力。附着力与黏着力构成了基托与黏膜之间的吸附力，使基托紧密地吸附在黏膜上而获得固位。吸附力的大小与基托和黏膜间的接触面积及密贴程度成正比，接触面积越大，越密贴，则吸附力越大，固位效果也就越好。

（二）大气压力

大气层中的物质受大气层自身重力产生的作用于物体上的压力为大气压力。当两个物体之间紧密接触，而周围空气又不能进入时，大气压力则将两个物体紧紧地压在一起。只有当负压破坏后，两个物体才能分开。全口义齿基托与口腔黏膜只有紧密贴合，基托边缘与周围的黏膜组织形成良好的边缘封闭，才能使周围空气不能进入。当上、下牙咬合时，基托与黏膜间的空气被排出而形成负压，大气压力作用在基托的磨光面上，可使义齿获得足够的固位力。在临床上当患者戴入全口义齿后感觉义齿松动时，常嘱患者将上、下颌牙咬紧并用力吸吮，使基托和黏膜间的空气被挤出而产生负压，义齿便稳定地固位在牙槽嵴上，这就是利用大气压力的作用而使义齿获得固位。有边缘封闭的义齿固位力约是无边缘封闭的义齿固位力的10倍。同时，大气压力作用的大小与基托和黏膜间的接触面积及密贴程度成正比，接触面积越大，越密贴，大气压力的作用则越大，固位效果就越好。

（三）表面张力

由于液体表面层分子引力不均衡而产生的沿表面作用于任一界线上的张力称为表面张力。要使全口义齿脱位，必须将义齿基托和黏膜之间的唾液分成两层，使空气进入到基托和黏膜之间。抵抗液体分层的力量称为表面张力。表面张力的大小与基托和黏膜间的接触面积、密贴程度及唾液的黏稠度有关。

二、影响全口义齿固位的相关因素

（一）颌骨的解剖形态

颌弓宽大、牙槽嵴高而宽，基托覆盖的面积较大，吸附力和大气压力相应就大，义齿固位效果好。反之，颌弓较小，牙槽嵴低窄，腭穹隆低平，系带附着距牙槽嵴顶近者，基托覆盖的面积较小，吸附力和大气压力相应就小，义齿固位效果差。

（二）口腔黏膜的性质

厚度适宜且有一定弹性和韧性的口腔黏膜使义齿基托的组织面易于密贴，基托边缘也易于形成良好的封闭，有利于义齿的固位。若黏膜过薄，缺乏弹性，基托组织面不易与之密贴，基托边缘的封闭作用也差，义齿受力时黏膜易产生疼痛，固位也差。若黏膜过厚，活动度大，受压时黏膜变形移位，使基托移动影响固位。唇颊及舌沟处黏膜，比较疏松，易包裹义齿基托边缘，可获得良好的边缘封闭，有利于义齿的固位。

（三）唾液的性质

唾液的质和量可影响义齿的固位。唾液的黏稠度、流动性且量适中，可在基托和黏膜间形成一层唾液薄膜者，吸附力强，对义齿固位有利。反之，唾液过于黏稠或稀薄，流动性过大或过小，唾液量过多或过少，在基托和黏膜间不能形成一层唾液薄膜者，吸附力差，对义齿的固位不利。口干症患者，唾液分泌量极少，义齿固位差。帕金森病患者吞咽动作缓慢，口底积存大量唾液，影响下颌全口义齿固位。

（四）基托边缘伸展的范围

义齿基托面积越大，吸附力和大气压力越大，固位作用越强。在不影响口腔周围软组织正常功能活动的情况下，基托范围应尽量伸展。但基托扩展过大时，会影响周围软组织的活动，致使义齿脱位或基托压迫软组织产生疼痛。基托唇颊侧止于前庭沟底黏膜移行皱襞处，避开唇颊系带；下颌舌侧止于口底黏膜移行皱襞处，避开舌系带，后部伸展至下颌舌骨后窝，后缘盖过磨牙后垫前1/2～2/3。上颌后缘止于后堤封闭区。

三、影响全口义齿稳定的相关因素

（一）牙槽嵴的高度

牙槽嵴的高度不仅影响全口义齿的固位，也影响其稳定性。有一定高度的牙槽嵴能有效抵抗义齿受到水平向的作用力，利于义齿的稳定。牙槽嵴吸收严重的患者，全口义齿的固位、稳定和支持均差，修复效果欠佳。

（二）咬合关系

全口义齿应在患者正中关系位建立人工牙的正中咬合，使上、下颌的位置关系稳定、可重复。上、下颌做正中咬合时，𬌗面应保持广泛均匀的接触，无早接触。在前伸或侧向𬌗时，应达到平衡𬌗，无𬌗干扰。颌位关系错误或不稳定，咬合接触不平衡，都会增加义齿受到水平向的作用力，导致义齿的不稳定。

（三）人工牙的排列位置

全口义齿的人工牙应尽可能排在牙槽嵴顶上，咬合力沿牙槽嵴顶传递，义齿稳定性好（图7-11）。如果过于偏向唇、颊侧，在行使功能时产生不利的杠杆作用，使义齿发生前后或左右翘动（图7-12）。若人工牙排在偏向牙槽嵴顶的舌侧，将会妨碍舌运动，也不利于义齿稳定。舌体肥大者，人工后牙的排列要稍偏颊侧，以免增大颊向作用力。上、下颌弓宽度不协调时应采用舌侧集中𬌗、平面𬌗型或反𬌗，以免人工牙位置过于偏离牙槽嵴顶。𬌗平面应与牙槽嵴顶平行，且平分颌间距离。若𬌗平面存在前后或左右偏斜，容易增加义齿的水平向作用力，导致义齿发生移动。人工牙排列应形成合适的纵𬌗曲线及横𬌗曲线，并位于中性区。

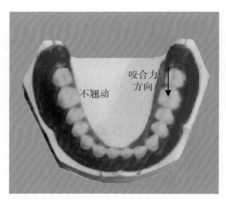

图7-11 人工牙应排在牙槽嵴顶上

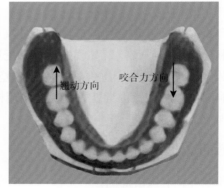

图7-12 人工牙排在牙槽嵴顶颊侧

（四）基托的磨光面形态

基托的磨光面应呈适度凹斜面，唇、颊、舌肌作用在基托上时对义齿形成挟持力，增加义齿的稳定性。上颌义齿颊侧的磨光面呈向上、外方向的凹面，腭侧是向上、内方向的凹面。下颌义齿颊侧磨光面应呈向下、外方向的凹面，舌侧为向下、内方向的凹面。并且要高度磨平磨光，以适应唇、颊和舌的形态及其功能运动的需要，给患者以舒适的感觉。

第 4 节　全口义齿修复前的临床操作

一、病 史 采 集

与患者面对面地交流，有助于医生了解患者对义齿的要求、患者的个性特点和经济情况等。通过了解患者情况，确定诊断和修复设计，并将义齿修复后可能出现的问题向患者讲述清楚，使患者在思想上有正确的认识，便于积极配合。全口义齿修复的成功，很大程度上依赖于患者的合作。患者应被看作义齿修复过程的参与者，而不仅仅是治疗对象。在采集病史时应了解以下情况。

1. 主观要求　患者希望义齿所能达到的效果，患者对义齿修复的过程、价格、效果的理解程度。

2. 既往口腔科治疗情况　缺牙的原因、时间，有无修复史，旧义齿使用效果和存在的问题。

3. 年龄和全身健康状况　患者年龄越大，身体健康状况越差，牙槽嵴萎缩越多，骨的愈合越慢，组织敏感性增强，耐受力、调节力差，对新义齿的适应能力差。

二、颌面部及口腔检查

牙列缺失后，颌面部及口腔有关组织发生相应的形态和功能的变化。而无牙颌的口腔情况与患者的缺牙原因、时间，年龄和全身健康状况等有关。在进行全口义齿修复前，必须做好颌面部及口腔检查，根据每个患者的具体情况，设计符合患者自身条件的义齿。

（一）颌面部检查

检查患者颌面部左右是否对称，面部比例是否协调，上唇长短及丰满度，面下 1/3 高度。下颌开闭口运动有无习惯性前伸及偏斜，颞下颌关节区有无疼痛、弹响，有无张口困难等症状。

（二）牙槽嵴

检查拔牙创口是否完全愈合，牙槽嵴上有无骨尖、倒凹过大的骨突，有无残留的牙根等。同时还要检查牙槽嵴的丰满度和平整度，两侧上颌结节的颊侧有无过大骨突，上颌隆突和下颌隆突是否过于明显。如果影响义齿的戴入，修复前应行外科手术切除。全口义齿的修复一般在拔牙后 3 个月左右进行。从临床观察来看，高而宽的牙槽嵴修复效果好；低平或刃状牙槽嵴修复效果差，并且义齿戴入后易出现黏膜压痛。故在选择人工牙时，应选择颊舌径窄、牙尖斜度小的人工牙，或采用改良𬌗型，以减轻牙槽嵴的负荷。

（三）颌弓的形状和大小

无牙颌颌弓形状分为卵圆形、尖圆形和方圆形 3 种，常与正面面型一致。颌弓的大小分为大、中、小 3 类。检查时注意上、下颌弓的形状和大小是否协调。颌弓形状对选择人工牙的形态有参考价值，颌弓的大小与所选择人工牙的大小有关，而上、下颌弓的位置协调与否对人工牙排列有较大影响。

（四）上、下颌弓的位置关系

1. 水平位置关系　指上、下颌弓前后和左右位置关系，可分为 3 种情况。

（1）前后位置关系　即指上、下颌弓前部的位置关系（图 7-13）。①正常位置（Ⅰ类颌关系）：上、下颌弓前部唇舌向突度基本一致，即两者形状和大小大致相同。侧面观上、下颌牙槽嵴顶相对或上颌弓位于下颌弓稍前方。②上颌前突（Ⅱ类远中颌关系）：上颌前突或下颌后缩，上颌弓位于下颌弓前方（唇侧）。③下颌前突（Ⅲ类近中颌关系）：下颌前突或上颌后缩，下颌弓位于上颌弓前方（唇侧）。

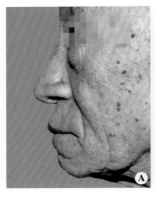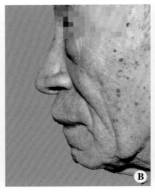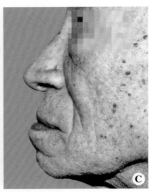

图7-13　上、下颌弓前后位置关系
A. 正常位置；B. 上颌前突；C. 下颌前突

（2）左右位置关系　即指上、下颌弓后部的位置关系。①上、下颌弓后部关系正常：上、下颌牙槽嵴顶相对或上颌弓位于下颌弓稍颊侧，上、下颌弓形状和大小基本相同。②上颌弓宽于下颌弓：上颌弓明显位于下颌弓的颊侧。③下颌弓宽于上颌弓：下颌弓位于上颌弓的颊侧。

2. 垂直位置关系　指上、下颌弓的上下位置关系。天然牙列存在时，是指牙尖交错𬌗时，上、下颌牙所占据的距离，称颌间距离。

无牙颌的颌间距离是指下颌处于牙尖交错位时，上、下颌牙槽嵴顶之间的距离。此距离的大小与原天然牙临床牙冠高度和牙列缺失后牙槽嵴吸收的程度有关。一般分为3种情况。

（1）颌间距离适中　牙槽嵴的高度合适，上、下颌牙槽嵴顶间的距离适中，有利于人工牙的排列及义齿的固位、稳定和支持。

（2）颌间距离过大　多因缺牙时间长，牙槽骨吸收严重所致。该情况虽然方便排列人工牙，但因人工牙的𬌗面距牙槽嵴顶较远，咀嚼食物时易产生不利的杠杆作用，易引起义齿的翘动而脱位。

（3）颌间距离过小　上、下牙槽嵴较丰满，牙槽骨吸收较少。这种情况有利于义齿的固位、稳定和支持，但排牙困难，常需磨改大量人工牙的盖嵴部，方可使其排列就位。

（五）腭穹隆的形状

腭穹隆的形状一般分为3类。

1. 高拱形　腭穹隆高拱，有较厚黏膜和较高牙槽嵴，有利于义齿固位和稳定。

2. 平坦形　腭穹隆低平，对侧向和向前滑动的抵抗力较差，对义齿固位和稳定不利。

3. 适中形　腭穹隆高度适中，多呈圆形，利于义齿固位和稳定。

（六）系带和肌肉的附着位置

检查唇颊舌系带的形状和位置，唇系带的位置与面部中线是否一致。随着牙槽嵴的不断吸收，高度变低，系带和肌肉的附着点与牙槽嵴顶的距离变近，甚至与之平齐，影响义齿基托的伸展。

（七）舌的大小和位置

牙列缺失后若长期未修复，因舌失去牙列的限制，舌体变大，义齿间隙变小，舌的活动会影响义齿稳定。若患者张口至正常开口度时，舌的前部边缘位于牙槽嵴顶即为正常，正常舌对义齿固位有利。

舌体后缩患者容易造成口底前部过量唾液的聚集，影响义齿的固位。

（八）口腔黏膜情况

检查黏膜的厚度和弹性，有无红肿、溃疡，有无敏感、易痛。

有无增生的黏膜组织（缝龈瘤）。缝龈瘤多见于前部牙槽嵴的唇颊侧前庭沟，或者舌侧黏膜返折处，其是黏膜对长期、慢性机械刺激的炎症反应所导致的纤维结缔组织良性增生性病变，也称炎性纤维增生。主要原因是过度伸展或不密合的义齿基托边缘对黏膜的摩擦刺激，在前庭沟内形成的多余黏膜褶皱，褶皱底部与义齿基托边缘吻合，没有明显的症状，局部可有红肿或溃疡。病变的大小与刺激部位的范围和时间的长短有关。

有无松软牙槽嵴。松软牙槽嵴最常见于上颌前部牙槽嵴，也可发生下颌前部牙槽嵴。原因是局部长期受到过大咬合压力的不良刺激，牙槽嵴大量吸收，形成移动性较大的纤维组织。黏膜肥厚、松软、移动，无支持能力。

（九）对旧义齿的检查

检查旧义齿的固位、稳定，义齿基托边缘的伸展及与组织的密合情况，垂直距离和正中关系是否正确，人工牙的排列位置、殆型、材料及磨耗程度等。询问其重做的原因和要求，针对旧义齿存在的问题进行分析和改进。

（十）唾液分泌情况

检查唾液分泌的质和量是否正常。

（十一）X线检查

对拔牙创口长期不愈合疑有残根或下颌运动异常需检查颞下颌关节的患者，可行X线检查明确诊断。

三、修复前的外科处理

修复前进行外科手术时，需根据患者的拔牙时间、剩余牙槽嵴的质和量、年龄、全身健康状况，以及义齿的就位和固位情况进行综合考虑。

1. 牙槽骨修整　牙槽嵴上有不规则的骨突、骨刺、骨嵴或倒凹，影响义齿戴入或义齿戴入后疼痛，对这些骨突可行手术修整。手术时应尽量保存骨皮质，以义齿戴用后舒适和保留骨组织为原则。

2. 上颌结节修整　关于上颌结节过突的问题，要具体分析。当两侧上颌结节都突向颊侧形成明显的倒凹，同时上颌前牙区牙槽嵴亦突向唇侧，义齿无法就位时，则需要手术修整上颌结节两侧过突的部分。当两侧上颌结节过突，而唇侧牙槽嵴正常时，可以手术修整倒凹较大的一侧上颌结节，义齿旋转就位，先戴未修整的一侧，再戴另一侧。上颌结节过分下垂，接近磨牙后垫区，影响下颌义齿后部基托伸展时，也应手术修整。

3. 唇颊沟加深　唇颊沟过浅，影响义齿基托的伸展，常因唇颊肌的活动而造成义齿脱位，可行唇颊沟加深术，相对增加牙槽嵴高度，增加义齿固位。

4. 残根的处理　经X线检查，有保留价值的牙根可设法保留，在其上做覆盖义齿。如果牙槽骨吸收超过根长的2/3，牙根明显松动或根尖周有病变，临床症状明显者，应拔除。

5. 下颌隆突修整　下颌隆突过大，其下方形成过大的倒凹，不能用缓冲基托组织面的方法解决者，在修复前应做外科修整。

6. 增生的黏膜组织　对增生的黏膜组织应首先磨改义齿基托边缘，消除刺激因素，待组织恢复正常后，再重新修复。若消除刺激因素后仍不能恢复则行手术切除。

7. 松软牙槽嵴　范围广、移动性大的松软牙槽嵴，影响义齿修复者应手术切除。

四、常规全口义齿与种植全口义齿的选择

在为无牙颌患者修复前，需帮助患者作出是制作常规全口义齿还是种植全口义齿的选择。

近年来，种植义齿技术日趋完善，已成为临床应用的成熟方法。种植义齿可以使无牙颌患者从根本上摆脱义齿易脱落这一最常见的问题，患者戴牙后，咀嚼功能可以恢复到天然牙的水平。因此，对需要修复的无牙颌患者应优先给予介绍。

在帮助患者进行选择时，主要考虑以下问题。

1. 患者的要求　种植义齿费用高，制作过程复杂，戴用义齿后的随访要求高。因此，需要在患者了解种植义齿的情况下，主动提出种植义齿修复的要求。

2. 患者的口腔条件　对下颌牙槽嵴低平、用常规全口义齿难以满足患者对咀嚼食物的要求及口腔黏膜对义齿基托材料过敏的患者，可优先推荐选择种植义齿。

3. 患者的全身情况　患者的年龄及全身状况能经受种植义齿手术及多次就诊的需要。

第5节　全口义齿的制作

一、制取印模及灌注模型

制取无牙颌患者的上、下颌模型是全口义齿制作的基础，印模与模型的质量与全口义齿修复的准确性密切相关。全口义齿印模是用可塑性印模材料取得的无牙上、下颌牙槽嵴和周围软硬组织在生理功能活动状态下形态的阴模。准确的印模，要反映口腔解剖形态和周围组织生理功能活动范围。模型是将模型材料石膏或人造石灌注于印模内形成的物体原型（阳模）。精确的印模与模型可使全口义齿基托与口腔黏膜高度密合，伸展合适，获得较好的边缘封闭，且不受周围软组织功能运动的影响，从而取得全口义齿良好的固位。

全口义齿的印模应采用二次印模法。二次印模法又称联合印模法，由初印模、初模型和终印模、工作模型组成。先用海藻酸盐印模材料制取初印模，用石膏灌注形成初模型，在其上制作适合患者本人的个别托盘，再对个别托盘边缘进行整塑，然后用终印模材料（流动性好的印模材料，如硅橡胶等）取得精确度高的终印模，用硬石膏灌注形成工作模型。此种方法虽然流程较多，但操作难度不大，容易掌握，所取的印模与模型比较精确，在临床上广泛应用。

（一）全口义齿常用印模的分类

全口义齿常用印模分为张开口式印模和闭口式印模。终印模形成时，是在患者半张口情况下取得的，称为开口式印模，是最常用的形式。闭口式印模是先取初印模，灌制模型，在模型上制作暂基托并形成𬌗堤，用𬌗堤记录颌位关系后或者在人工牙排好后，将硅橡胶等印模材料涂布于暂基托的组织面，引入口中，让患者在正中关系位轻咬，借咬合力使印模材料均匀分布，不让压力集中于某区域，同时让患者做闭口鼓气、吮吸、舌尖舔上腭和左右摆动的动作，以主动方式完成印模边缘的整塑。闭口式印模更符合无牙颌功能状态下的组织形态。

（二）全口义齿印模的要求

1. 精确的组织解剖形态　印模应获得精确的义齿承托部位的组织解剖形态，以保证义齿基托与支持组织密合，有良好的固位力。由于不同患者口腔各部分组织各有其不同的解剖特点，缺牙时间不一致，且牙槽嵴各部位吸收不均匀而高低不平。在制取印模时应注意压力要均匀，否则影响印模的准确性。在有骨突、骨嵴、血管、神经的部位，应缓冲压力。对组织活动性较大的部位，如上颌前部松软牙槽嵴，应避免其受到压力，防止变形。

2. 适度的伸展范围　印模范围的大小，决定全口义齿基托的大小，印模边缘适度伸展有利于义齿基托的边缘封闭。在不妨碍黏膜皱襞、系带及软腭等功能活动的条件下，应充分伸展印模边缘，以便充分扩大基托的接触面积。义齿的固位力与基托的接触面积成正比，即接触面积越大，固位力也越大。此外，无牙颌单位面积上所承受的咀嚼压力与接触面积成反比，即接触面积越大，无牙颌单位面积上所承受的咀嚼压力越小。

无牙颌印模的边缘要与运动时的唇、颊和舌侧黏膜皱襞相贴合，不妨碍唇、颊和舌系带的功能运动。印模边缘应圆钝，有一定的厚度，一般为2～3mm。上颌颊侧后部要盖过上颌结节，远中达翼上颌切迹，后缘超过腭小凹4mm。下颌后缘盖过磨牙后垫，舌侧远中边缘越过下颌舌骨嵴，进入下颌舌骨后窝，不应妨碍口底和舌运动。

3. 反映周围组织的功能形态　取印模时，在印模材料可塑期内进行肌肉功能整塑，塑造出印模的唇、颊、舌侧边缘。这样所形成的义齿基托边缘与运动时黏膜皱襞和系带相吻合，达到良好的边缘封闭。

（三）全口义齿模型的要求

1. 形态清晰准确　与义齿制作有关的解剖标志应清晰准确，上颌的主要解剖标志有翼上颌切迹、腭小凹、上颌结节、切牙乳突、唇系带、颊系带等，下颌的主要解剖标志有磨牙后垫、颊舌侧翼缘区、下颌舌骨嵴、唇系带、舌系带等。边缘形态应清晰显示出肌功能修整后的精细形态和宽度。

2. 具有一定的强度　用人造石灌注模型，模型边缘厚度以3～5mm为宜，模型最薄处不能少于10mm。模型后缘应延伸至腭小凹后4mm，下颌模型后部包括整个磨牙后垫。

（四）印模与模型制取的方法

1. 初印模及初模型制取　初印模、灌制初模型的目的是在此模型上制作个别托盘。要求初模型很好地显示与全口义齿制作有关的解剖标志、边缘形态。以初模型为依据制作的个别托盘伸展适度，有助于进行下一步的边缘整塑和制取终印模。

（1）初印模

1）患者和医生的体位：患者的椅位应保持直立的状态，使下颌牙槽嵴与地面平行。头部有足够支撑，使患者感到舒适和放松。制取上颌印模时医生位于患者右后方，制取下颌印模时医生应位于患者右前方。

2）无牙颌托盘的选择：制取初印模可选择成品无牙颌托盘。在口内试戴托盘，检查托盘是否合适，是否有足够的伸展。通常托盘应比牙槽嵴宽2～3mm，周围边缘高度应离开黏膜皱襞约2mm。选择下颌托盘时，托盘后缘必须要盖过磨牙后垫。在延伸不足的地方用蜡加长边缘，通常远中舌侧的区域需要延伸边缘，对过度延伸的托盘边缘可通过磨改修短边缘。选择上颌托盘时，嘱咐患者发"啊"音，观察颤动线的位置，用记号笔沿着颤动线连接两侧翼上颌切迹。上颌无牙颌托盘，后部可以延伸至颤动线后3～4mm。

3）制取下颌初印模：取模时站在患者的右前方，使用右手拇指、示指和中指拿稳托盘，用左手示指或者口镜牵拉右侧的口角和邻近的嘴唇，从牵拉开的右侧口角处旋转托盘放入口内。用左手或者口镜牵拉开下唇，确保下颌托盘放置在正中的位置，覆盖牙槽嵴。轻轻下压托盘，嘱患者抬舌，在前部托盘就位时将舌轻触前部托盘顶部，然后就位后部托盘。使用口镜或者示指将颊侧软组织牵拉出，以防在颊棚区和托盘之间形成肥厚的软组织垫。让患者像平常一样进行闭口运动，越自然越好。医生在患者脸颊部（托盘边缘稍高的位置）和唇部做肌功能修整。然后用双手示指压住托盘前磨牙位置，大拇指放在下颌骨下缘。印模凝固的整个过程都需要用手扶住托盘并且保持稳定。藻酸盐印模材料完全凝固后，用手指轻轻撬动边缘，小心地将印模取下。

4）制取上颌初印模：站在患者的右后方，左手绕过患者头部，用拇指、示指和中指或者口镜牵拉上唇和左侧口角。用椅位的头枕部支撑患者头部，防止过度向后仰。用右手拇指、示指和中指抓紧托盘旋转就位，托盘后缘、翼上颌切迹的位置先就位，然后就位托盘前部。牵开嘴唇，让藻酸盐印模材料流入唇侧前庭沟，防止产生气泡。托盘的手柄应该和面部中线在一条直线上。牵开左侧颊部，确认藻酸盐印模材料包裹全部托盘边缘，同样方法检查右侧。嘱咐患者在不接触下颌牙槽嵴的情况下尽可能做闭口运动。医生应在患者唇、颊部区域的托盘边缘下方做肌功能修整，让患者轻轻左右移动下颌。藻酸盐印模材料完全凝固后，用手指从前牙区到颊侧轻轻撬动托盘边缘，平稳取下印模。

5）检查印模：检查印模的完整性，印模没有取到的地方通常是托盘过短，应用蜡片局部延伸后再重新制取；或是空气没有有效排出，需要在托盘就位前在舌侧、颊部、唇部和牙槽嵴倒凹大的地方，先用手指涂抹部分印模材料，然后再将托盘就位。如果在印模的组织面看到托盘，说明用力过大。

（2）初模型

1）初印模的处理：用流水冲洗印模上的唾液，喷涂杀菌剂。用锐利的小刀修整多余的印模材料，注意保护边缘部分。

2）灌注模型：流水冲洗后用气枪轻轻吹印模，调拌石膏灌注模型。待石膏完全凝固后，脱模。

3）初模型修整：模型边缘应有3mm宽度的围堤，前庭沟、口底黏膜返折的深度为2mm。填补模型的倒凹区，并对无牙颌的缓冲区、腭皱、下颌磨牙后垫、移动度较大的软组织部位、狭窄的牙槽嵴处用薄蜡片进行局部缓冲。

4）模型画线：在模型上先画出基托最大伸展边缘线，然后再画出个别托盘的范围，通常比基托最大伸展范围缩小2～3mm，但上颌后缘需向后延长2～3mm（图7-14，图7-15）。

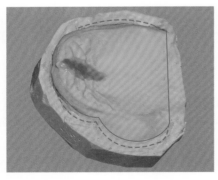 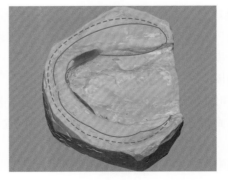

图7-14　上颌初模型画线　　　　　图7-15　下颌初模型画线

2. 终印模及工作模型制取　　终印模及工作模型是采取个别托盘进行边缘整塑，用终印模材料制取精确的无牙颌组织的功能形态，形成精确的工作模型，为全口义齿的制作提供精确的解剖结构与范围。

（1）制作自凝树脂个别托盘　　在修整过的初模型上均匀涂分离剂，调拌自凝树脂，待面团期进行操作。也可用光固化树脂材料制作。

1）上颌个别托盘：在戴手套的手指上涂抹少量凡士林，将面团期的自凝树脂捏成大致上颌模型的形状，或者做一个球形的树脂，将其放置在上腭的正中央，然后向周围铺展，盖过牙槽嵴伸展至外周边缘。将多余的树脂捏成手柄状，用单体湿润托盘前牙区部分，然后把手柄垂直放置在湿润过的部位，在保证强度和操作方便的情况下，手柄的尺寸、位置和方向应该与上颌中切牙相似，以防止制取印模时推挤唇部，妨碍边缘整塑（图7-16）。

2）下颌个别托盘：将自凝树脂捏成类似于下颌牙槽嵴的U形；盖过牙槽嵴伸展至外周边缘。手柄应该朝上放置在下颌前牙的位置上，高约15mm。狭长的指支托放置在下颌第一磨牙处，制取印模时要用双手示指按在指支托上，防止颊部和边缘变形（图7-17）。

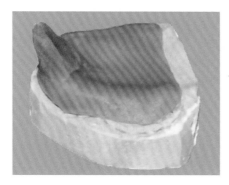
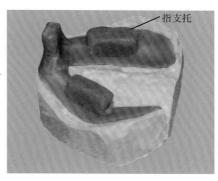

指支托

图7-16 上颌个别托盘　　　　图7-17 下颌个别托盘

待树脂完全结固后，将托盘小心取下，修整托盘边缘，唇、颊系带的部位应磨出较多的空隙。制作完成的托盘应干净、光滑。

（2）个别托盘的边缘整塑　个别托盘边缘整塑的目的是利用边缘整塑材料在结固前具有很好成形性的特点，对个别托盘的边缘形态、伸展范围进行准确成形，为终印模制取无牙颌唇、颊、舌侧边缘的功能形态提供合适的托盘。

在口内检查个别托盘的边缘伸展和外形，托盘边缘应比唇、颊前庭沟底深度短2～3mm，唇、颊系带的部分要留有2mm的距离，上颌托盘后部必须延伸至腭小凹后4mm。分区进行边缘整塑（图7-18，图7-19）。添加边缘整塑材料后（图7-20），将托盘就位，用手指轻揉相应的面颊部。下颌舌侧边缘整塑时嘱咐患者用舌体轻推放在前牙区的手柄或者手指，并做吞咽动作。上颌后部边缘整塑时在托盘后部内侧添加厚度2～3mm的边缘整塑材料，就位托盘，嘱咐患者做吞咽动作。整塑完成后将托盘从口内取出，冷却（图7-21，图7-22）。

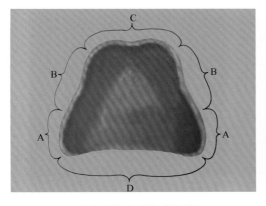
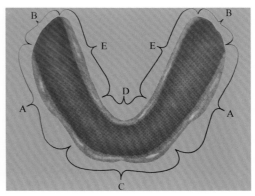

图7-18 上颌个别托盘边缘整塑分区　　　图7-19 下颌个别托盘边缘整塑分区
　　　边缘整塑顺序：A—B—C—D　　　　　边缘整塑顺序：A—B—C—D—E

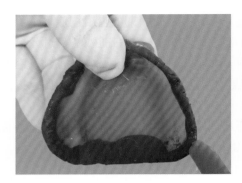

图7-20 个别托盘边缘添加边缘整塑材料

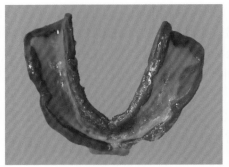

图7-21 下颌个别托盘边缘整塑完成

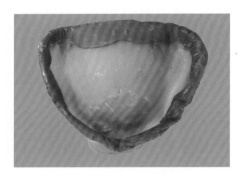

图7-22 上颌个别托盘边缘整塑完成

（3）制取终印模 将个别托盘边缘整塑材料在宽度和高度上均匀回切1mm，为终印模材料留出空间；在上颌中央腭皱区磨出圆形溢出孔。如果下颌牙槽嵴顶有活动性较大的软组织，也要在这个部位制备溢出孔。较厚的、活动性较大的软组织相对的托盘内部均应该磨改留出间隙，对于前牙区牙槽骨吸收较多，明显呈松软牙槽嵴的患者，需要在托盘相应位置开窗，防止取印模时软组织移位、变形。选取终印模材料，通常选择有弹性的、流动性好的终印模材料。

1）制取上颌终印模：用纱布快速擦去牙槽嵴和上腭的唾液。将盛有终印模材料的上颌个别托盘旋转放入口中，向上、后方向完全就位托盘后部，牵拉起嘴唇和颊部使前庭沟的空气排出，准确就位。用一只手中指按压在上腭中央的位置保持托盘的稳定；用另外一只手向下牵拉患者嘴唇，轻轻按压面部使边缘成型。嘱咐患者做噘嘴和左右移动下颌的动作，重复做几次。保持托盘稳定、不移动，直至终印模材料完全凝固后从口内取出。冲洗、消毒，检查印模（图7-23）。

2）制取下颌终印模：将盛有终印模材料的下颌个别托盘旋转放入口中，让患者轻轻抬起舌头，使全部托盘就位，让患者放松舌体。牵拉起唇部、颊部，排出前庭沟处的气体。进行肌功能修整：①轻轻按压颊部和嘴唇；②让患者用舌头轻压前牙区手柄；③让患者用双唇包绕医生手指做噘嘴、吮吸的动作。在制取印模的过程中，反复多次重复这些动作。医生用双手示指放在后牙区指支托上稳定托盘，制取的整个过程不移动托盘。取出凝固的印模，冲洗、消毒，检查印模（图7-24）。

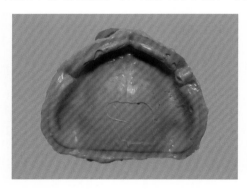

图7-23 上颌终印模

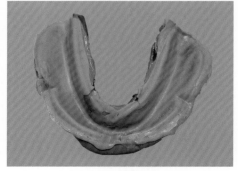

图7-24 下颌终印模

（4）灌注工作模型 工作模型的灌注采用围模灌注方法，其目的是将终印模精细的边缘形态反映在模型上，以便指导义齿基托边缘厚度及形态的制作。操作方法：在印模边缘高点以下3mm用标记笔标记出围模的范围。①沿标记线粘一条约5mm的黏蜡条，下颌印模的舌侧边缘间用蜡板封闭空隙。②用基托蜡片包绕在围好的印模周围，形成型盒。要求型盒上缘比印模高出10mm。所有的连接处用热蜡封闭（图7-25）。③将调好的超硬石膏从印模最高处逐份加入，直到灌满为止。待石膏凝固后，先去除围模，然后脱模（图7-26，图7-27）。

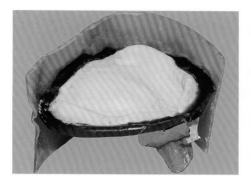

图7-25 上颌围模灌注法围模纵剖面

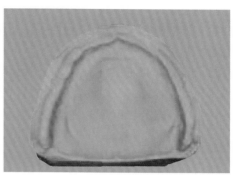

图7-26 上颌工作模型

（5）修整工作模型 用模型修整机平整底座，使其与牙槽嵴平面平行，模型最薄处至少达10mm。用工作刀修整模型边缘的围堤，围堤边缘修成小斜面，尽量消除围堤的倒凹。用锋利的工作刀在工作模型底面修出3个V形刻槽，涂抹凡士林使之润滑。

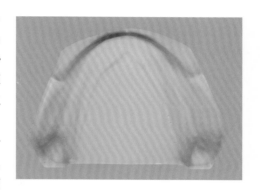

图7-27 下颌工作模型

模型后堤区的处理：为了弥补树脂材料聚合时的收缩，需对上颌模型进行修整，形成后堤区。后堤区通常呈弓形，后堤区外端为覆盖翼上颌切迹的黏膜凹陷，其后界中部约位于腭小凹后2mm处，此区黏膜与黏膜下组织松软，但其黏膜厚度不一致。临床上医生常用口镜柄或T形充填器按压患者后堤区，以确定后堤区的范围和深度。通常在边缘整塑过程中在口内形成后堤区，如果没做口内后堤区成形也可以采取刮除模型的方法，用雕刻刀在石膏模型上颤动线处切一深度1.0～1.5mm的切迹，沿此切迹向前约5.0mm的范围内，将石膏模型轻轻刮去一层，越向前刮除得越少，使之与上腭的黏膜表面移行（图7-28，图7-29）。

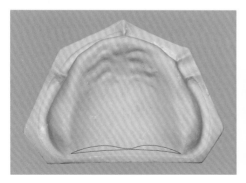

图7-28 后堤区的外形

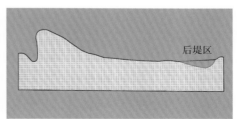

后堤区

图7-29 模型刮除法形成后堤区

二、颌位关系记录

颌位关系是指下颌骨相对于上颌骨或颅骨的位置关系。当天然牙列存在时，上、下颌骨的位置关系由紧密接触的上下颌牙列来保持，它有两个稳定的参考位即牙尖交错位和正中关系位（后退接触位）。当天然牙列缺失后，上、下颌间没有牙列的支持和牙尖的锁结，下颌会向各种位置移动，常见下颌前伸和面部下1/3距离变短，牙尖交错位丧失。此时，上、下颌关系的唯一稳定参考位是正中关系位，因此对无牙颌患者行全口义齿修复时，要确定并记录患者在适宜的面下1/3高度情况下的正中关系位。

由于天然牙列的牙尖交错位位于正中关系位前1mm的范围内或两位一致，全口义齿的牙尖交错𬌗可以建立在患者的正中关系位，或以正中关系位为参照，建立在正中关系位稍前方，以达到患者下颌自然后退并舒适可重复的位置为准。

颌位关系记录是指借助𬌗托来确定并记录患者面部下1/3适宜的高度和两侧髁突在下颌关节凹生理后位时的上、下颌位置关系，以便在这个位置关系上，用全口义齿来重建无牙颌患者的咬合关系。

颌位关系记录包括确定和记录垂直颌位关系和水平颌位关系两部分。

（一）确定垂直颌位关系

确定垂直颌位关系即确定垂直距离。垂直距离为天然牙列在牙尖交错位时，鼻底至颏底的距离，也就是面部下1/3的距离。

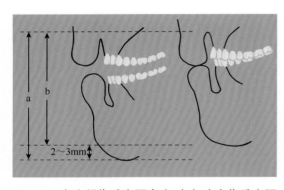

图7-30 息止颌位垂直距离（a）与咬合位垂直距离（b）

1. 确定垂直距离的方法

（1）息止颌位法 在天然牙列存在时，当不咀嚼、不吞咽、不说话时，下颌处于休息的静止状态，上、下牙列自然分开，无𬌗接触，称为息止颌位，此时上、下牙列间由前向后有一楔形间隙称为息止𬌗间隙。一般息止𬌗间隙的前端在上、下中切牙切缘之间的距离平均值为2～3mm。因此，测量息止颌位时鼻底至颏底的距离减去2～3mm，可作为无牙颌患者确定垂直距离的数据（图7-30）。

（2）面部比例等分法 两眼平视，将测量的瞳孔至口裂的距离作为确定垂直距离的数据（图7-31）。

（3）面部外形观察法 一般天然牙列存在并且咬在牙尖交错位时，上、下唇呈自然接触闭合，口裂约呈平直状，口角不下垂，鼻唇沟和颏唇沟的深度适宜，面部下1/3与面部的比例协调，这种面部外形可作为确定垂直距离的参考。

（4）拔牙前记录法 如果患者有拔牙前牙尖交错位时的咬合记录，则可作为无牙颌修复时的垂直距离，此法较为准确。

临床常用息止颌位法，同时参照其他几种方法互相验证，因为确定面部垂直距离与测量某一硬质物体的实际长度不同。在皮肤标记点上测量两点之间距离是难以精确的（可多测量几次取其平均值），况且息止𬌗间隙大小因人而异，瞳孔至口裂的距离也并不是每个人均与鼻底至颏底距离相等。重要的是要结合测量法，详细观察患者的面部外形是否协调对称，这需要医生的临床工作经验及一定的审美观。

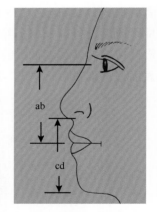

图7-31 瞳孔至口裂的距离（ab）约等于垂直距离（cd）

2. 垂直距离恢复不正确的临床表现

（1）垂直距离过高 表现为面部下1/3距离增大，上、下唇张开，勉强闭合上、下唇时颏唇沟变浅，面部表情紧张；肌肉张力增加，黏膜压痛，咀嚼费力，容易出现肌肉疲劳感；肌肉张力增大可使牙槽嵴经常处于受压状态，久之可使牙槽嵴因受压而加速吸收；息止𬌗间隙过小或消失，在说话和进食时可出现牙齿相撞声；义齿𬌗平面与牙槽嵴顶的距离变大，形成不利杠杆且常需张大口进食，义齿容易脱位，咀嚼效率下降。

（2）垂直距离过低 表现为面部下1/3的距离减小，唇红部显窄，口角下垂，鼻唇沟变浅，颏唇沟变深，颏部前突，面部苍老；息止𬌗间隙偏大，咀嚼肌的紧张度减低，咀嚼无力，咀嚼效率较低。

（二）确定水平颌位关系

确定水平颌位关系即确定患者的正中关系位，正中关系位指下颌髁突位于关节凹中央而不受限的生理后位。髁突只有在这个位置，患者才觉得颞下颌关节舒适、不紧张，咀嚼肌力大，咀嚼效率高。确定正中关系位的常用方法如下。

1. 直接咬合法 是指利用上、下颌𬌗托，嘱患者下颌后退并直接咬合的方法。无牙颌患者下颌有习惯性前伸，需要采取下述方法使患者下颌后退至正中关系位。

（1）卷舌后舔法 将上颌𬌗托后缘中部粘接一直径约5mm的小蜡球后戴入口中，嘱患者小张口，舌尖卷向后上舔舐小蜡球，然后慢慢咬合至适宜的垂直距离。当舌卷向后上方舔舐蜡球时，舌向后上方牵拉舌骨，舌骨连带舌骨肌牵拉下颌后退，就使髁突处于其生理后位。

（2）吞咽咬合法 嘱患者吞咽唾液的同时咬合至适宜的垂直距离；也可以在吞咽过程中，医生用手轻推患者颏部向后，帮助下颌退回生理后位。在吞咽过程中，下颌升肌有固定下颌于正中关系位的作用，因此采用吞咽动作结合使下颌受推力后退，较易达到下颌的生理后位。

（3）后牙咬合法 先将上颌𬌗托就位，医生两手示指分别置于患者下颌牙槽嵴的第二前磨牙和第一磨牙处，嘱患者轻咬几下，直到患者觉得咬合时两侧能用上力量时，再将粘有烤软蜡卷的下颌𬌗托就位于口中，医生两手示指先分别置于下颌𬌗托𬌗面第二前磨牙和第一磨牙处，仍让患者先试咬医生示指，医生感觉两手示指受力一致时，示指滑向𬌗堤的颊侧，上、下颌𬌗托就接触于其生理后位。咬合时，颞肌、咬肌、翼内肌同时收缩，牵引下颌向后上方移动，可使髁突回到正中关系位。仅在下颌处于其生理后位时，𬌗力在第二前磨牙和第一磨牙处才能发挥最大。

（4）肌肉疲劳法 在确定正中关系前，让患者反复做下颌前伸的动作，直至前伸肌肉疲劳，再确定正中关系，此时下颌通常可自然后退。

（5）诱导（暗示）法 当患者因精神紧张下颌难以后退时，嘱患者上颌前伸或鼻子向前，可反射性地使其下颌后退。

2. 哥特式弓描记法 即确定颌位关系时于上、下𬌗托前方各装一个约2mm长的柄，上颌的柄端有一与之垂直的描记针，下颌柄上有一个与针相对的盘。下颌前伸、侧向运动时，固定在上颌的描记针在下颌的描记盘上描绘出近似∧形的图形，当描记针指向该图形顶点时下颌恰好处于正中关系位。哥特式弓描记法是唯一在确定颌位关系时可客观观察下颌后退程度的方法。这个图形与哥特式建筑的尖顶类似，因此取名为哥特式弓。

哥特式弓的口内描记法，即将描记针和描记板分别安装在上颌𬌗托的腭中部和下颌𬌗托两侧𬌗堤的中间。

（三）颌位关系记录的操作步骤

无牙颌患者颌位关系记录借助于上、下𬌗托来完成。𬌗托由基托和𬌗堤两部分组成。基托又有暂基托和恒基托，暂基托较为常用。暂基托用于制作𬌗托，排列人工牙和形成蜡模，最后被加热成型树脂所替代。常用的暂基托材料有蜡片、室温固化树脂和光固化树脂。

暂基托应与无牙颌承托区黏膜紧密贴合，有一定的固位力，并在口腔内就位且不产生变形。

1. 上颌𬌗托的制作

（1）暂基托的制作

1）蜡基托的制作：将两层蜡片烤软黏合在一起，轻按蜡片于模型上使蜡基托与模型表面紧密贴合，将金属增力丝埋入舌腭侧基托中，形状与牙槽嵴的舌腭侧的组织面大体一致，上颌𬌗托近后缘也要埋入横行的增力丝。

2）自凝树脂暂基托的制作：先将终模型的唇、颊、舌侧的倒凹区用烤软的蜡填补，以便基托取下和戴上时不刮损模型。将调拌至黏丝期的自凝树脂按压于模型上形成基托，厚度约2mm。固化后自模型上取下，磨圆边缘，备用。

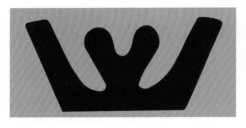

图7-32　𬌗平面规

3）光固化树脂暂基托的制作：先在终模型上用蜡适当填倒凹，将预成的光固化塑料基托板放在模型上，按压成型，用蜡刀切去多余部分，然后用光固化灯光照，硬固后取下，打磨边缘，备用。

（2）𬌗堤的制作　将蜡片烤软卷成8～10mm直径的蜡条，按牙槽嵴形状黏着于基托上，戴入口中，趁蜡堤尚软时借助𬌗平面规按压其表面，形成𬌗平面（图7-32，图7-33）。要求𬌗平面的前部在上唇下缘露出约2mm，且与瞳孔连线平行，𬌗平面的后部，从侧面观要与鼻翼耳屏线平行。𬌗堤的唇颊面至基托边缘为一个平滑的表面，前部蜡堤唇面应位于切牙乳突中点前方8～10mm，要充分衬托上唇，使上唇丰满而自然。然后修整𬌗平面的宽度，前牙区约为6mm，后牙区为8～10mm，𬌗堤后端修整成斜坡状（图7-34）。在𬌗平面上相当于后牙处，左右侧分别削出前后两条不平行的沟，沟深约3mm，以便用作上、下颌𬌗堤咬合时的标记。最后可在上颌𬌗托后部的中线处固定一个直径约5mm的蜡球。也可事先在模型上预制上颌𬌗堤，𬌗托的前部高度（基托边缘至蜡堤𬌗平面）为20～22mm，向后逐渐降低，上颌结节部位高度为16～18mm，再放入口内按上述要求调整𬌗平面。

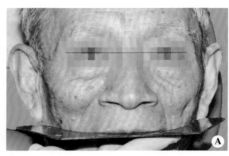
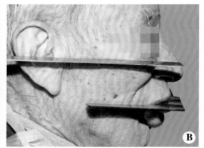

图7-33　𬌗平面规放入口内

A.正面观；B.侧面观

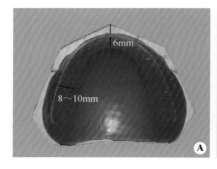
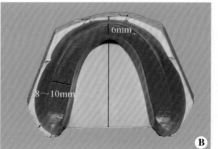

图7-34　𬌗堤修整成坡面

A.上颌；B.下颌

2. 下颌𬌗托的制作　下颌暂基托及𬌗堤的基本制作方法同上颌，𬌗堤的高度与磨牙后垫中部的高度平齐，戴入口内时前牙区的𬌗堤上缘应与下唇上缘平齐，并与上颌𬌗堤协调。

3. 颌位关系记录的方法 上颌𬌗托调整完成后，再确定下颌蜡堤的高度和位置也就是确定垂直距离和正中关系位的过程，常用的方法如下。

（1）确定垂直距离的同时取得正中关系位记录 患者端坐在治疗椅上，肌肉放松，头部直立，表情自然，使下颌处于自然休息状态，用垂直距离测量尺测量出鼻底至颏底距离，减去息止颌间隙均值2mm，得出牙尖交错位时的垂直距离。趁下颌𬌗托尚软，将上、下颌𬌗托戴入口内，嘱患者用吞咽法、咬合法或卷舌法做正中咬合，达到测定的垂直距离高度时停止，此时垂直距离和正中关系位同时被确定。此种方法需有经验的医生操作。

（2）先确定垂直距离，再取得正中关系位记录 将完成好的上颌𬌗托和事先预制的下颌𬌗托戴入口内，用手指扶住下颌𬌗托，嘱患者轻轻咬合，检查垂直距离高度。然后调整下颌𬌗托𬌗堤高度，使其比适宜的垂直距离高度略低。再将烤软的蜡片贴附于下𬌗托𬌗面上，戴入口中就位，利用卷舌后舔、吞咽或后牙咬合法，同时还可结合轻推下颌法，嘱患者咬紧，取得正中关系位记录。

（3）哥特式弓描记法 用哥特式弓的口内描记法确定正中关系位时，𬌗托的基托部分应选用不易变形的树脂基托，在确定正中关系位之前，应先确定适宜的垂直距离。在上颌𬌗托的腭部安放描记针，调整描记针的高度，使其顶端与上颌𬌗平面等高，再将𬌗堤均匀削去约3mm，以免影响下颌的运动。将描记板固定在下颌𬌗堤表面并与其平行。将上、下𬌗托放入口内，嘱患者从后退位进行前伸、左右的下颌运动，观察描记板上留下的印迹，以较完整的哥特式弓顶点为正中关系位，再放回口内，让患者咬在正中关系位，然后拉开口角，从颊侧将颌间记录材料，如印模石膏注入描记针和板之间，用于固定正中关系位记录。

4. 颌位关系记录的核对 将记录颌位关系的上、下颌𬌗托用流水冲洗冷却后，再次戴入患者口内，进行进一步核对。

（1）检查垂直距离是否合适 用确定垂直距离的方法进一步核对。也可用发音法进一步验证垂直距离是否合适，如发"m"音可检查下颌息止颌位，发"s"音可确定最小发音间隙。

（2）检查正中关系位是否正确 检查患者在反复咬合时𬌗托是否有前移或扭动。也可借助下列方法辅助检查。

1）指感髁突撞击法：医生双手小拇指放在患者两侧外耳道中，指腹紧贴外耳道前壁，让患者做咬合动作。如果指腹能感觉到髁突向后的冲击力，且左右两侧大小一致，说明下颌没有前伸，亦无偏斜；若冲击力不明显，说明下颌前伸；若左右冲击力不一致，说明下颌偏斜，一般偏向冲击力强的一侧。

2）指感颞肌纤维收缩法：医生双手放在患者的两侧颞部，让患者做咬合动作。如果两侧颞肌收缩有力，且左右肌力一致，说明下颌没有前伸，也没有偏向一侧；如果收缩无力，表明下颌前伸；若左右肌力不一致，说明下颌偏斜，一般偏向有力的一侧。

（3）检查𬌗平面 𬌗平面两侧应等高，后牙区𬌗平面应等于或略低于舌背表面和舌侧缘的移行部，𬌗平面的远中延长线应约等于磨牙后垫1/2处的高度。

5. 在𬌗堤唇面画标志线 上、下颌𬌗托形成后，将上、下颌𬌗托就位于口中。以蜡刀刻画标志线于𬌗托唇面。标志线可用来选择人工牙的长度、宽度和指示人工牙排列的位置（图7-35）。

（1）中线 参照整个面型确定中线，并刻画在𬌗堤前部唇面，代表面部正中矢状面所在的位置，作为排列人工牙两个上中切牙交界的标志线。

（2）口角线 当上、下唇轻轻闭拢时，刻画出口角在𬌗托上的位置，口角线也是垂直于𬌗平面的直线。

（3）唇高线和唇低线 上、下𬌗托在口中就位，嘱患者微笑，以蜡刀刻画出微笑时上唇下缘和下唇上缘的位置线。上唇

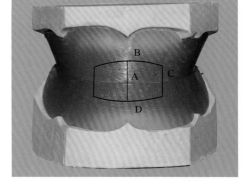

图7-35 𬌗堤唇面画标志线
A. 中线；B. 唇高线；C. 口角线；D. 唇低线

下缘在上殆托唇面上形成凸向上的弧线和下唇上缘在下殆托唇面上形成凸向下的弧线，分别称为唇高线、唇低线，两者也称笑线。笑线又分微笑线和大笑线两种。

三、颌位关系转移

颌位关系转移，又称上殆架，是将带有殆托的上、下颌模型用石膏固定在殆架上，以保持完成颌位记录后上、下颌模型间垂直和水平方向的位置关系。殆架是一种固定上、下颌殆托和模型的仪器，它具备与人体咀嚼器官相当的部件和关节，能在一定程度上模拟下颌的运动。

上殆架需借助面弓将患者上颌与颞下颌关节的固有位置关系通过上颌殆托转移到殆架上。这样，上颌模型固定在殆架的位置就与患者的颞下颌关节的固有位置关系相当，殆架就可以在口外模拟患者的口内情况，以便排牙及做排牙后的调殆，使在殆架上完成的全口义齿戴入患者口内后，能符合或接近患者的实际情况，实现平衡殆。

根据殆架模拟下颌运动的程度不同，将殆架分为不可调殆架、半可调殆架及全可调殆架。本节以 Hanau H2 型殆架为例，介绍半可调殆架在全口义齿制作中的应用（图 7-36）。

（一）殆架的基本结构

Hanau H2 型殆架由上颌体、下颌体和侧柱 3 部分组成。

1. 上颌体　相当于人体的上颌。前端有切导针，切导针上有两个标记线：上标记线与上颌体上缘平齐时，上、下颌体处于平行的位置关系；下标记线位于上、下颌体间平分线的位置。切导针的下端与切导盘接触。上颌体的中部有固定上颌模型的架环，后部横梁的两端连接髁杆，髁杆外套髁球，借髁球与侧柱上端的髁导盘相关联。

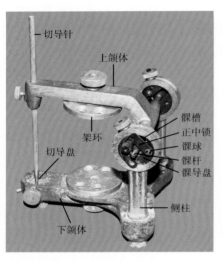

图 7-36　Hanau H2 型殆架

2. 下颌体　相当于人体的下颌。前端有凹形的切导盘，其上附有可调节切导盘倾斜程度的螺丝。下颌体的中部有固定下颌模型的架环，后部两端连接侧柱的下端，内侧有侧方髁导指标刻度（0°～20°）。

3. 侧柱　位于下颌体的两端，用于支撑上颌体，侧柱上端是圆形的髁导盘，其外侧面有前伸髁导指标刻度（−40°～+80°）。髁导盘中部有一髁槽，髁槽内容纳上颌体的髁球。髁导盘的后上方附有螺丝，松开螺丝可以调整髁槽的倾斜方向。当髁槽呈前低后高位时前伸髁导斜度度数为正，反之度数为负，当髁槽处于水平位置时，前伸髁导斜度为0°。髁导盘外面有一正中锁，用于固定髁球的位置。当正中锁的锁条抵住髁杆的后面拧紧螺丝，可使髁球紧贴髁槽前壁固定不动，据此将正中关系位固定。

（二）面弓转移上颌与颞下颌关节的位置关系

面弓不是半可调殆架的组成部分，它是一种工具，采用面弓可记录患者上颌与颞下颌关节的位置关系，将其转移并固定到半可调殆架上，从而使患者的上颌模型固定在殆架上适当的位置，这个位置与患者的上颌与颞下颌关节的实际位置关系相一致。

面弓由弓体和殆叉两部分组成（图 7-37）。弓体呈U形，两端具有可内外向滑动的髁梁，梁上面有表示滑动距离的刻线。梁内端为凹槽（与殆架髁杆的外侧端嵌

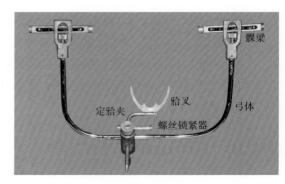

图 7-37　面弓

合），髁梁内侧与确定的髁突体表位置相接触。殆叉通过定殆夹连接到弓体上，并可在弓体上滑动，定殆夹下端的螺丝可调节固定在殆叉上的上颌殆托殆平面的位置。

（三）上殆架的方法

1. 模型处理　在模型底部及边缘作刻痕，以加强模型在殆架上的固定，然后将模型在水中浸泡数分钟后擦干。

2. 调整殆架　调节切导盘在水平位，固定切导针上刻线与上颌体上缘平齐，下端位于切导盘的中央的位置；将两侧前伸髁导斜度固定在30°，使髁球紧贴髁槽前壁，扭紧固定正中锁；将侧方髁导斜度固定在15°；扭紧螺钉使架环紧贴于上、下颌体上。

3. 标记出髁突外侧面中央部的位置　髁突约位于外眼角至耳屏中点连线上距离耳屏约13mm处。医生用两手的中指分别抵触两侧髁突的大致位置上，嘱患者做开闭口运动数次，髁突运动时撞击中指明显，有利于确定髁突外侧面的位置。找出髁突外侧面中央部位置后，可用变色铅笔标记。

4. 将殆叉尖烧热插入上颌殆堤内　殆叉的叉体与殆平面平行且距殆平面约5mm，叉柄上的中央刻线对准上殆堤的中线，两个小殆叉尖也应插入殆堤内少许。要求叉柄应垂直于弓体的中段。

5. 使殆托就位　将下殆托和附有殆叉的上殆托分别就位于口中，按牙尖交错位记录使上、下殆托咬合在一起。

6. 连接弓体　将定殆夹的穿孔套过殆叉柄，两髁梁内侧抵于患者髁突外侧面中央部的印记上，调节两髁梁在相同的刻度上，扭动螺钉固定住髁梁。扭紧螺钉固定殆叉柄与定殆夹及弓体于一体。

7. 取出殆托　松开固定髁梁的螺钉，将借殆叉固定在弓体上的上颌殆托自口中取出。将两髁梁的内侧端分别套在殆架的髁杆的外侧端上，调整两侧髁梁于相同刻度后，扭动螺钉固定髁梁于髁杆上（图7-38）。

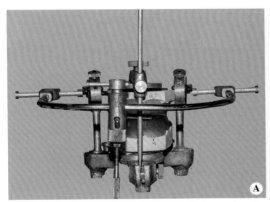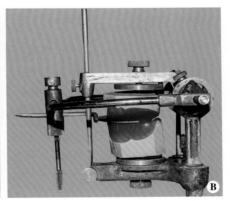

图7-38　颌位关系转移至殆架上
A.正面观；B.侧面观

8. 调整殆平面位置　将上颌殆托殆平面调节至与水平面平行的位置，以玻璃板垫于定殆夹的下端，以保持上述平面的位置。

9. 固定上颌模型　将上颌模型就位于上颌殆托上，调拌石膏固定上颌模型于上颌架环上。

10. 固定下颌模型　待固定上颌模型的石膏凝固后，根据颌位记录将上、下颌殆托固定在一起。殆架倒置，将下颌模型就位于下颌殆托上，调拌石膏固定下颌模型于下颌架环上，石膏初凝后，用绳子将殆架的上、下颌体捆扎固定，以免由于石膏的凝固膨胀而使切导针脱离切导盘，从而改变垂直距离。

11. 拆面弓，取殆叉　待固定下颌模型的石膏凝固后，将殆架放正，松开固定髁梁和定殆夹的螺钉，取下弓体。用酒精灯烧热殆叉柄，待与殆叉接触的蜡软化后，取下殆叉。

12. 确定前伸髁导斜度　将人体上的前伸髁道斜度转移到殆架上，称前伸髁导斜度。上、下颌殆托戴入口内，嘱患者下颌向前伸约6mm，殆托前缘接触，而后部离开，形成楔形间隙。此间隙出现于髁道斜度，斜度越大，楔形间隙也越大，此现象称为克里斯坦森现象（Christensen phenomenon）。依据此原理，将烤软叠成3层的蜡片制成U形，置于下颌殆托殆平面上，嘱患者下颌前伸约6mm时，轻轻咬住殆托，用冷水冲洗使蜡记录变硬。取出上、下颌殆托及蜡咬合记录，将上、下殆托分别就位于殆架上，松开正中锁和固定髁槽的螺钉，将上殆托对位于蜡记录上面。前后转动固定髁槽的螺钉，当上颌殆托殆平面与蜡记录完全接触时，此时髁导盘所指示的度数即为患者的前伸髁导斜度。扭紧螺钉固定髁槽，取下蜡记录，将髁球固定在紧贴髁槽前壁的位置。为了减少误差，通常要做3次前伸殆关系记录，将3次中比较接近的两次的均数作为前伸髁导斜度。

13. 确定侧方髁导斜度 将患者的侧方髁道斜度转移到殆架上，是通过调节殆架侧柱与正中矢状面的夹角来完成的，即侧方髁导斜度。常用Hanau公式计算得出。

$$侧方髁导斜度（L）=前伸髁导斜度（H）/8+12$$

例如，前伸髁导斜度为24°，侧方髁导斜度应为15°。

14. 确定切导斜度 切导斜度是指切导盘与水平面的夹角。当上、下颌前牙排好后，松开固定切导盘的螺丝，推切导针使上颌体后退至上、下颌前牙切缘接触位，调整切导盘使切导针前后移动时一直与切导盘保持接触关系。扭紧螺丝，固定切导盘，此时切导盘表面斜度就是要求得到的切导斜度。

四、排列人工牙

排列人工牙要达到的基本目的为尽可能恢复患者有个性特征的自然外观，达到咀嚼和发音的功能要求，保持剩余组织的健康。

（一）选牙

选牙要考虑人工牙的质地、大小、形态、颜色及价格等因素，根据患者的口腔情况做具体分析，同时需征求患者的意见。

1. 质地 人工牙分为树脂牙和瓷牙两类。树脂牙的主要成分为甲基丙烯酸甲酯树脂，与瓷牙相比有质轻、韧性好的优点，但耐磨性较差。树脂牙与基托为同种树脂制成，结合力好。而瓷牙与树脂基托连接靠机械式结合，前牙瓷牙舌面有固位钉，后牙瓷牙底面和邻面有固位孔。瓷牙性脆易崩，对颌间距离较小的患者，排牙时有一定困难，但颜色好，耐磨，能较长时间维持稳定的垂直距离。临床上以高强度、耐磨损的仿生树脂牙较常用。

2. 大小、形态和颜色 人工牙的大小、形态和颜色是选牙时要考虑的主要内容。

（1）前牙的选择 前牙关系到患者的面部形态和外观，重点在美观。

1）大小：两侧口角线之间殆堤唇面弧度的长度是上前牙的总宽度；唇高线至殆平面的距离为上中切牙切2/3的高度，唇低线至殆平面的距离为下中切牙切1/2的长度。

2）形态：前牙的唇面外形要与患者面部形态协调一致。面型的构成主要依据两侧颊线的位置关系，颊线是面部两侧髁突到下颌角外侧面的连线，颊线将人体的面型大致分为3种。①方型面：两条颊线接近平行。方型面的额部较宽，颊部方圆。方型面的上中切牙牙颈较宽，唇面切1/3和切1/2处的近中、远中边缘几乎平行，唇面平坦，切角近似于直角。②卵圆型面：两侧颊线自颧骨起呈向外凸形，面型圆胖，颏部略尖，下颌下缘呈圆曲线式。卵圆型面的上中切牙牙颈部略宽，近中面微凸，远中面的切1/2较凸，唇面较圆凸，两切角较圆。③尖型面：两条颊线自上而下明显内聚，面型约呈清瘦的三角形。尖型面的上中切牙牙颈呈中等宽度，近、远中面几乎成直线，但不平行，唇面平坦，唇面宽度自切缘到颈部逐渐变窄，近中线角较锐。

3）颜色：主要参考患者的皮肤颜色、性别和年龄。年轻面白的女性要选择较白的牙，而年老面色黑黄的男性宜选择较黄、色暗的牙，并征求患者对牙色的选择意见。

（2）后牙的选择 后牙的主要作用是咀嚼功能，同时还要重视对口腔组织的保健，后牙应选择与牙槽嵴状况相适应的大小和形态。

1）选择后牙的近远中宽度：将下颌尖牙远中面到磨牙后垫前缘的距离作为选择人工牙下颌第一前磨牙至第二磨牙近远中径的总宽度，上颌后牙的近远中宽度与下颌后牙相匹配。

2）选择后牙𬌗面的形态：①解剖式牙。𬌗面形态与天然牙相似，牙尖斜度约30°。②半解剖式牙。𬌗面形态模拟老年人的𬌗面磨耗，牙尖斜度略低，约20°。解剖式牙和半解剖式牙的特点是在牙尖交错𬌗有尖窝交错的广泛接触关系，在非牙尖交错𬌗可以实现平衡咬合，咀嚼效能和美观效果好。解剖式牙多用于牙槽嵴高而宽的患者，半解剖式牙多用于牙槽嵴低平且窄的患者。③非解剖式牙。𬌗面形态与天然牙有别，比较典型的为无尖牙，牙尖斜度为0°。无尖牙没有高出𬌗面的牙尖，上、下后牙𬌗面间是平面接触，但𬌗面有食物的排溢沟。其优点是可减小侧向力，使𬌗力主要沿垂直方向向牙槽嵴传导，可减少由侧向力造成的义齿不稳定，另外排牙时操作较简单，不要求达到平衡𬌗，多用于牙槽嵴条件差的患者。

3）选择牙色：后牙牙色与前牙牙色协调一致。

🔗 链接 舌向集中𬌗牙知多少？

舌向集中𬌗牙是指上颌后牙舌尖大，而颊尖小；下颌后牙的中央窝宽阔，上颌舌尖与下颌牙𬌗面接触时滑动自如，易于实现平衡𬌗，是一种既保持了非解剖式牙的自由运动度大的特点，同时又保持了解剖式牙美观及咀嚼效能好的特点的牙。

（二）排牙原则

全口义齿人工牙的排列要考虑美观、组织保健和咀嚼功能这3个方面。

1. 美观 全口义齿要恢复患者面部下1/3的生理形态，达到面下1/3与整个面部比例和谐，使人显得年轻，给人以美感，这是满足患者心理需要必不可少的条件。全口义齿的美观主要体现在上颌前牙的排列上，需注意以下问题。

牙弓弧度要与颌弓形态一致。上前牙的位置要衬托出上唇丰满度，要达到此要求可参考以下内容（图7-39）。

（1）两个上颌中切牙的近中交界线应以切牙乳突中线为准（同时注意面部正中矢状线）。上颌中切牙唇面置于切牙乳突中点前8～10mm。

（2）年轻人，上颌尖牙牙尖顶连线通过切牙乳突中点，而老年人上颌尖牙牙尖顶连线与切牙乳突后缘平齐。

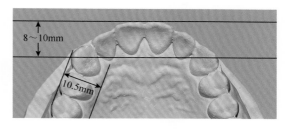

图7-39 上前牙排列的位置

（3）上颌尖牙的唇面通常与腭皱的侧面相距约10.5mm。

（4）上颌前牙切缘在上唇下露出2mm，年老者显露较少。

（5）患者上颌骨萎缩严重时，可利用基托的丰满度来改善义齿对唇部的支持。

前牙排列要体现患者的个性，除前述要根据患者面型、年龄、肤色、颌弓大小等选牙外，在排牙时要注意以下方面。

（1）尽可能模仿患者原有真牙的排列。如患者有照片或拔牙前记录，或满意的旧义齿牙型，尽可能作为排列前牙的参考。

（2）处理切缘和颈缘时要考虑年龄差异。年老者切端及尖牙牙尖可略磨平，以模仿真牙磨耗情况；

颈部要较年轻者外露更多，以模仿真牙的牙龈萎缩，必要时还可模仿真牙的某些着色。

（3）可模仿真牙的轻度拥挤和扭转，不要排列过齐，给人以不真实的感觉。

（4）根据上、下颌骨的位置关系排列上、下颌前牙的覆𬌗覆盖，一般要求浅覆𬌗，浅覆盖，切导与𬌗平面的交角接近15°为宜。

（5）患者有面部缺陷或面部中轴偏斜等情况时，要利用排牙弥补患者的缺陷而不要使其更明显，如面部中轴偏斜时牙齿中线也可略偏等。

上颌前牙的排列要参考患者的意见，一般情况下，上前牙排列要在患者参与下完成。

2. 组织保健　义齿在功能状态下的稳定是组织保健的重要方面，而人工牙的排列位置与义齿在功能状态下的稳定有很大关系。

（1）人工牙应排列在肌平衡位置（中性区），在功能状态下不妨碍舌、唇、颊肌的活动，利于义齿的稳定性。

（2）后牙𬌗平面与鼻翼耳屏线平行，其高度位于舌外侧缘最突出处（下颌第一磨牙的𬌗面与磨牙后垫1/2位置平齐），便于舌将食物送至后牙𬌗面，利于义齿在功能状态下的稳定。

（3）后牙功能尖（上颌后牙舌尖和下颌后牙颊尖）要尽量排在牙槽嵴顶上，使𬌗力沿垂直方向传至牙槽嵴。

（4）𬌗平面应与牙槽嵴平行，且平分颌间距离。只有𬌗平面与牙槽嵴平行，才能保证𬌗力垂直传

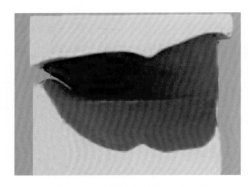

图7-40　𬌗平面平分颌间距离

导至牙槽嵴。𬌗平面平分颌间距离时，上、下牙列的𬌗平面至上、下牙槽嵴顶的距离大致相等，可使上、下半口义齿均获得良好的稳定性（图7-40）。

若𬌗平面前高后低，在行使功能时，由于𬌗力的作用，下半口义齿有被向前推移的可能；若𬌗平面前低后高，在行使功能时，上半口义齿有被向前推移的可能（图7-41，图7-42）。

如果牙槽嵴吸收较多，要根据牙槽嵴斜坡倾斜方向调整后牙倾斜度，使𬌗力尽可能以垂直方向传至牙槽嵴，如果牙槽嵴严重吸收，则要注意将𬌗力最大处放在牙槽嵴最低处，减少义齿在功能状态下的翘动。

（5）前牙要排列成浅覆𬌗，浅覆盖。正中咬合时前牙不接触，并在前伸及侧方运动时上、下颌前牙间至少有1mm的活动空间，便于下颌前牙沿上颌前牙舌面自由滑动。

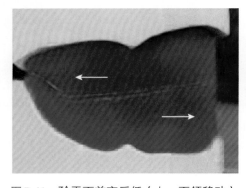

图7-41　𬌗平面前高后低（上、下颌移动）

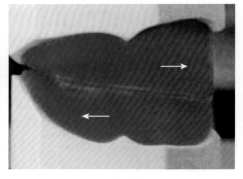

图7-42　𬌗平面前低后高（上、下颌移动）

（6）在下颌运动时，上、下颌牙齿间要有平衡𬌗接触。即前牙对刃接触时，后牙每侧至少有一点接触；后牙一侧咬合时，工作侧为组牙接触（尖牙保护𬌗不适合全口义齿），非工作侧至少有一点接触。

（7）减少功能状态下的不稳定因素。要适当降低非功能尖（上颌后牙颊尖和下颌后牙舌尖）斜度，减少研磨食物时义齿的摆动。

3.咀嚼功能　有效的咀嚼和满意的咬合是人工后牙的主要功能。人工后牙要有最广泛的接触，尖窝关系要稳定，尽量选择解剖式或半解剖式牙，以便增加切割功能，提高咀嚼效能。无尖牙尽管有广泛的平衡接触，侧向力小，但咀嚼效能差于有尖牙。

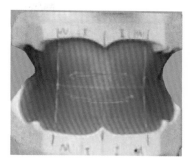

（三）排牙的步骤和方法

以解剖式牙为例介绍全口义齿的排列方法。在排牙前要将中线、口角线的延长线画在模型唇面，并将两侧后牙区牙槽嵴顶线延长至模型上，同时在模型旁侧面画出牙槽嵴顶线在矢状面的水平线及牙槽嵴顶最低点的位置，以便排牙时参考（图7-43，图7-44）。

图7-43　将标记线的延长线转移在模型唇面

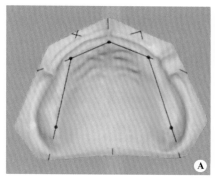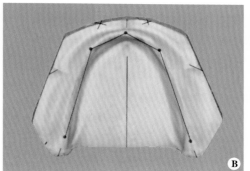

图7-44　牙槽嵴顶连线的两端延长线转移在模型上

A.无牙颌上颌模型；B.无牙颌下颌模型

1.排列前牙

（1）上颌前牙的排列　上颌前牙的常规排列应考虑以下的6个方面（图7-45，图7-46）。

1）近远中向位置：<u>1 1</u> 的近中接触点与𬌗堤中线一致，且位于中线的两侧，<u>32 23</u> 依次排列在中切牙的远中。

2）唇舌向位置：<u>321 123</u> 唇面与𬌗堤唇面坡度一致，应衬托出上唇的丰满度，同时应参考切牙乳突与前牙的位置关系。

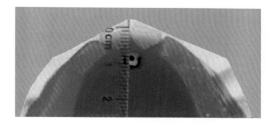

图7-45　<u>1 1</u> 的排列

3）近远中向旋转度：<u>321 123</u> 自近中面到远中面均应有适当的旋转，<u>3 3</u> 旋转度较大，冠的旋转度与𬌗堤唇面弧度一致。

4）垂直向高度：<u>1 1</u> 切缘位于𬌗平面上，<u>2 2</u> 切缘高于𬌗平面约1mm，<u>3 3</u> 牙尖顶接触𬌗平面。

5）近远中向倾斜：<u>321 123</u> 的牙颈部均向远中倾斜，<u>2 2</u> 向远中的倾斜度最大，<u>3 3</u> 向远中的倾斜度大于 <u>1 1</u> 且小于 <u>2 2</u> 。

6）唇舌向倾斜：<u>1 1</u> 的颈部接近自立或微向腭侧倾斜，<u>2 2</u> 的颈部向腭侧倾斜度大于 <u>1 1</u> ，<u>3 3</u> 的颈部微突向唇侧，近似直立。

（2）下颌前牙的排列　下颌前牙的排列除应考虑以上6个方面外，还应与上颌前牙形成浅覆𬌗、浅覆盖（图7-47）。

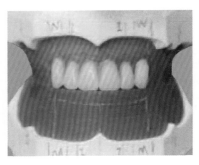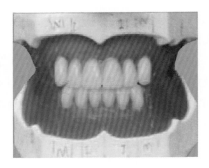

图7-46　上颌前牙排列的唇面观　　图7-47　上、下颌前牙排列的唇面观

（3）前牙常规排列位置，见表7-1。

表7-1　前牙常规排列位置

牙位	唇舌向倾斜	近远中向倾斜	旋转度	与𬌗平面的关系
上颌中切牙	颈部微向腭侧倾斜或接近垂直	颈部微向远中倾斜	与𬌗堤唇面弧度一致	切缘接触𬌗平面
上颌侧切牙	颈部微向腭侧倾斜	颈部向远中倾斜度最大	远中微向舌侧旋转	切缘距𬌗平面约1mm
上颌尖牙	颈部微向唇侧倾斜	颈部向远中倾斜度大于中切牙小于侧切牙	远中向舌侧旋转与𬌗堤唇面弧度一致	牙尖与𬌗平面接触
下颌中切牙	颈部微向舌侧倾斜或接近垂直	长轴与中线平行	与𬌗堤唇面弧度一致	切缘高出𬌗平面约1mm
下颌侧切牙	直立	颈部略向远中倾斜	同中切牙	同中切牙
下颌尖牙	颈部微向唇侧倾斜	颈部略向远中倾斜	同中切牙	同中切牙

（4）前牙排列方法　先排上颌前牙再排下颌前牙，排上颌前牙的顺序有两种。

1）根据𬌗堤上的标志线，将靠近中线两侧的蜡烫软，先排上颌两颗中切牙，再排两侧的侧切牙，最后排两侧尖牙。同法再排下颌前牙。

2）先排一侧中切牙、侧切牙、尖牙，然后再排列另一侧中切牙、侧切牙、尖牙。同法排列下颌前牙。

上前牙排完后，用示指从唇侧横贴上前牙切缘，从切龈方向观察上前牙排列是否在一均匀的弧线上，左右是否对称，与𬌗堤弧度是否一致。

排列前牙的注意事项如下。

1）上颌前牙排列完成后，应在患者口内试戴，并根据患者面部特征进行调整，经患者满意后方可进行上颌后牙的排列。

2）下颌前牙的排列可在排好上颌前牙后进行，也可在上颌所有牙排好后进行。

3）对上颌前突或下颌后缩的患者，要适当加大覆盖，给患者留出足够的说话及咀嚼时下颌前后向运动的空间。在不妨碍下颌唇肌活动的情况下，可略加大下颌前牙唇向的倾斜度。

4）从美观考虑，对下颌前突的患者要尽可能排成正常𬌗或对刃𬌗。

5）切导斜度以接近15°为宜。

2.后牙的排列

（1）后牙的排列顺序　后牙的排列顺序有各种方法，如斯温森（Swenson）排牙法是先排好上颌后牙，然后再排下颌后牙；斯诺（Snow）排牙法是先排好上、下颌一侧后牙，再排另一侧牙；协调对称排牙法是先排一侧上颌第一前磨牙，然后排同侧下颌第一前磨牙，再排上颌第二前磨牙，接着排下颌第二前磨牙，以此类推。操作者可根据自己的习惯，选择不同的方法排列后牙。

（2）后牙常规排列位置，见表7-2。

表7-2　后牙常规排列位置

牙位	颊舌向倾斜	近远中向倾斜	旋转度	与𬌗平面的关系
上颌第一前磨牙	颈部微向颊侧倾斜	颈部微向远中倾斜	与颌弓后部的曲度一致	颊尖接触𬌗平面，舌尖离开𬌗平面约1mm
上颌第二前磨牙	直立	直立	同上	颊、舌尖均与𬌗平面接触
上颌第一磨牙	颈部向腭侧倾斜	颈部微向近中倾斜	同上	近中舌尖与𬌗平面接触，远中舌尖、近中颊尖离开𬌗平面1mm，远中颊尖离开𬌗平面1.5mm
上颌第二磨牙	同上	同上	同上	近中舌尖离开𬌗平面1mm，远中舌尖、近中颊尖离开𬌗平面2mm，远中颊尖离开𬌗平面2.5mm

注：下颌后牙全部与上颌后牙按尖窝交错的中性关系排列

（3）后牙排列的注意事项（图7-48～图7-53）

1）排列上颌后牙时，所有上颌后牙的舌尖应对向下颌后牙的牙槽嵴顶连线。

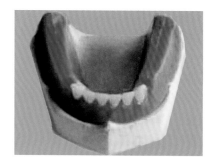

图7-48　下颌后牙的牙槽嵴顶连线

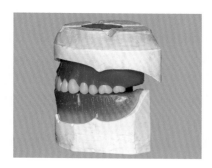

图7-49　上颌后牙的排列（侧面观）

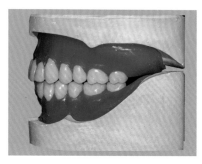

图7-50　上、下颌后牙的排列（侧面观）

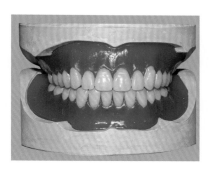

图7-51　排列完成的全口义齿（正面观）

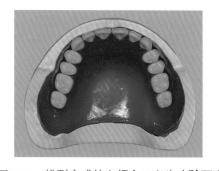

图7-52　排列完成的上颌全口义齿（𬌗面观）

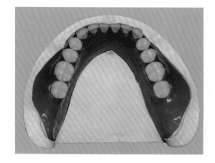

图7-53　排列完成的下颌全口义齿（𬌗面观）

2）上颌后牙（单侧或双侧）排好后，排列下颌后牙时，可先排下颌第一磨牙，使其与上颌第一磨牙建立中性关系，然后按顺序排列其他下颌后牙，并与对颌牙具有良好的尖窝广泛接触关系。

3）下颌后牙颈部应向远中和颊侧倾斜，以建立正常的纵𬌗和横𬌗曲线。

4）当牙槽嵴条件良好，且上、下颌关系正常时，后牙的排列无论在矢状面还是冠状面观均应互相平行对称。同时下颌第二磨牙的远中邻面应位于磨牙后垫的前缘，下颌第一磨牙的殆面应与磨牙后垫1/2等高，下颌后牙的舌尖应位于下颌尖牙近中邻面与磨牙后垫颊舌缘形成的三角形内。

5）当上颌牙弓较短时，可减数排牙，多减去第二磨牙。

3.上、下颌弓关系异常的排牙

（1）上颌前突　排牙时应注意建立正常的上、下颌尖牙关系，即上颌尖牙的牙尖正对下颌尖牙的远中唇斜面。上颌前突程度不同，采用的排牙方法也不同。

1）轻度上颌前突：上颌弓前部位于下颌弓前部的稍前方。为了美观和功能，可适当减小上前牙的覆盖，下颌前伸时上、下切缘能保持接触。排牙时将上颌人工牙盖嵴部磨薄后，略向舌侧排，下颌前牙稍向唇侧排。

2）严重上颌前突：上颌弓前部明显位于下颌弓前方。可将上颌人工牙盖嵴部磨薄，略向舌侧排，下前牙稍向唇侧排，同时加大前牙的覆盖。为了确保后牙建立正常的殆关系，可选用较上前牙小的下前牙或减少1～2颗下前牙，也可以将下前牙排得稍拥挤一些，以建立正常的上、下颌尖牙关系。为了使下颌前牙达到殆接触，不影响切割和发音功能，可将上颌前牙腭侧基托加厚，形成与下前牙切缘相接触的殆平面板。

（2）下颌前突　下颌前突的程度不同，采用的排牙方法也不相同。

1）轻度下颌前突：下颌弓的前部位于上颌弓前部的稍前方，为了美观和功能，可排成浅覆殆或对刃殆。排牙时可将上前牙稍排向唇侧，选用较上颌牙大一型号的下前牙，将盖嵴部磨薄后稍向舌侧排。不可过于强求美观而将上前牙过度排向牙槽嵴唇侧或下前牙过分偏向舌侧，以免影响义齿稳定。

2）严重下颌前突：下颌弓前部明显位于上颌弓的前方，上、下前牙应排成反殆关系。为了建立正常的后牙殆关系，要选用大一型号的下前牙。若选择相同型号的上、下前牙，则必须增加下前牙的数目。

（3）上颌弓宽于下颌弓　上颌弓宽于下颌弓是指上颌弓后部位于下颌弓的颊侧，即上颌牙槽嵴顶位于下颌牙槽嵴顶的颊侧。

1）上颌弓稍宽于下颌弓：可将上颌后牙稍排向腭侧，下颌后牙稍排向颊侧，以建立正常的殆关系。

2）上颌弓明显宽于下颌弓：可采用两种方法进行排牙。①将下颌后牙排列在下牙槽嵴顶上，再按正常咬合关系排列上后牙。然后在上颌后牙颊面加蜡，按颌弓形状雕刻出后牙牙冠颊面和殆面的外形，以恢复对颊部软组织的支持。②将上、下后牙分别排在各自的牙槽嵴顶上。咬合时上颌后牙的舌尖与下颌后牙的颊尖会出现早接触，应磨改早接触的牙尖而保持正常的垂直距离。然后在上颌后牙腭侧加软蜡片与下颌后牙相咬合，根据咬合印迹雕刻出腭面和殆面的形态。

（4）下颌弓宽于上颌弓　下颌弓宽于上颌弓是指下颌弓的后部位于上颌弓的颊侧，即下颌牙槽嵴顶位于上颌牙槽嵴顶的颊侧。

1）下颌弓稍宽于上颌弓（上、下牙槽嵴顶的连线与殆平面的夹角略小于80°）（图7-54）：可将上颌后牙稍排向颊侧，下颌后牙稍排向舌侧，以建立正常的殆关系。但要将下颌后牙的舌窝向舌侧拓宽，上颌颊尖可略降低，减少后牙的覆盖，这样既不妨碍舌活动，又能使殆力尽可能向牙槽嵴方向传导。但是必须注意上颌后牙不能过于偏向颊侧，以避免义齿翘动。

2）下颌弓明显宽于上颌弓（上、下牙槽嵴顶的连线与殆平面的夹角明显小于80°）：后牙排成反殆关系，第一前磨牙仍可排在正常位置，第二前磨牙呈过渡关系，即上颌第二前磨牙颊舌尖均为支持尖，将下颌第二前磨牙舌窝向远中扩展，容纳上颌第二前磨牙颊舌尖，上颌磨牙颊尖

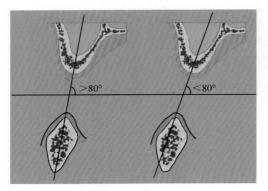

图7-54　上、下牙槽嵴顶的连线与殆平面的夹角

和下颌磨牙舌尖为支持尖，呈反𬌗关系。

五、全口义齿的平衡𬌗

全口义齿的平衡𬌗是指在牙尖交错𬌗及下颌进行前伸、侧方运动等非牙尖交错𬌗运动时，上、下颌相关的牙能同时接触。

（一）平衡𬌗的临床意义

平衡𬌗是全口义齿与天然牙列咬合形式的主要区别。天然牙依靠牙周膜固定在牙槽骨中，牙周膜内含有丰富的本体感受器，能精细地反馈咀嚼压力，避免咬合力过大对组织造成损伤。全口义齿是借助基托与口腔黏膜的紧密贴合而获得固位，任何一颗牙的早接触或𬌗干扰都会影响义齿基托与口腔黏膜的密合，从而影响义齿的固位和稳定，会使义齿翘动乃至脱位，同时还会对无牙颌组织造成创伤。

全口义齿平衡𬌗的作用主要表现在当上、下颌义齿在咬合接触状态下进行前伸、侧方等非牙尖交错𬌗滑动运动时，在食物于前牙区或一侧后牙区被咬切后进一步咀嚼研磨时，上、下颌义齿𬌗面间有三点或多点接触，才能保持义齿稳定不移动。

（二）平衡𬌗的分类

1. 牙尖交错𬌗平衡　指下颌在最广泛接触位或牙尖交错位时，上、下颌人工牙间具有尖窝交错的最大面积的广泛均匀接触，且无咬合障碍。

2. 非牙尖交错𬌗平衡　是指前伸𬌗平衡和侧方𬌗平衡。

（1）前伸𬌗平衡　当下颌前伸至上、下前牙相对，并在滑回正中关系位过程中，前后牙都有接触，按后牙的接触情况，可分三点接触、多点接触和完全接触的前伸平衡𬌗。无论哪种前伸平衡𬌗，其前牙切缘接触时，总有后牙接触。前牙切割食物受力，将使义齿后部翘动，后牙的接触具有防止义齿后部翘动的作用，这种作用是一种平衡作用，以第二磨牙的接触平衡作用最强。

（2）侧方𬌗平衡　下颌在侧方𬌗运动过程中，工作侧上颌后牙颊、舌尖的舌斜面与下颌后牙颊、舌尖的颊斜面接触，同名牙尖相对。平衡侧上后牙舌尖的颊斜面与下后牙颊尖的舌斜面接触，异名牙尖相对，利于义齿稳定。

🔗 **链接**　平衡𬌗

居西（Gysi）于 1908 年提出同心圆关系学说，他认为髁道、切道和牙尖工作斜面均为同心圆上的一段截弧，称为平衡𬌗，并根据此理论设计了𬌗架。他提出影响平衡𬌗的五因素包括髁导斜度、切导斜度、牙尖斜度、补偿曲线曲度和定位平面斜度。有关平衡𬌗的理论如今仍在全口义齿的排牙和选磨时有重要的指导意义。

六、试戴全口义齿蜡型

全口义齿排牙、上蜡完成后，应让患者在口内试戴。若发现存在问题可对义齿蜡型进行及时修改或返工，以免造成全口义齿的最终失败。试戴时应检查的主要项目如下。

（一）义齿在𬌗架上的检查

1. 基托　检查义齿基托边缘伸展是否适当，基托在模型上是否稳定，尤其是蜡质暂基托，应注意检查基托是否收缩变形。

2. 排牙　唇面观检查上、下前牙中线是否一致，前牙的覆𬌗、覆盖关系是否正确。𬌗面观后牙是否排列在牙槽嵴顶连线上，两侧是否对称协调。从颊侧和舌侧观，𬌗平面是否平分颌间距离，后牙是否具有良好的尖窝接触关系，𬌗曲线是否合适。检查义齿在𬌗架上是否具有前伸𬌗和侧方𬌗平衡关系。

（二）义齿蜡型试戴的检查

1. 垂直距离　嘱患者端坐在椅位上，从正面和侧面观察患者面部是否自然和谐，鼻唇沟的深度、口角处的皱纹是否与患者的年龄相适合。

2. 颌位关系　医生除采用双侧颞肌纤维收缩法、指感髁突撞击法外，还应口内检查义齿在正中咬合时，上、下颌牙齿是否具有良好的尖窝交错咬合关系，有无偏斜、扭转、对刃、开𬌗等异常，有无义齿后部基托早接触。

3. 前牙　检查前牙的形状、位置、排列、中线、前牙切嵴线，以及前牙与唇的关系。前牙与唇的关系包括在正中咬合位、休息位、发音和微笑时的情况。检查下前牙与下唇的位置关系，下前牙应略向唇倾，唇侧基托应略有凹陷，与口轮匝肌位置应协调。

4. 后牙　从颊侧观，后牙在牙尖交错𬌗是否有稳定的尖窝接触关系。将拇指和示指分别放在上𬌗托前磨牙区颊侧，让患者仅做咬合动作，基托应平稳不翘动。如果基托随咬合动作有前后或左右方向翘动，表明该部位有早接触。从正面观，下颌后牙的𬌗平面应等于或略低于舌背的粗糙面和舌侧缘的移行部。检查义齿是否稳定，可用器械轻轻在下颌后牙中央窝及上颌后牙舌尖处加压，检查义齿是否具有在功能状态下的稳定。

5. 基托　检查基托边缘是否合适，尤其上颌后缘，下颌磨牙后垫处。检查后堤是否已制作。如取印模时尚未在后缘区加压，此时可根据后缘的可压迫状态进行模型修整。

检查基托外形是否影响唇、颊、舌肌的活动。上唇的支持应主要靠上前牙唇侧，而不是主要靠上唇基托，因后者会使患者面部不协调、不自然。

试戴中发现问题要及时纠正，必要时重新确定颌位关系，重新排牙。

七、完成义齿

（一）完成蜡型

1. 固定基托　义齿蜡型试戴后，如使用的是暂基托，应将暂基托与工作模型密贴。如使用金属基托，应将其与模型密贴后用蜡封闭固定。

2. 蜡基托的范围和厚度　为保证义齿基托的范围和厚度，对蜡型适当加蜡。上、下颌唇、颊、舌侧边缘伸展到模型移行沟内，避开系带。上颌后缘在两侧翼上颌切迹与腭小凹后2mm三点间的连接处，下颌后缘在下颌磨牙后垫的前1/2～2/3处。

基托边缘蜡型的厚度和形态完全依据石膏模型上经过边缘整塑获取的前庭沟底的位置和形态。树脂基托的厚度一般为2mm，边缘厚度为2.5～3mm，缓冲区应适当地加厚2～2.5mm。用热蜡刀将基托固定在模型上，注意模型不能浸水，否则蜡型不能与模型密封而有缝隙。

3. 牙龈外形的形成　在牙的唇、颊面上，用蜡刀与人工牙根呈45°，由一侧牙间隙顺着人工牙颈部到另一侧牙间隙雕刻出牙龈缘形状，牙冠露出的长短要协调，龈乳头充填于牙间隙，牙冠露出的长短和龈乳头的情况应尽量模仿天然牙列的情况，做到与患者年龄相称。

4. 磨光面外形的形成　在基托的颊、舌或腭侧面形成凹面，适应颊舌的活动，以利于义齿的稳定。在蜡型上相当于牙根的位置，要形成根突的形态，上颌以尖牙最长，侧切牙最短，中切牙居于尖牙和侧切牙之间。下颌以尖牙最长，中切牙最短，侧切牙居于尖牙和中切牙之间。

5. 蜡型擦光　将人工牙上多余的蜡刮除干净，否则在开盒除蜡时，人工牙易从型盒内脱落，以致在填胶时容易造成人工牙的移位。用酒精喷灯将蜡型表面吹光，或用软布将蜡型表面擦光滑。在完成蜡型时，切忌触动人工牙的位置，以免影响上、下颌牙的咬合关系。擦光蜡型后，将义齿重新放在殆架上，再次检查和调整咬合关系。

（二）装盒

将完成后的上、下颌义齿蜡型和石膏模型一起从殆架上取下，浸水处理后，取下架环和固定模型的石膏。

全口义齿装盒应采用反装法，即将模型固定在下半层型盒，暴露人工牙和蜡基托，然后装上半层型盒，将人工牙翻到上半层型盒中。

（三）开盒、除蜡

开盒、除蜡的方法同可摘局部义齿。除蜡时应注意有无松动、脱落的人工牙，如有则待蜡去净后，再将牙复位到上半层型盒人工牙的阴模内。

（四）填塞树脂

填塞树脂的方法同可摘局部义齿。因全口义齿的基托面积大，需要树脂的量较多，应分次填塞树脂并加压力。填塞的树脂量应充足，所加的压力要均匀，避免产生气泡或造成人工牙的移位。

（五）热处理、开盒

热处理、开盒的方法与可摘局部义齿相同。

（六）打磨、抛光

对全口义齿的打磨、抛光应注意保留义齿磨光面的外形和基托边缘伸展的位置及形态，经过打磨、抛光，使整个磨光面平滑、光亮、圆钝，无石膏及树脂瘤，外形美观，舒适。

第6节　全口义齿的初戴

全口义齿的初戴需要解决两方面的问题：一是对义齿的检查和调磨；二是对患者正确使用义齿进行指导。

一、义齿检查

（一）义齿就位的检查

全口义齿就位前应首先核对并确定义齿和患者信息是否一致。检查义齿上有无残留的石膏，用手指触摸义齿组织面有无树脂瘤、边缘是否锐利等，如有需先修整，再戴入。

全口义齿一般都能顺利就位，少数不能就位者多由基托局部有明显的倒凹所致，需磨改后才能就位。磨改时一次不能磨除过多，更不能破坏边缘的封闭，否则影响义齿的固位。

义齿就位后要检查义齿是否平稳。检查时用双手的示指分别放在上、下颌两侧前磨牙区殆面，垂直向左右交替加压，如有左右翘动，往往是由于缓冲区缓冲不够引起的，如上颌的上颌硬区，下颌的下颌隆突、外斜嵴等区域。经过适当的缓冲，翘动就会消失。如果经过缓冲仍有翘动，要考虑基托变形或印模、模型不准，常需重做。

（二）义齿基托的检查

义齿基托的检查包括基托边缘的长短、磨光面形态和组织面压力点的检查。边缘过长的部位压迫软组织易引起疼痛，还会影响唇颊舌肌的运动，不利于义齿的固位，应磨去过长的部分。基托边缘过短也会影响固位，常见于上颌颊间隙及下颌舌侧翼缘区后部。过短的部分可以用自凝树脂加长，也可以重做。唇、颊、舌系带处是否已让开，有无妨碍系带活动，如有应磨改。

基托的磨光面形态应呈凹形，以利于肌肉和舌的活动，如果呈凸形，将影响义齿的稳定，应磨改处理。但磨光面的凹度不可过大，否则进餐时易积存食物，尤其在下颌颊侧翼缘区。

使用压力指示糊剂检查义齿组织面是否存在对牙槽嵴压力过大的部位。在义齿组织面用毛刷沿一个方向均匀涂一薄层痕迹清晰可见的压力指示糊剂，然后小心将义齿在口腔内就位，用双手手指放在两侧第一磨牙𬌗面均匀加压。取出义齿并检查义齿组织面压力指示糊剂的分布情况，若某区域压力指示糊剂被挤开变薄或消失，该区域便是受力较大的压力点，应磨除压力点。并反复重复以上操作，直到压力指示糊剂厚度均匀。

（三）颌位关系的检查

全口义齿戴入后，患者进行正中咬合时上、下颌牙列间应有良好的咬合关系。若制作有误，可能会出现下颌后退、下颌偏斜或前牙开𬌗的现象。

1. 下颌后退　表现为上、下前牙水平开𬌗，垂直距离增高。其原因为确定颌位关系时，患者做了前伸咬合，而又未被及时发现，戴义齿后下颌回到正中咬合位置，就会出现下颌义齿后退现象。处理：如果仅有很小范围的后退，可适当调改有关的牙尖；若后退的范围较大，应重做。

2. 下颌偏斜　表现为下颌偏向一侧，上、下义齿中线不一致。其原因是在确定颌位关系时有误，如果确定颌位关系时，患者下颌偏向左侧，戴牙后下颌会出现偏向右侧的现象。处理：重新制作下颌义齿或上、下颌义齿。

3. 前牙开𬌗　前牙不接触，后牙接触为开𬌗。轻度开𬌗者，可磨改后牙牙尖，严重者应重做。

二、咬合检查与义齿的选磨调𬌗

在确认颌位关系正确的基础上，应检查咬合关系，确定牙尖交错𬌗、侧方𬌗和前伸𬌗是否具有平衡𬌗。完善的平衡𬌗应该是正中咬合时上、下颌前牙不接触，上、下颌后牙尖窝交错，上颌后牙舌尖和下颌后牙颊尖（即功能尖）分别与对颌牙中央窝或边缘嵴接触。侧方𬌗时工作侧上颌后牙颊、舌尖的舌斜面与下颌后牙颊、舌尖的颊斜面接触，平衡侧上颌后牙舌尖的颊斜面与下后牙颊尖的舌斜面接触；前伸𬌗时上颌前牙切端及其舌斜面与下颌前牙切端及其唇斜面接触，上颌后牙远中斜面与下颌后牙近中斜面接触。

（一）咬合检查

咬合检查的目的是确定义齿在牙尖交错𬌗、侧方𬌗和前伸𬌗咬合接触滑动过程中存在的早接触、𬌗干扰和低𬌗的部位。早接触是指在牙尖交错𬌗时多数牙尖不接触而个别牙尖接触；𬌗干扰是指侧方和前伸𬌗接触滑动过程中多数牙尖不接触而个别牙尖接触；低𬌗是指多数牙尖接触而个别牙尖不接触。

咬合检查的方法通常是将咬合纸置于义齿上、下颌牙之间，让患者分别进行正中、侧方、前伸咬合，不同颌位咬合接触的部位会染色显示咬合印记，医生根据不同颌位义齿咬合印记判断是否存在早接触和𬌗干扰。如正中咬合时，发现个别牙尖上有蓝色印迹且印迹很显著的为早接触点，应磨改消除。调磨后重新进行咬合检查，经过反复检查和调磨，最终达到平衡𬌗接触。

咬合检查应采用不同颜色的咬合纸在正中、侧方、前伸咬合分别进行，并建议选用牙弓形状咬合纸进行检查，避免诱导患者单侧咀嚼。正中咬合检查时应使上、下颌牙在小开口范围内做快速叩齿动作；前伸𬌗检查时下颌牙从正中咬合向前接触滑动至前牙切缘相对；侧方𬌗检查时下颌牙从正中咬合向工作侧接触滑动至工作侧颊尖相对。

在口内直接用咬合纸检查义齿咬合异常可能会有误导，因为全口义齿承托区软组织的弹性和可让性会掩盖或错误提示咬合早接触点，建议义齿初戴前重新上𬌗架，在𬌗架上先进行咬合检查和选磨调𬌗。它具有以下优点：可清晰观察咬合运动的过程，准确发现早接触的部位；基托不会移动，避免软组织活动的影响。

（二）选磨的方法和注意事项

选磨是指根据义齿咬合检查的结果，调磨正中咬合的早接触点、侧方和前伸咬合时的牙尖干扰，达到正中咬合、侧方和前伸咬合𬌗平衡接触关系。

1. 牙尖交错𬌗早接触的选磨 将咬合纸放于下牙列𬌗面，嘱患者张闭口做叩齿动作。取出义齿观察，确定有无早接触点及位置。牙尖交错𬌗的早接触可分为支持牙尖早接触和非支持牙尖早接触。对于上颌牙颊尖与下颌牙或下颌牙舌尖与上颌牙的早接触，调磨非支持尖，即调磨上颌后牙颊尖和下颌后牙舌尖。对于支持尖早接触，即上颌后牙舌尖或下颌后牙颊尖分别与对颌牙的中央窝和近远中边缘嵴之间的早接触，应结合侧方𬌗平衡侧接触情况。如果正中咬合有早接触的支持尖在作为平衡侧咬合时也存在𬌗干扰，则调磨支持尖。如果作为平衡侧时无𬌗干扰，则调磨与支持尖相对的对颌牙的中央窝或近远中边缘嵴。

2. 侧方𬌗𬌗干扰的选磨 用棉卷擦净𬌗面上牙尖交错𬌗检查的咬合印记，放置咬合纸于下牙列𬌗面，嘱患者咬合并左右滑动。取出义齿观察，确定有无𬌗干扰及其位置。工作侧的𬌗干扰发生在上颌后牙颊尖舌斜面与下颌后牙颊尖的颊斜面之间或上颌后牙舌尖舌斜面与下颌后牙舌尖的颊斜面之间，并注意调磨非支持尖。平衡侧的𬌗干扰发生在上颌后牙舌尖的颊斜面与下颌后牙颊尖的舌斜面之间。应结合正中咬合，如果平衡侧𬌗干扰牙尖在正中咬合也存在早接触，则调磨此尖，否则，分别少量调磨上、下颌功能尖的干扰斜面，应避免降低牙尖高度。

3. 前伸𬌗𬌗干扰的选磨 前伸𬌗后牙的𬌗干扰发生在上颌后牙牙尖的远中斜面与下颌牙尖的近中斜面之间，前牙的𬌗干扰发生在下颌前牙的唇斜面与上颌前牙的舌斜面之间。将咬合纸置于上、下前牙间，嘱患者下颌前伸滑动，如果前牙接触而后牙不接触，应选磨下颌前牙的唇斜面或上颌前牙的舌斜面，以选磨下前牙唇斜面为主，避免磨短上颌前牙。如果后牙接触而前牙不接触，应选磨上颌牙尖的远中斜面或下颌牙尖的近中斜面。

4. 选磨的注意事项

（1）避免调磨支持尖而降低垂直距离。

（2）调磨以单颌选磨为主，少量多次。每次调磨后要重新检查咬合，调磨后的接触点应保持接触，避免使高点变低𬌗。多次调磨后接触点变多，至少达到"三点接触"，不必强求达到完全接触的平衡𬌗。

（3）保持𬌗面形态，避免调磨过多而将人工牙𬌗面的牙尖和沟窝形态磨除。调磨工具应选用小号的磨头。

（4）侧方𬌗选磨时要特别注意上、下尖牙妨碍侧方运动的𬌗干扰。选磨部位是下尖牙的唇斜面或上尖牙的舌斜面，通常以选磨下尖牙为主，选磨上尖牙时不可选磨过多而使尖牙短于上切牙。

（三）修整

选磨后常使𬌗面的牙尖变低、沟窝变浅，应重新加深沟窝，加大食物排溢道，以增加咀嚼效能，减小牙槽嵴的负荷。

三、戴牙指导

为了使患者尽快地适应义齿和发挥义齿的功能，医生应帮助患者正确认识和了解义齿使用和维护的方法。由于患者口腔条件、年龄、身体健康状况、适应能力及对义齿的耐受性各不相同，所以对义齿适应时间的长短、咀嚼功能恢复得快慢也就各不相同。为此，在全口义齿初戴时，应对患者作如下医嘱。

1. 增强患者使用义齿的信心　鼓励患者尽量多练习使用。初戴义齿时会有异物感，甚至吞咽困难、恶心、发音不清楚等表现。医生要事先让患者知晓，有足够的思想准备。

2. 纠正不正确的咬合习惯　患者由于长期缺牙或长期戴用不合适的旧义齿，造成下颌习惯性前伸或偏侧咀嚼习惯。在初戴义齿时，患者不易咬到正确的牙尖交错位，而影响义齿的固位和咀嚼功能的恢复。医生应教会患者先做吞咽动作，然后用后牙做咬合动作。

3. 进食问题　口腔条件差，适应能力差而又有不良咬合习惯的患者，不宜过早戴用义齿咀嚼食物。初戴的前几天，只要求患者练习戴义齿进行正中咬合和发音。待习惯后，再用义齿咀嚼食物，开始时先吃软的小块食物，咀嚼动作要慢，以两侧后牙咀嚼食物为主，不要用前牙咬切食物；锻炼一段时间后，再逐渐吃一般食物。

4. 保护口腔组织健康　饭后应摘下义齿，用冷水冲洗或用牙刷刷洗后再戴上，以免食物残渣存积在义齿的组织面，刺激口腔黏膜，影响组织健康。睡觉时应将义齿摘下，浸泡于冷水中，使无牙颌承托区组织能得到适当的休息，有利于组织健康。如由于义齿刺激造成黏膜破损时，应摘下义齿使组织恢复，并及时复诊。切忌患者自行用砂纸、小刀或玻璃刮除基托组织面。

5. 义齿的维护　每天至少用牙膏刷洗一次义齿，最好能做到每次饭后都刷洗。不戴义齿时，应将其浸泡在冷水中，不要长期放置于干燥环境下，避免用热水、强酸、强碱浸泡。取戴义齿时应特别小心，以免跌落摔坏义齿。

第7节　全口义齿戴入后可能出现的问题及处理

初戴全口义齿或戴用一段时间后，可能出现一些问题，要及时进行修改，以便保护口腔组织的健康并促使功能的恢复。口腔软组织具有弹性，戴用一周后，义齿会出现下沉现象，在骨尖、骨棱、骨突部位易出现黏膜破溃和疼痛。另外，个别患者耐受性很强，虽然有些部位出现了黏膜破溃和疼痛，但仍坚持戴用义齿，进而可造成更大的组织损伤。因此，全口义齿戴用后，应定期复查，以便及时发现和处理可能出现的问题。

一、戴用义齿初期易出现的问题及处理

（一）疼痛

疼痛是初戴全口义齿后最常见的问题，可分为两种类型：一种是定位明确、局限的疼痛，检查发现局部黏膜灰白、红肿或溃疡；另一种是定位不明确的黏膜弥散性疼痛，黏膜表面表现不明显或有弥散性红肿。

1. 原因

（1）导致定位明确、局限性疼痛的原因

1）义齿基托组织面在无牙颌缓冲区未进行充分缓冲（如未采用选择性压力印模），导致该区域义齿基托与黏膜接触过紧，压力过大，造成黏膜红肿压痛，甚至溃疡。常见于牙槽嵴的骨尖、骨棱，上

颌隆突，上颌结节的颊侧，下颌舌隆突，下颌舌骨嵴等覆盖黏膜较薄的区域。

2）取印模时局部压力过大，石膏模型有破损，义齿基托组织面残留石膏或有树脂瘤，会导致相应部位黏膜压痛。

3）基托边缘伸展过长或过锐，基托让开系带部位不足，妨碍周围组织和系带的功能活动，会导致黏膜移行皱襞、系带根部，以及软腭处软组织红肿、溃疡和疼痛，黏膜局部表现与过度伸展的基托边缘位置一致。上颌义齿后缘或下颌义齿舌侧远中基托边缘过长，还伴有咽喉痛或吞咽痛的症状。

4）基托边缘进入倒凹区，义齿在摘戴时，进入倒凹的基托会刮伤倒凹区上方最突处黏膜而引起疼痛。

5）人工牙存在明显的局限性咬合高点，导致正中咬合或侧方咬合时该部位基托下方组织压力过大。正中咬合明显的局限性咬合高点的压痛部位常位于牙槽嵴顶，侧方咬合明显的局限性咬合高点的压痛部位常位于牙槽嵴的侧斜面。

（2）导致定位不明确的弥散性疼痛的原因

1）人工牙咬合不平衡或确定的正中关系错误，导致咬合时义齿不稳定，发生滑动、翘动或扭转，造成支持组织受力不均衡，常出现定位不明确或广泛的、弥散性黏膜压痛。

2）垂直距离恢复过高，肌张力大。患者戴义齿后，感到下颌牙槽嵴弥散性疼痛或压痛，不能长时间戴义齿，否则，面颊部肌肉酸痛，上腭有烧灼感。

3）印模或模型变形，或由于义齿制作问题造成基托与黏膜不密合，导致支持组织受力不均匀而出现压痛。

4）刃状或过度低平的牙槽嵴，基托伸展范围较小，不能承受较大的咀嚼压力，抵抗侧向力的能力更差，容易出现定位不明确或弥散性黏膜压痛。

5）基托伸展范围不够，承托区面积减少，也容易导致黏膜压痛。

2. 处理

（1）对于定位明确、局限性黏膜压痛，采用基托组织面局部缓冲来解决。

1）使用颜色指示剂（甲紫溶液）：黏膜局部有红肿或溃疡者，可使用颜色指示剂定位后磨改。将压痛处的黏膜表面和义齿基托组织面擦干，在黏膜红肿或溃疡部位涂布甲紫溶液，然后将义齿戴入口中，颜色会转印到相应部位的基托组织面上，以此确定基托压迫的部位。用磨石将紫色处的基托组织面或过长边缘磨除少许，过锐的边缘磨圆钝。可重复进行，直至压痛消失或明显减轻。

2）压力指示糊剂：对于黏膜局部红肿不明显者，可用压力指示糊剂确定局部压力过大的部位。将义齿组织面吹干，均匀涂布一薄层压力指示糊剂，然后将义齿戴入口内，医生用手指在后牙牙合面均匀施加一定的垂直压力，摘下义齿。检查基托组织面压力指示剂的分布情况，压力过大的部位，指示剂被挤压变薄或消失，此处就是需要缓冲部位。压力指示剂也可以涂在基托边缘，通过肌功能整塑，确定基托边缘过度伸展的部位，并进行调改。使用压力指示剂时黏膜不能过于干燥，以免摘下义齿时基托组织面上的糊剂被黏膜粘掉。

（2）对于咬合不平衡导致的黏膜压痛，应进行选磨调牙合，使其达到接触平衡牙合。

（3）对于因正中关系错误、垂直距离过高、基托边缘过短和基托明显变形导致的定位不明确或弥散性黏膜压痛，难以通过调改义齿获得满意效果的，只能通过重新修复来纠正该义齿存在的问题。

（4）对于牙槽嵴刃状或过度低平，支持能力差者，可采取后牙减数、选磨调牙合以减少侧向力、基托组织面加软衬等措施。也可重新制作义齿，通过扩大基托伸展范围，人工牙减数、改变牙合型，基托组织面加软衬等措施，增强义齿的稳定性，减小咀嚼压力，以避免出现压痛。

当疼痛原因不易确定时，首先应检查排除是否存在颌位关系错误、基托边缘过短和基托明显变形等问题。然后，用压力指示剂检查基托组织面是否有接触过紧的部位，边缘是否有过度伸展，并进行相应的调改。最后，进行咬合关系检查和选磨调牙合。

（二）固位不良

全口义齿固位不良多见于下颌，尤其是牙槽嵴低平者。

1. 患者自身因素　由于牙槽嵴吸收变得低平，黏膜较薄，唇、颊部向内凹陷，舌体变大，下颌功能运动时神经肌肉协调性改变等，会导致全口义齿的固位和稳定性较差。需要求患者坚持戴用，适应义齿后，义齿的固位程度会逐渐改善。

2. 义齿本身的问题

（1）当口腔处于休息状态时义齿容易松动、脱落。这是由基托组织面与黏膜不密合或基托边缘伸展不够、边缘封闭差造成的。可采取重衬、加长边缘或重新制作的方法解决。

（2）当口腔处于休息状态时义齿固位尚好，但张口、说话、打呵欠时义齿易脱位。这是由于基托边缘过长、过厚，颊、舌系带区基托边缘让开不足；人工牙排列的位置过于偏牙槽嵴顶的唇颊或舌侧；义齿磨光面外形不好等原因造成的。可通过磨改过长或过厚的基托边缘，缓冲系带部位的基托；形成基托磨光面应有的外形；适当磨去部分人工牙的颊舌面，减小人工牙的宽度；重新排牙或重新制作义齿的方法解决。

（3）固位尚好，但在咀嚼食物时义齿容易脱位。这是由于咬合不平衡，造成的义齿翘动破坏了边缘封闭。咬合干扰还可出现在上、下颌义齿后部的上颌结节和下颌磨牙后垫处基托之间，以及基托与对颌人工牙之间。通过选磨调𬌗，消除早接触和𬌗干扰，使义齿达到平衡𬌗。

（三）发音障碍

全口义齿初戴时，常有发音不清的问题，但患者很快就能够克服和适应。人工牙排列的位置不正确也会导致发音不清或有哨音。上颌义齿前磨牙区牙弓狭窄，上颌前牙舌面及腭部基托表面过于光滑，下颌前牙排列过于向舌侧倾斜，使舌活动空间减小、受限，舌背与腭面之间形成很小的空气排逸道，说话时气流会快速通过产生哨音。下颌前部舌侧基托过厚，会使发"s"音不清。

处理方法：形成上颌基托前部腭皱和切牙乳突，以及上前牙舌面隆凸、舌面窝和舌外展隙的形态。将下颌前牙稍向唇侧倾斜，磨薄下颌舌侧基托，加大舌活动空间。

（四）恶心

患者初戴义齿时常有异物感，唾液增多、恶心甚至呕吐。坚持戴用后，多在数日后即可缓解。除初戴不适外，常见的原因是上颌义齿后缘伸展过长，刺激软腭；义齿基托后缘与口腔黏膜不密合，其间的唾液刺激黏膜；前伸𬌗不平衡，义齿后端翘动而刺激黏膜；上颌义齿后缘基托过厚、下颌义齿远中舌侧基托过厚；下颌后牙排列偏舌侧而挤压舌体。

处理方法：根据具体情况调磨过长或过厚的基托后缘和舌侧；如基托后缘与黏膜不密合，可重衬处理，加强上颌义齿后缘封闭作用；调𬌗消除前伸𬌗干扰；调磨人工后牙舌面，增加舌活动空间。

（五）咬颊、咬舌

由于后牙缺失时间过久而未修复，两颊部向内凹陷或舌体变大而造成咬颊或咬舌现象，经过戴用一段时间后，常可自行改善。必要时可加厚颊侧基托，将颊部组织推向外侧。

如果由于后牙排列覆盖过小，出现咬颊或咬舌时，可磨改上颌后牙颊尖舌侧斜面和下后牙颊尖的颊侧斜面，加大覆盖，解决咬颊问题。磨改上颌后牙舌尖的舌侧斜面和下后牙舌尖颊侧斜面，解决咬舌问题。有时颊部软组织也会被上颌结节和磨牙后垫之间的上、下颌基托夹伤，此时可将基托磨薄，增加上、下颌基托之间间隙。

（六）咀嚼功能不良

1. 原因
（1）初戴不适应、疼痛、固位不良、恶心或咬唇颊舌等，使患者无法正常咀嚼。
（2）咬合关系不良，导致上、下颌人工牙咬合接触面积过小。
（3）调𬌗时磨除不当或磨除过多，使人工后牙失去了应有的尖窝解剖形态。
（4）垂直距离恢复过低，导致患者咀嚼无力；垂直距离恢复过高，导致患者咀嚼费力，咀嚼肌易疲劳。
（5）人工后牙𬌗平面过高，咀嚼时舌肌易疲劳。
2. 处理　初戴不适应者，仍应坚持戴用，逐渐适应。有疼痛、固位不良、咬唇颊舌等问题者，需查找原因进行相应处理。咬合接触差者，通过调𬌗来增加𬌗面接触面积。人工牙𬌗面形态差者，可修改𬌗面形态，形成尖凹解剖外形和食物排出道，或重新排牙。垂直距离异常者，应重新制作义齿，恢复正确的垂直距离。后牙𬌗平面过高者，应重新排牙，调整𬌗平面的位置。

（七）心理因素的影响

全口义齿是需要患者参与配合的一种治疗方法。患者的心理准备和信心对义齿的积极使用，主动练习，耐心适应等都非常重要。在修复前和修复治疗过程中，应做好充分、有效的医患沟通，建立相互尊重、信任、合作的医患关系。患者自认为戴全口义齿后，应与天然牙一样，说话、进食都不会有任何问题。但是戴用全口义齿后，往往与患者的想象完全不一样，松动脱位，咀嚼不适，发音不清楚，唾液增多等问题常见，患者会认为是医生技术问题而要求重做义齿。对于这种情况，医生应该细致地检查全口义齿是否有问题，如确有缺点，应仔细加以修改。如果是患者不适应或不会使用义齿所造成的，应耐心进行解释，取得患者的理解和配合。

二、戴用义齿一段时间后易出现的问题及处理

（一）义齿性口炎

义齿性口炎是与义齿有关的红斑性口腔黏膜炎症，是黏膜对有害刺激的慢性炎症反应。常见于上颌义齿承托区的黏膜，多发生于女性。

1. 临床表现　义齿承托区的黏膜从片状到弥漫性的炎症，分为3种类型。Ⅰ型为局部单纯性炎症，有点状充血或局限性小范围红斑；Ⅱ型为红斑型，黏膜呈弥漫性充血，炎症广泛，可累及部分或全部义齿承托区的黏膜，黏膜表面有少量分泌物；Ⅲ型为颗粒型，呈现进行性炎症，伴有颗粒样乳突增生，遍及硬腭和牙槽嵴。Ⅱ、Ⅲ型患者有口干及烧灼痛症状。

2. 病因　Ⅰ型主要为义齿创伤或材料过敏所致。Ⅱ、Ⅲ型与白念珠菌感染有关。与义齿性口炎有关的风险因素包括创伤、不良的卫生习惯、持续或夜间戴义齿、白念珠菌感染等。

3. 治疗　用2.5%的碳酸氢钠溶液浸泡并彻底清洁义齿，去除义齿上的生物膜，防止细菌和霉菌的滋生。去除义齿创伤因素，让患者养成良好的口腔卫生习惯，夜间不戴义齿，让承托区的黏膜得到充分的缓解。定期复查，接受口腔卫生指导。

（二）口角炎

口角炎是可导致口角处出现糜烂、裂痕和湿白斑的一种疾病，经常在两侧口角同时存在，伴疼痛，常见于佩戴义齿者，多数患者同时伴有义齿性口炎。

1. 病因　全口义齿垂直距离过低、唇部丰满度差，使口唇缺少支持，口角皮肤出现褶皱，唾液中

的微生物感染口角皮肤，发生炎症。

2. 治疗 抗炎、抗菌治疗。保持口腔卫生，义齿清洁，调改或重新制作全口义齿，恢复口唇支持和垂直距离。

（三）疼痛、松动等不适

患者长期戴用全口义齿后而出现黏膜疼痛、溃疡，义齿松动等问题。最常见的原因是牙槽嵴的进一步吸收造成基托不密合、边缘过长，人工牙磨损不均造成咬合干扰所致。医生应为患者制订定期复查的计划，一般每年一次，发现问题及时进行调改；同时告知患者要适时更换义齿，从而减缓牙槽嵴的吸收，并避免出现由人工牙的磨损导致颌位关系异常，以维护健康的口腔状态。

第8节　全口义齿的修理

一、基托折裂和折断的修理

（一）原因

1. 因不慎将义齿跌落造成唇侧或颊侧基托折断。

2. 由𬌗力不平衡造成义齿折断。

（1）两侧后牙排列在牙槽嵴顶的外侧，咬合时义齿以上、下颌牙槽嵴或上颌硬区为支点，造成基托左右翘动，不仅影响义齿的稳定，还会造成义齿的纵裂。

（2）后牙𬌗面严重磨耗，前牙咬合变紧，前伸和侧方𬌗时前牙和前磨牙出现明显𬌗干扰，使义齿受到唇颊和两侧的拉应力，造成上颌义齿基托从前部中线开始，逐渐向后延伸的纵裂。

3. 由于牙槽嵴的吸收，使基托组织面与口腔黏膜之间不密合，造成义齿翘动而使义齿折裂（尤其下颌义齿中线处）。

4. 基托过薄或厚薄不均，基托薄弱处（如过薄或基托内有气泡等）受力时，容易使基托折裂或折断。

（二）修理方法

1. 断端可以对合复位的基托折断修理　对合复位折断基托，可用粘接剂将断端粘接，灌注石膏模型。待石膏硬固后，将义齿从模型上取下，用电钻或石轮将折裂处两侧基托各磨去一部分，加宽破裂线（加增力丝时，需磨出沟槽），深度达到组织面。在模型上涂分离剂，将折断的义齿在模型上复位，用自凝树脂粘接。也可用蜡恢复断端形态后，装盒，用热凝树脂粘接。

2. 断端不能对合复位的基托折断修理　如折断的唇或颊侧基托丢失或呈碎块，不能对合复位时，可用蜡或印模膏放在基托折断的部位，在口内恢复缺损的基托外形（也可将义齿戴入口内取模），然后灌模型，装盒，在模型上直接用自凝树脂恢复唇或颊侧缺损的基托，或用热凝塑料恢复。

基托粘接完成后，应对义齿进行打磨、抛光。对基托与组织面不密合者应进行重衬。因咬合不平衡造成的折断，需在口内进行调𬌗。

二、人工牙折断或脱落

用轮状石将义齿上残留的人工牙及其舌侧基托磨除，保留原来的唇侧龈部基托，以免因唇侧新旧树脂颜色不一致而影响美观。选择形状、颜色、大小相近似的人工牙，磨改后按要求排列在缺隙处，用蜡将其与邻牙的唇面粘接固定。用室温固化树脂，从舌侧磨去基托的部位填入，或用蜡恢复基托外形后，装盒，用热凝树脂粘接。树脂完全硬固后，应进行调𬌗，打磨、磨光。

三、全口义齿重衬

重衬是在全口义齿的组织面上加上一层树脂，它可充满黏膜与义齿组织面之间的间隙，使基托组织面与黏膜恢复密合，增加义齿的固位力。

重衬适用于全口义齿戴用一段时间后，牙槽嵴吸收导致的基托不密合，固位差；在义齿初戴时发现基托不密合；义齿折断修理后基托不密合等。在重衬前，应保证义齿无𬌗干扰，黏膜无压痛及破溃情况。

（一）直接法

将义齿刷洗干净，检查义齿边缘及周围组织关系，若有过长边缘，可将过长边缘磨短。重衬区组织面均匀地磨去约1mm，使呈粗糙面。在磨光面及牙面上涂凡士林，避免树脂在其上黏着。在基托组织面及周围边缘上涂甲基丙烯酸甲酯（单体），患者口腔黏膜上涂液状石蜡。将调和好的自凝树脂（黏丝期）放置在义齿的组织面上，将义齿戴入患者口内，引导患者下颌咬合在正中关系位，检查正中咬合，并进行边缘功能性整塑，使多余的自凝树脂溢出。在自凝树脂稍变硬时，即将义齿从口内取出，为了防止取下颌义齿时发生扭动变形，可让患者漱口，待义齿松动后取下。检查义齿边缘及组织面有无缺损，如有应在此区域添加自凝树脂，再戴入口内整塑。上颌义齿后缘应添加少量重衬材料，让患者做吞咽动作，重新形成后堤，加强边缘封闭。从口内取下义齿，浸泡在温水中3～5分钟，使重衬材料完全凝固。去除多余的树脂，边缘磨光。最后戴入患者口内，检查义齿的固位、稳定和咬合关系是否达到要求。

用直接法重衬时，要事先询问患者是否有过敏史，因为在口内采取大面积的自凝树脂重衬时，易引起过敏反应。重衬时，应及时取下义齿，如过迟，自凝树脂硬固时会放热，易损伤黏膜。

用直接法重衬之前，可先用印模材料取闭口式印模，检查基托组织面印模材料的厚度和范围，便于确定重衬区域及放置自凝树脂的量。

（二）间接法

适用于义齿基托边缘短，基托组织面和黏膜之间需要重衬的面积较大，患者对自凝塑料过敏者。优点是重衬树脂与基托结合好，性质稳定、长久。

1. 将义齿刷洗干净，用磨头将组织面均匀磨去一层。

2. 调拌适当的弹性印模材料放入义齿组织面，戴入患者口内，嘱患者咬牙尖交错位做自主肌功能整塑。放置的印模材料量不宜过多、过稠，以免影响义齿垂直距离和正中关系。

3. 印模材料凝固后，让患者漱口或从唇、颊侧边缘滴水，破坏印模边缘封闭后，从口内取出义齿，去除多余的印模材料，直接装盒。也可灌注石膏模型后装盒。石膏凝固后开盒，去除义齿组织面的印模材料，充填热凝树脂。边缘磨光，戴入患者口内，检查义齿的固位、稳定和咬合关系是否达到要求。

（三）应用自凝软衬材料

自凝软衬材料是一种柔韧、具有弹性的高分子材料，可使基托与黏膜更加密合，增加义齿的固位力。同时可以缓冲咬合力，减轻牙槽嵴负担，减少黏膜压痛。对于刃状牙槽嵴和黏膜较薄的无牙颌患者，全口义齿应用自凝软衬材料对于改善修复效果（尤其下颌义齿）是一种非常有效的措施。

重衬前将义齿刷干净并擦干，将基托组织面均匀磨掉一层，把自凝软衬材料调和至糊状，均匀地涂布在基托的组织面，然后放置在口内，嘱患者咬在牙尖交错位，并做肌肉功能整塑，取出义齿，检查表面是否光滑、清晰。如自凝软衬材料不够时需及时添加。自凝软衬材料的缺点是不宜抛光，且易老化。

第9节　即刻全口义齿

一、即刻全口义齿的优缺点

即刻全口义齿又称预成全口义齿，是指在患者的天然牙尚未完全拔除前预先做好，余留牙全部拔除后可立即戴入的全口义齿，是在拔牙创口愈合期间短期使用的过渡性义齿。

（一）优点

1. 免除患者缺牙时间长的痛苦　患者在拔牙后立即戴上义齿可以保持其面部外形，语言和咀嚼功能，不妨碍患者社交活动和工作。不仅可以减少患者缺牙的痛苦，而且在患者颌面肌肉、颊舌软组织及颞下颌关节尚未发生改变的情况下，立即戴上义齿，患者能更快地适应义齿。

2. 保护拔牙创口　拔牙后立即戴入义齿，可对拔牙创口进行压迫止血；保护伤口，减少食物刺激和感染风险，减轻患者的疼痛，加速创口愈合。

3. 减缓牙槽嵴的吸收　拔牙后立即戴入义齿，能及时恢复对牙槽嵴的生理功能性刺激，防止失用性萎缩。

（二）缺点

1. 戴即刻全口义齿后，需较长时间进行观察并进行必要的处理。即刻全口义齿是在拔牙前取印模，在模型上将牙齿切除，所形成的牙槽嵴形态与拔牙后口内形态不可能完全一致。义齿戴入后基托与黏膜之间密合性差，同时，在拔牙后的前3个月，牙槽嵴的吸收速度快，都会造成义齿基托与牙槽嵴之间出现间隙，应及时作重衬处理。

2. 就诊时间长。由于多颗牙的拔除、牙槽骨修整和戴义齿在同一就诊时间内完成，诊治时间长，手术创伤大。对于年龄较大和体弱的患者，必须慎重考虑。

二、即刻全口义齿的适应证

1. 全口多颗余留牙健康状况差，不能保留者；由于工作性质，对美观、发音和咀嚼功能要求高，无法忍受因缺牙而影响工作和社交的患者，如教师、演员等职业者。

2. 全身及局部情况良好，有接受全口义齿的愿望且可以一次经受拔除较多牙齿的患者。

三、即刻全口义齿的制作方法

（一）保留口腔情况记录

拔牙前保留口腔情况并作详细的记录是即刻全口义齿制作的重要参考资料。在拔牙之前，详细检查和记录余留牙的龈袋深度、垂直距离及颌位关系等口腔情况。对余留牙进行X线检查，了解根尖周有无病变和牙槽骨的吸收情况。然后制取全口记存模型，用殆托记录颌位关系，作为以后确定颌位关系和排牙时的参考。

（二）取印模

即刻全口义齿的印模制取方法同可摘局部义齿，印模的要求与一般全口义齿基本相同。印模边缘必须完整准确，以便获得良好的义齿基托边缘封闭。

（三）确定颌位关系

根据口内尚存的天然牙，可利用殆托记录颌位关系。若患者口内尚有多数后牙存在，应先拔除后牙（尤其造成颌位关系异常的），只保留前牙和有咬合关系的前磨牙，以此作为制作即刻全口义齿时确定颌位关系的依据。

（四）试戴

模型上殆架后，按照上、下颌的位置关系，先排列缺失的后牙，排牙的方法和要求与全口义齿相同。将排好后牙的基托蜡型戴入口内，检查咬合关系是否准确，如有不恰当之处，应及时修改。

（五）模型修整与排牙

在排列前牙之前要削除模型上余留的石膏牙，并将模型做适当的修整。

1. 修刮模型的方法

（1）在削除石膏牙之前，先将中线用铅笔标记在模型边缘侧面。然后根据牙周检查时对余留牙测得的龈沟或牙周袋深度，用铅笔将每颗牙的龈沟底或袋底位置画线标记在模型上。

（2）凡不做牙槽骨修整术的牙齿，可平齐龈乳头连线削除石膏牙，然后根据各颗牙的龈袋深度和X线片显示牙槽骨吸收的程度，修刮模型牙槽嵴。一般唇颊侧的刮除应多于舌腭侧，龈袋正常的牙齿唇侧可修刮2～3mm的深度，有牙周袋者，应根据测得的牙周袋深度和X线片显示牙槽骨吸收的程度确定刮除量，舌腭侧的刮除一般不超过2mm，再将牙槽嵴唇舌侧两斜面修整成圆钝形。

（3）对需做牙槽骨修整手术的牙齿，除按照上述的要求修刮模型外，还要修除唇颊侧骨隆突区的石膏，以消除组织倒凹。

2. 石膏牙削除和排牙

（1）分次完成法 先在模型上将石膏牙削除一个，并做模型修刮，排上一个人工牙，按此法依次完成其余牙的削除、修刮与排牙。也可一次将一侧的几颗牙削除，修刮模型后，排好一侧人工牙，再按此法排另一侧牙。这种方法适用于原来天然牙的位置基本正常，唇颊侧牙槽骨的倒凹不大，不需做牙槽骨修整或只需做较少修整的患者。此种排牙方法因有邻牙和对侧同名牙作参考，可使所排的牙与原天然牙的形状相接近。

（2）一次完成法 将全部石膏牙同时削除，并修整模型后，再排列人工牙。此法适用于牙槽骨需做较多修整的患者，并且修刮模型比较方便和准确，排牙时可参考记存模型。

（六）完成义齿

按常规方法完成义齿，消毒备用。

（七）外科手术和义齿戴入

拔牙的同时，对牙槽嵴上的骨尖和较大的组织倒凹进行手术修整。外科手术完成后，将消毒后的义齿取出，用生理盐水冲洗干净，戴入口内。如有压痛或义齿不能就位时，可适当进行磨改，直到义齿顺利就位，并进行调𬌗。

（八）戴入后的护理

1. 初戴义齿的24小时之内最好不摘下义齿，以免影响血块形成，并且手术后组织有水肿现象，取下后再戴入义齿比较困难，容易刺激伤口引起疼痛。必要时服用镇痛药并在面部进行冷敷。

2. 初戴24小时之内应吃流质食物，不要吃较硬和过热的食物，以免刺激伤口引起疼痛，或引起术后出血。

3. 次日来院复查。摘下义齿，用温盐水冲洗伤口，详细了解并检查患者戴用义齿情况，修改义齿的压痛区，调整咬合关系。

4. 5天后拆除缝线，再检查和修改义齿。

5. 戴义齿1个月左右来院复查，若发现基托与牙槽嵴黏膜之间出现明显的间隙，应进行重衬并调整咬合关系。3个月后牙槽嵴吸收基本稳定，可根据患者意见进行重衬或重新制作全口义齿。

第 10 节　单颌全口义齿

单颌全口义齿是指上颌或下颌为全口义齿，其对颌为天然牙列或已修复的义齿。单颌全口义齿修复的难度常比全口义齿大，修复时应注意以下问题。

一、修复特点

（一）无牙颌的颌弓与对颌牙弓不协调

牙列缺失后，无牙颌上颌牙槽嵴吸收的特点是前部向后，后部向内，上颌颌弓形状变小。而无牙颌下颌牙槽嵴吸收的特点是前部向前，后部向外，下颌弓形状变大。牙槽嵴吸收越多，牙槽嵴顶与对颌天然牙的位置关系越不协调，给人工牙的排列造成困难。

（二）天然牙列的𬌗曲线很少符合平衡𬌗的要求

天然牙列间往往不具备前伸和侧方平衡𬌗，常出现深覆𬌗、深覆盖，牙齿伸长、低位、倾斜、错位及严重磨损等，导致横、纵𬌗曲线异常。一旦单颌牙列缺失，作为对颌的天然牙列虽然可以通过修复前调𬌗来改善𬌗曲线，但毕竟调𬌗是有限的。单颌全口义齿人工牙的排列往往受对颌天然牙列所限，不利于单颌全口义齿咬合平衡的建立，影响单颌全口义齿的固位和稳定。

（三）天然牙和无牙颌的负荷能力相差较大

天然牙和无牙颌的𬌗力耐受值之比约为6：1。天然牙过大的咬合力使对颌无牙颌牙槽嵴负担过重，更容易出现黏膜压痛和牙槽嵴吸收，导致人工牙磨损和基托折断。

二、修复原则

单颌全口义齿修复既要考虑对颌牙列情况，又要符合全口义齿的修复要求，应遵守以下原则。

1. 尽可能改善对颌牙列的𬌗曲线。在修复前通过调𬌗或固定、可摘局部义齿修复等方法，使对颌牙列𬌗曲线符合全口义齿修复的要求。

2. 排牙时优先考虑单颌全口义齿的稳定。覆𬌗不宜过深，应具备平衡𬌗的要求。

3. 采取分散、减少𬌗力措施，减轻牙槽嵴负担。

4. 采用增加义齿强度的措施。

三、常见问题及注意事项

（一）上颌全口义齿修复

上颌牙列缺失，下颌可能是完整牙列或有牙列缺损。如果下颌后牙游离缺失，只余留下前牙时，前牙常有过长，在咬合时𬌗力集中在前牙区，上颌前部受力较大，同时为了兼顾美观，常将上前牙的排列偏向唇侧，这必将加快上颌前部牙槽嵴吸收，从而形成松软黏膜组织。

如果下颌余留的是尖牙、前磨牙，最好是两侧保留天然牙，且使𬌗平面一致。如果仅剩余两侧磨牙时，特别是第二磨牙或第三磨牙，应注意其是否有伸长或呈台阶状，磨牙过长接近上颌结节时，当下颌前伸或侧方运动时，会推动上颌全口义齿向前移动或侧方翘动，影响义齿固位和稳定。

（二）下颌全口义齿修复

下颌牙列缺失时，由于下颌承托区面积小，牙槽骨更易吸收，下颌全口义齿固位和稳定性也差。而对颌为天然牙，𬌗力大，常导致黏膜压痛和破溃。

（三）制作单颌全口义齿的注意事项

1. 调𬌗 修复前调磨过长的下前牙唇斜面，降低牙冠的高度，调磨过高、过锐的后牙牙尖及锐利边缘。当下颌后牙由于磨损形成颊尖低、舌尖高的反横𬌗曲线时，应减低舌尖的高度（上颌后牙相反），尽量使𬌗平面和𬌗曲线接近于正常。如果两侧余留牙𬌗平面呈一高一低，或余留牙呈台阶状，可通过调磨降低牙尖高度，低位牙可采用高嵌体、全冠或𬌗垫修复来改善𬌗曲线。

2. 排牙 减小前牙的覆𬌗，适当地增大覆盖。上颌前牙不能过度向唇侧排列，可将上颌前部𬌗平面适当上提，利于前伸𬌗平衡和义齿的稳定，切忌覆𬌗过大，必要时排成对刃𬌗或反𬌗。后牙尽量排在牙槽嵴顶上，不能过分偏颊或偏舌侧，必要时排成反𬌗，以减小杠杆力量，防止义齿的纵向折裂，利于义齿稳定。人工牙最好选用耐磨损的硬质树脂牙，减轻牙槽嵴负担。

3. 增加义齿的强度 在树脂基托内加金属网或选用金属基托增加义齿的强度，防止基托折裂。

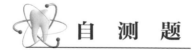

自 测 题

A₁/A₂型题

1. 影响全口义齿固位的因素，错误的是（　　）

　A. 基托面积的大小　　　B. 基托与黏膜的密合度

　C. 唾液的黏稠度　　　　D. 基托边缘的封闭性

　E. 基托厚度和强度

2. 全口义齿修复，在灌模时，将石膏包过印模边缘，其目的是（　　）

　A. 避免印模损坏

　B. 防止模型断裂

　C. 使基托边缘有一定形状

　D. 保护印模边缘

　E. 保持印模边缘的清晰度

3. 全口义齿选磨时，正中咬合一侧上颌舌牙尖早期接触，侧向也有早期接触，应选磨（　　）

　A. 上颌舌尖　　　　　　B. 下颌舌尖

　C. 上颌颊尖　　　　　　D. 下颌颊尖

　E. 下颌中央窝

4. 与全口义齿后缘有关的解剖标志，除了（　　）

　A. 腭小凹　　　　　　　B. 颤动线

　C. 翼上颌切迹　　　　　D. 磨牙后垫

E. 舌侧翼缘区

5. 患者戴用全口义齿后感到牙槽嵴普遍疼痛，面部肌肉酸痛，上腭有烧灼感，每日仅能戴用数小时就需摘下，否则难以忍受。其最可能的原因是（　　　）

A. 不习惯

B. 患者有口干综合征

C. 义齿垂直距离过低

D. 义齿垂直距离过高

E. 基托材料过敏

6. 患者，女，65岁，3年前因牙周病拔牙后行全口义齿修复，效果理想。半年前发现咀嚼效率下降，其最可能的原因是（　　　）

A. 患者年龄增加，出现肌无力

B. 疼痛所致

C. 人工𬌗面磨损

D. 咬合不平衡

E. 患者的心理因素所致

7. 上半口义齿戴用后，在静止和说话、打呵欠时固位均好，但咀嚼食物时义齿易脱位，处理方法是（　　　）

A. 缓冲义齿组织面

B. 调磨义齿边缘

C. 加大垂直距离

D. 选磨调𬌗，促进咬合平衡

E. 义齿与黏膜不贴合，重新制作

8. 患者，女，56岁，戴全口义齿月余，说话时频繁出现哨音，不可能的原因是（　　　）

A. 后部牙弓狭窄

B. 上颌前牙舌面过于光滑

C. 下前牙舌侧基托太厚

D. 腭部基托表面过于光滑

E. 下颌前牙排列过于向舌侧倾斜

9. 全口义齿摘戴时疼痛，定位明确，戴入后无明显不适。其原因是（　　　）

A. 基托边缘过长　　　B. 基托进入组织倒凹

C. 基托不密合　　　　D. 骨隆突处未缓冲

E. 基托组织面有小结节

10. 患者，女，59岁，3年前因牙列缺失曾做全口义齿修复。患者抱怨义齿固位不好，要求重新制作全口义齿。检查见义齿固位、稳定皆不理想，人工牙𬌗面略有磨耗，咬合关系良好，面下1/3高度尚可。正确的处理方法是（　　　）

A. 不予处理　　　　　B. 重新制作全口义齿

C. 重衬义齿　　　　　D. 升高人工牙𬌗面

E. 调𬌗

（杜士民）

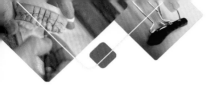

第 8 章
种植义齿修复

第 1 节 概 述

口腔种植学是口腔医学领域发展起来的一门新兴学科，是以解剖生理为基础，研究如何应用生物材料制作人工牙根、牙冠等，修复缺失牙及周围组织，获得长期稳定、舒适的咀嚼功能和牙齿外形的一门临床医学。

一、种植义齿的组成及结构

种植义齿结构主要由种植体、基台和上部结构（冠、桥）3 部分组成（图 8-1）。

（一）种植体

种植体是植入骨组织内替代天然牙根的结构，具有支持、传导、分散𬌗力的作用（图 8-2）。

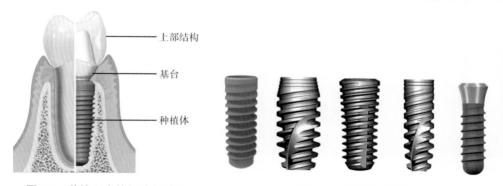

上部结构

基台

种植体

图 8-1　种植义齿的组成与结构　　　图 8-2　常用的种植体

（二）基台

基台是种植系统中安装于骨内种植体平台上，用于种植体连接、支持和（或）固定上部结构的部分。根据连接修复体和上部结构的固位方式可分为螺丝固位基台、粘接固位基台、附着体基台；根据基台长轴和种植体长轴的位置关系可分为直基台和角度基台；根据制作材料可分为钛基台、瓷基台、金基台；根据修复时机可分为临时基台和永久基台；根据加工方式可分为成品基台和个性化基台等（图 8-3）。

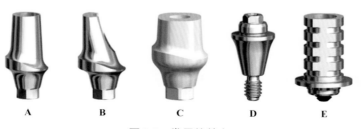

A　　　　B　　　　C　　　　D　　　　E

图 8-3　常用的基台

A. 直基台；B. 角度基台；C. 瓷基台；D. 螺丝固位基台；E. 临时基台

（三）上部结构

种植义齿上部结构指固定于种植体上方的牙冠、固定局部义齿或覆盖义齿修复体，通过基台与种植体连接，修复缺失的临床牙冠以行使牙齿功能。上部结构通常包括人造冠、人工牙、金属支架、基托、固定螺丝、附着体等一种或几种构件。一般分为固定式上部结构和可摘式上部结构。

二、种植义齿的分类

（一）固位方式

种植义齿的结构、支持及固位方式与传统义齿不同，根据固位方式可分为固定式种植义齿、无牙颌种植覆盖义齿和可摘式局部种植义齿。

1. 固定式种植义齿　种植义齿的上部结构与基台间采用粘接剂或螺丝连接固定的修复方式，可分为种植单冠、联冠或固定局部义齿3种方式修复，包括单颌总义齿种植固定义齿。

2. 无牙颌种植覆盖义齿　用于牙列缺失时牙槽骨吸收严重或只接受2～4颗种植体的患者，可采取种植体辅助无牙颌义齿支持和固位的修复方式，患者可以自行摘戴。

3. 可摘式局部种植义齿　牙列缺损时种植体植入方向偏离原定位置，患者不愿或无条件取出重做时，将该种植体作为支持结构进行可摘义齿修复。

（二）缺牙数目

按种植义齿的组成牙数目和修复方式，分为单颗牙种植义齿、多颗牙种植义齿和无牙颌种植义齿（图8-4）。

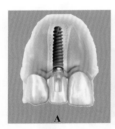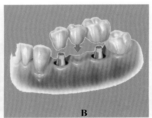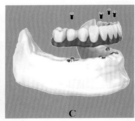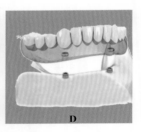

图8-4　种植义齿的类型
A. 单颗牙种植义齿；B. 多颗牙种植义齿；C. 无牙颌种植义齿（固定式）；D. 无牙颌种植义齿（覆盖式）

1. 单颗牙种植义齿　又称种植单冠，即在基台上直接制作全冠，可粘接固位，亦可用螺丝固位。

2. 多颗牙种植义齿　按固位方式分为固定式和可摘式局部种植义齿。按支持基牙不同，又将固定式局部种植义齿分为种植体支持式联冠和种植体支持式固定局部义齿。

3. 无牙颌种植义齿　根据固位和支持方式，无牙颌种植义齿分为无牙颌固定式种植义齿和无牙颌覆盖式种植义齿。按上部结构与基台的连接形式，无牙颌覆盖式种植义齿又分为杆卡附着式、套筒冠附着式、球帽附着式、磁性固位附着式等，患者可以自行摘戴。

三、种植义齿修复的适应证和禁忌证

种植义齿修复应严格掌握治疗的适应证和禁忌证，治疗前须进行全面的口腔和全身健康评估，必要时请相关学科会诊。

（一）适应证

1. 年龄在18岁以上，颌骨已发育成熟。

2. 全身健康状况能满足牙种植修复的外科手术要求。

3. 口腔组织健康，剩余牙列情况、缺牙间隙大小、龈殆距离、咬合关系、颌骨形态、张口度等均能满足种植修复要求。

4. X线检查种植区牙槽骨量满足种植修复要求。

5. 愿意配合医生或接受其他附加手术。

（二）禁忌证

1. 患有严重疾病，如心脏病、血液病、糖尿病、原发性高血压，肾病、代谢障碍疾病等，并且未得到有效控制者；不能忍受手术创伤、不能与医生合作者。

2. 缺牙区有颌骨囊肿、骨髓炎、鼻窦炎及比较严重的软组织病变和有严重牙周病的患者。

3. 咬合力过大或咬合不平衡，可能造成种植体周围骨组织创伤而导致种植失败的患者。

4. 缺牙区骨条件不好，通过其他特殊外科手术不能满足治疗要求者。

5. 严重心理或精神疾病未能得到有效治疗控制者。

6. 酗酒或吸毒患者。

7. 近半年内行放射治疗或化学治疗的患者。

8. 需要定期应用糖皮质激素类药物或双膦酸盐类药物的患者。

9. 张口过小不能满足外科操作要求的患者。

四、牙种植成功的标准

目前，国际上广泛认可的牙种植成功的标准如下。

1. 种植体无动度。

2. X线显示种植体周围无透射区。

3. 种植后无持续性或不可逆的表现，如疼痛、感染、麻木、坏死、感觉异常等。

4. 种植体功能负载1年后，垂直方向骨吸收量每年小于0.2mm。

达到上述要求者，5年成功率达85%以上，10年成功率达80%以上为最低标准。

第2节 种植义齿的修复设计

一、基 本 原 则

（一）保护口腔组织健康

1. 软组织的健康 种植体周围牙龈附着紧密，由胶原纤维形成的种植体穿龈附着，质地坚韧，色泽与邻牙健康牙龈相近。

2. 骨组织的健康 种植义齿应维护骨组织的健康，种植体周围的骨组织在种植修复1年后，垂直向吸收应小于0.2mm，无角形吸收。

3. 余留牙的健康 不损伤口腔内健康的余留牙，或经过必要的牙体、牙髓、牙周治疗。

4. 颞下颌关节、咀嚼肌功能无异常，张闭口自如。

（二）良好的固位、支持和稳定

1. 固位力　种植义齿的固位力与基台的聚合度、𬌗龈高度、修复体的适合性、金属支架的固位方式、中央螺丝的紧固度及种植固定局部义齿种植体数量等密切相关。

2. 支持力　种植体骨结合程度直接影响种植义齿的支持力。多个种植体支持式固定义齿或可摘义齿修复时，种植体位点分布、种植体数量设计、种植体周围骨结合状况等均会影响种植义齿的支持力。

3. 稳定性　种植义齿在承受𬌗力时产生的杠杆作用与稳定性有关。影响稳定性的常见因素如下。

（1）两个种植体之间的桥体与支点线位置的关系。

（2）多个种植体支持的种植义齿被动就位好。

（3）悬臂越长，稳定性越差。

（三）正确恢复缺失牙的形态和功能

种植义齿的牙冠解剖形态应与对颌牙吻合、协调，并能维护种植体周围组织健康。形态与色泽美观、自然，建立上、下颌牙列正常的覆𬌗覆盖关系，恢复牙轴面的突度，与邻牙协调，维持与邻牙的接触关系，行使功能时应舒适、咀嚼效率高。

（四）合理的𬌗力传导和应力分散

种植义齿修复设计应使𬌗力沿种植体长轴传导，有效分散种植体所受到的𬌗力，严格控制种植义齿所承受的侧向力，避免出现咬合高点和非功能性咬合。

（五）坚固耐用

种植义齿修复材料应在与天然牙、种植体、颞下颌关节及肌肉生物力学功能相协调的前提下，具备较高的机械强度，以保证咀嚼功能的正常行使。

（六）美观

根据患者的美观要求，缺失牙的部位与数量、组织的缺失情况等，合理设计种植义齿修复治疗计划，预估治疗效果，正确选择种植体，种植体植入位置、方向及深度，对口腔组织进行功能和美学的整复处理，力争获得较为理想的美学效果。

二、上部结构与固位方式设计

由于种植义齿与传统义齿修复的固位和支持结构不同，根据固位方式可分为固定式种植义齿、无牙颌种植覆盖义齿和可摘式局部种植义齿；根据缺失牙数量不同，分为局部种植义齿和无牙颌种植义齿。

（一）局部种植义齿上部结构与固位方式的设计

局部种植义齿一般采用固定式种植义齿设计，仅在少数情况下（如种植体植入位置、方向异常等）行可摘式种植义齿修复。

1. 单颗牙缺失的固定式种植义齿　即在基台上直接制作全冠，可采用螺丝固位，也可采用粘接固位，患者不能自行摘戴。

（1）基台的设计　基台固定于种植体上发挥连接、固定作用。合适的基台能为上部修复体提供良好的固位、支持和美学基础。基台设计时应考虑缺失牙位置、缺牙区近远中间隙、咬合间隙、牙龈厚度，以及种植体植入深度、角度及唇舌向位置等因素，可选择成品基台或个性化基台。

1）基台的高度：应根据种植牙位的𬌗龈间距进行选择。在基台顶端与对颌牙之间留出1.0～

2.5mm的修复空间；粘接固位时基台高度不应低于4.0mm，否则无法提供足够的固位力；在修复空间允许时应尽量选择较高的基台，𬌗龈间距较低时应选择螺丝固位。

2）基台的角度：种植体轴向位置较理想时，可以选择直基台进行修复。角度基台多用于美学区修复，角度常为10°～25°，可以补偿10°～30°的种植体倾斜。

（2）固位方式的设计　修复体与基台连接的固位方式主要分为粘接固位及螺丝固位，需根据患者口内的具体情况，选择合适的修复体固位方式。

2. 多颗牙缺失的种植义齿修复　连续多颗牙缺失的种植义齿修复方案，应遵循种植义齿修复的基本原则，根据患者口腔条件进行个性化设计。

（1）修复方案的设计　连续多颗牙缺失的种植义齿一般多采用固定修复，修复体设计一般分为多颗种植体分别支持的单冠、多颗种植体支持的联冠和多颗种植体支持的固定局部义齿。联冠是临床连续多颗牙缺失的种植义齿常用的设计方案，其优势为可以有效分散𬌗力、防止食物嵌塞、增加修复体的固位力。种植体分别支持的单冠设计一般用于不能获得共同就位道的连续多颗牙齿的种植修复，在美学区域或患者特殊要求下，有时也进行该类设计。

多颗种植体支持的固定局部义齿用于种植体植入数目少于缺牙数目时的修复设计，优势在于对缺牙区骨量限制小、费用较种植联冠低，一般用于𬌗力正常、无不良咬合习惯且种植体能够提供足够支持力的患者（图8-5）。

（2）固位方式的设计　种植联冠或固定局部义齿修复选择粘接固位时，临床操作简便，容易就位，但对基台共同就位道要求较高，粘接后拆卸困难，出现问题时常需采用破坏拆除的方式。螺丝固位方式便于拆卸、维护，对修复空间不足、种植体植入轴向位置不理想难以形成共同就位道者比较适用，但对修复体制作精度及医生操作要求较高。

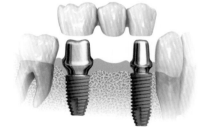

图8-5　种植体支持的固定局部义齿修复

（3）悬臂设计　即为多颗牙种植修复中的单端桥设计。咬合力作用在悬臂上时，将对共同连接的种植体产生较大的拉应力及压应力，从而导致种植体或上部结构折断及种植体周围骨吸收。患者如咬合力过大或有不良咬合习惯时，应避免设计悬臂结构。如必须设计悬臂，悬臂长度不应超过一个牙位，并将桥体进行减径处理，避免咬合高点。悬臂长度上颌应小于20mm，下颌应小于15mm。

（二）无牙颌种植义齿上部结构与固位方式的设计

根据连接方式不同分类如下。

1. 无牙颌种植支持固定义齿　依据无牙颌颌骨的解剖条件、上、下颌关系，颌间距离，以及患者的全身条件和经济状况等，可以将无牙颌种植支持固定义齿设计为全单冠修复或多颗种植体支持固定局部义齿修复。

无牙颌的全单冠固定修复是指在所有缺失牙位点均植入种植体，并完成单冠固定修复的修复方式。这样的设计要求无牙颌牙槽骨有足够的骨量，上、下颌间关系协调，8～10mm的单颌颌间距离，健康的软组织，充足的角化牙龈，并且对种植体植入位点的精确性要求很高，不能出现近远中以及颊舌向的偏差，治疗费用也高。因此，一般情况下较少采用这样的修复设计。

无牙颌种植支持固定义齿修复指在上颌植入6～8颗种植体，下颌植入4～6颗种植体，并完成种植固定义齿修复的修复方式。上部修复体通常由支架（图8-6）和牙冠组成，单颌颌间距离为8～12mm，以利于支架调整不良的颌间关系。依据种植体支持固定义齿上部修复体的设计方式，可以将无牙颌种植体支持固定义齿设计为整体或分段式固定义齿（图8-6）。这种设计可以适当减少种植体的数量，在设计时还可以避开一些骨量不足位置以及一些较为重要的解剖位点。无牙颌种植体支持固定修复的常用方式之一即在无牙颌患者磨牙区骨高度严重不足时单颌植入4颗种植体，在颌骨前部垂直植入2颗种植体，两侧后牙区各远中倾斜植入1颗种植体，通过选择角度复合基台获取共同就位道，实现螺丝固位的无牙颌种植支持固定义齿修复（图8-7）。

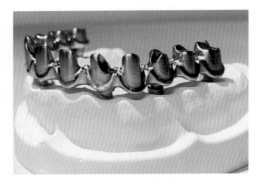
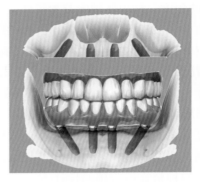

图8-6　无牙颌种植支持固定义齿上部支架　　　　图8-7　无牙𬌗种植体支持固定修复

2.无牙颌种植支持覆盖义齿　是利用植入颌骨内的种植体上安装的附着体，提供良好的固位和支持，以修复缺失牙以及缺损组织的解剖形态和功能，且患者可以自行摘戴的修复体，通常根据义齿的支持方式进行分类。

（1）种植体支持式　种植体支持式覆盖义齿所承受的咬合力完全由植入的种植体来支持。通常植入4～6颗种植体，修复体远端可以设计悬臂。基托面积可以减少至完全类似于无牙颌种植支持固定义齿，基托的功能主要是支撑面部组织和恢复组织高度，达到美学修复的目的。种植体支持式覆盖义齿所承受咬合力较大，需要增加基托的强度，以避免修复体折断。

（2）组织支持式　组织支持式的覆盖义齿所承受的𬌗力完全由黏膜以及黏膜下的牙槽骨承担，种植体上的附着体只提供义齿的固位力，而没有支持作用。在设计组织支持式覆盖式种植义齿时，基托面积与传统全口义齿相同。使用的种植体的数量少，通常下颌只需要植入2颗种植体。

（3）种植体与组织混合支持式　种植体与组织混合支持式覆盖义齿所承受的咬合力由骨结合种植体、缺失牙区的黏膜及牙槽骨共同支持（图8-8）。通常在颌弓前段均匀分布植入4颗种植体，用连接杆将种植体固定在一起，为修复体提供固位力。在这类设计中，使用的种植体数量相对较多，连接杆的距离长，且在连接杆上有两个或两个以上的固位点，这使义齿的稳定性大为增加，很少出现义齿翘动、旋转现象。此外，这种设计也可以减少义齿的基托面积。但是，由于义齿是由没有轴向移动的种植体和有轴向下沉的黏膜共同支持的，𬌗力的合理缓冲和分布是设计时需要重点考虑的问题。

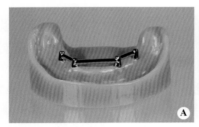
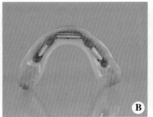
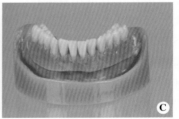

图8-8　种植体与组织混合支持式覆盖义齿
A.试戴支架；B.组织面；C.义齿就位

三、咬合设计

种植体直接与骨组织结合，缺乏天然牙牙周膜的缓冲作用，恢复或重建种植义齿健康的咬合关系对牙种植体的存留及功能有十分重要的意义。咬合设计与种植修复的成功率有直接关系。种植修复咬合设计时应遵循以下原则。

1. 种植义齿需要设计为轻微骀接触。临床上可通过降低牙尖高度、减小咬合接触面积来实现。使种植义齿与对颌牙之间有约20μm的间隙，形成功能尖相对平坦中央窝的接触方式，较宽大的窝形成允许牙尖进行约1.5mm范围侧方运动而无斜面阻挡的正中自由域。侧方骀时尽量利用天然牙形成尖牙保护骀或组牙功能骀。确保义齿在牙尖交错骀、侧方骀及前伸骀无早接触及骀干扰。

2. 尽量确保骀力沿种植体长轴传导，减小侧向力对种植体周骨组织造成的损伤。临床上可通过降低牙尖斜度使功能尖尽可能位于种植体长轴上，以减少侧向力的产生。

3. 调骀要求轻咬无接触，重咬轻接触或均匀接触。临床使用厚度为10μm咬合纸检查无接触，患者在轻咬合状态下可以将咬合纸从上、下颌牙之间抽出；嘱患者用力咬合时，用厚度为20～40μm咬合纸检查咬合接触点的分布和强度。

四、美 观 设 计

美学效果是美学区种植治疗的一项重要评判指标，种植美学的评价标准是恢复与邻牙及牙列之间的自然、和谐状态，主要包括3个方面。

1. 牙冠修复体部分与邻牙、对侧同名牙以及整个牙列和谐、对称，具体指标包括修复体的形态、排列、颜色及透明度等。

2. 种植体周围软组织颈缘位置、形态、龈乳头充盈度、周围角化黏膜宽度、颜色及质地等与邻牙及对侧同名牙的牙龈组织形态协调。

3. 牙槽突唇侧丰满度，理想状态是应呈现出根形隆起的牙槽突轮廓外形。

五、种植体植入手术设计

根据不同的手术分类方式，种植手术可以分为以下几种类型：即刻种植、早期种植及延期种植；埋置式种植及非埋置式种植；翻瓣种植术与不翻瓣种植术。

种植术区伴有骨量不足及解剖结构异常等时，需要同期行骨增量手术，或先行骨增量手术后种植，本章节不做详细介绍。

（一）根据种植体植入的时间分类

1. 即刻种植 亦称为Ⅰ型种植，是指在牙拔除的同时将种植体植入牙槽窝的一种种植方式。

2. 早期种植 软组织愈合的早期种植，亦称为Ⅱ型种植，是指在软组织愈合之后、牙槽窝内具有临床意义的骨充填之前植入种植体，通常为拔牙后4～8周；部分骨愈合的早期种植亦称为Ⅲ型种植，是指在牙槽窝内具有临床意义或X线影像学表现骨充填后植入种植体，通常为拔牙后12～16周。

3. 延期种植 即常规种植，也称Ⅳ型种植，是指在牙槽窝完全愈合后植入种植体，通常在拔牙后6个月或更长时间。

（二）根据种植体是否暴露于口腔内分类

1. 埋置式种植 埋置式种植时，应严密闭合创口。埋置式种植将种植体与口腔隔离，降低了潜在感染的风险。种植体愈合不受咬合力影响，避免了微动可能导致的骨结合失败。

2. 非埋置式种植 非埋置式种植时，愈合基台或覆盖螺丝暴露于口腔内。

（三）根据术中是否分离黏骨膜瓣分类

1. 翻瓣种植术 传统的种植手术需翻开种植术区黏骨膜瓣，暴露骨面后进行种植，称为翻瓣种植术。

2. 不翻瓣种植术　种植手术仅在种植术区牙槽嵴顶开窗，不需翻开黏骨膜瓣，称为不翻瓣种植术。

六、过渡性义齿

过渡性义齿指在种植体植入后至上部修复体完成期间所佩戴的临时性义齿。

固定式过渡性义齿通常可在种植一期术后即刻戴入。可摘式过渡性义齿一般在术后2周戴入，针对行软硬组织增量术的患者应在拆线时检查创口愈合情况，确保软组织愈合良好，无感染及黏膜破裂，方可戴入过渡性义齿，避免影响软组织愈合。

第3节　种植义齿修复的临床操作

2020年1月，国家卫生健康委办公厅发布《关于印发有关病种临床路径（2019年版）的通知》，修订了种植义齿修复的临床路径，包括适用对象、诊断依据、治疗方案的选择、临床路径标准治疗次数、进入临床路径、术前准备、抗菌药物选择与使用时机、术后复查、术后用药、二期手术、修复治疗、种植修复成功标准、变异及原因分析等。本节主要介绍牙列缺损行种植体支持的固定局部义齿修复的临床路径和要点。

一、初次门诊

详见本书第2章的相关内容。

二、术前准备

1. 确定手术方案和治疗计划　口腔种植患者口腔检查与健康评估完成后，制订综合治疗方案和治疗计划。种植体上部结构的修复设计需结合患者意愿确定并列入治疗方案，种植手术前需要实施的口腔疾病治疗及牙周洁治需列入治疗计划，并进行口腔卫生指导。在充分与患者交流沟通后，征得患者同意的情况下签署治疗知情同意书。

2. 术前评估讨论　口腔余留牙尤其是邻牙和对颌牙的健康情况，可能会影响种植方案的制订和实施。在种植手术实施前，应充分评估可能影响种植手术的健康问题，必要时进行多学科会诊。

3. 系统性疾病控制　对于系统性疾病患者，必要时请求专科医生会诊。另外，术前尽可能短期停止服用可能影响凝血和组织愈合的药物。

4. 术前体格检查　包括血常规、凝血功能、肝肾功能、血糖检查和感染性疾病（乙型肝炎、丙型肝炎、艾滋病、梅毒等）筛查，以及血压、心率、体温、呼吸频率等检查。

5. 牙周治疗　术前1周进行牙周洁治，对于牙周炎患者，应进行牙周系统治疗后实施种植手术。

三、种植体植入手术

1. 术前用药　预防性用药时间为术前30～60分钟，建议使用第一代头孢菌素，可加用甲硝唑。术前使用0.12%～0.2%氯己定含漱液或其他抗菌含漱液漱口。也可根据患者情况决定抗菌药物的种类与使用时间。

2. 种植体植入　每一个种植系统都有特殊的配套手术工具盒及特定的规范操作程序，种植外科医生需经过严格的培训才可使用。以第一磨牙种植体非埋置式种植术为例，介绍常规种植外科手术的基本程序（图8-9）。

（1）切口　局部麻醉下，在缺牙区牙槽嵴顶做近远中向切口至近远中邻牙，切开黏骨膜，在邻牙的邻缺隙侧做牙龈沟内切口，整个切口呈H形。

（2）翻瓣、修整骨面　用骨膜分离器紧贴骨面小心翻起黏骨膜瓣，充分暴露牙槽嵴顶，用大球钻适当修整不平整的牙槽嵴顶。

（3）制备种植窝　小球钻定点后，逐级备洞至预期深度，每用一级扩孔钻后均需要用定位杆检查方向以及预备深度。

（4）颈部成型与颈部成型与螺纹成型（攻丝）　牙槽嵴顶的皮质骨是种植体获得初期稳定性的重要因素，但它也是妨碍种植体完全就位的重要原因，用颈部成型钻对牙槽嵴顶的骨皮质进行恰当成型处理。当种植区骨质密度较高时，可以采用攻丝钻在种植窝内，便于种植体旋入。

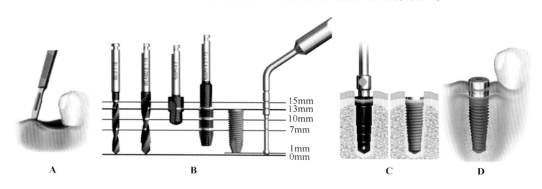

图8-9　非埋置式种植手术过程

A. 切开、翻瓣；B. 制备种植窝；C. 植入种植体；D. 放置愈合基台

（5）植入种植体、放置愈合基台　将种植体缓缓植入并小心加力，一般以不超过$35 \times 10^{-2} N \cdot m$的扭力植入，放置愈合基台，缝合。

3. 术后处理

（1）局部处理　种植体植入手术完成之后，可以在创口表面涂布软组织封闭胶或组织辅料，局部加压包扎（如唇带和颊带等），还可以在面颊部给予冰敷以减轻出血和肿胀。

（2）影像学检查　术后常规需要拍摄根尖X线片或口腔全景曲面体层摄影，必要时行锥形束投照计算机重组断层扫描（CBCT）。检查种植体在骨内的位置及种植体周围牙槽嵴高度，作为随访评价种植体周围骨结合的基准。

4. 术后医嘱与注意事项

（1）根据手术大小及患者情况，必要时使用抗菌药物、口服布洛芬缓释胶囊等解热镇痛药3～5天；0.12%～0.2%氯己定漱口液或其他抗菌含漱液，每天早、晚各1次，每次1～2分钟，连用7～10天。

（2）术后有些患者会出现局部水肿及瘀斑，一般持续3～5天。术后48小时内可用冰袋局部冷敷，必要时口服1.5mg的地塞米松等肾上腺糖皮质激素药，使用一般不超过3天。

（3）术后当天不刷牙，仅含漱。第2天使用较软的牙刷仔细清洁口腔余留牙。

（4）术后1周避免游泳、剧烈运动，尽量不吸烟、不饮酒，避免食用辛辣、较硬或纤维性食物刺激损伤手术切口。

（5）常规术后7～10天拆线。

5. 手术记录　医生需要书写手术记录。

四、术后复查

（一）术后第一次复查

1. 术后 7～10 天第 1 次复查诊疗　①观察伤口及术区清洁情况；②检查伤口愈合情况；③常规拆线；④完成病历记录；⑤嘱术后 1 个月复查。

2. 术后常见并发症　主要包括术后出血、水肿、软组织裂开、术后血肿、术后感染、急性上颌窦炎、种植体松动等。

（二）术后第二次复查

术后 30 天第 2 次复查诊疗：①观察伤口及术区清洁情况，必要时进行口腔卫生指导；②检查伤口愈合情况；③完成病历记录；④嘱术后 3 个月复查。

五、二期手术

埋置式种植体植入后 3～6 个月须进行二期手术取出覆盖螺丝，暴露种植体，安放愈合帽（基台）（图 8-10）。非埋置式种植体一般以穿龈方式愈合，不需要进行二期手术。

（一）软组织评估

种植二期手术前应检查评估种植区软组织状态，二期手术时应尽可能保留软组织及附着龈，必要时通过自体组织移植恢复或重建种植体周围软组织。

（二）骨结合评估

种植二期手术前检查评估骨结合状态：①临床检查种植体无松动时，金属杆叩击时会发出清脆声，也可采用共振频率分析；②X 线检查显示种植体与骨组织紧密贴合无透射间隙。X 线检查通常用于评价骨结合程度、种植体位置，辅助判断是否有骨组织生长到种植体平台表面等。

在骨量充足和良好骨密度的种植位点种植体愈合时间一般较短，无须等待 3～6 个月后再进行负荷，如使用亲水性种植体，可以在种植体植入后 4 周进行负荷。而进行了复杂外科手术的，通常需要大约 6 个月的愈合时间。

（三）手术步骤

1. 麻醉　在种植体封闭螺丝的牙槽嵴顶黏膜处行黏膜下浸润麻醉。

2. 定点与切口　用锐利探针确定种植体的中心点之后，依据龈乳头的形态、附着龈的质量、膜龈联合的位置、邻牙和对颌同名牙的龈缘位置等确定切口的类型和位置。切口设计时应考虑是否需要进行软组织处理、是否缝合、是否去骨或行骨增量等。根据术前评估亦可以使用软组织环切技术暴露种植体，此方法不需要全层切开黏骨膜翻瓣。

3. 剥离和翻瓣　分离黏膜，暴露封闭螺丝表面。

4. 安放愈合帽（基台）　依据种植位点和黏膜厚度选择不同形状、直径和高度的愈合帽（基台）。

5. 缝合创口　如果切口较小，愈合基台与软组织间无明显间隙，则不必缝合（短水平切口或弧形切口等），否则，应当严密缝合，防止术后感染和愈合不良。

6. X 线检查　原则上，在愈合基台就位和创口关闭之后，拍摄根尖 X 线片，检查愈合帽（基台）是否完全就位。未完全就位者，愈合帽（基台）和种植体平台之间会显示缝隙，应重新安放。

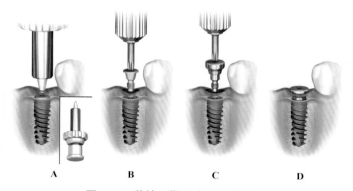

图8-10　种植二期手术（无翻瓣）

A. 环切牙龈；B. 移除覆盖螺丝；C. 安放基台；D. 基台就位

（四）术后注意事项

1. 保持口腔卫生，认真刷牙。

2. 早晚刷牙后，0.12%～0.2%氯己定漱口液或其他抗菌含漱液含漱，每天早、晚各一次，每次1～2分钟，连用7～10天。

3. 常规术后7～10天拆线。

六、修 复 治 疗

种植体植入后，一般需要3～6个月进行上部结构的修复，种植上部结构修复前应当评估种植体骨结合状态、种植体周围软组织状态、颌位关系与颌间距离、邻牙和对颌牙状态、殆型、颞颌关节状况等。

（一）种植体上部结构修复流程及印模制取

1. 取模前准备　检查种植体及口腔情况，如黏膜情况、口腔卫生状况，患者有无不适感。

（1）拍摄根尖X线片或曲面体层X线片，检查种植体周骨结合情况。

（2）选择印模帽、种植体替代体、托盘，制取硅橡胶印模，需要时制取咬合记录。

（3）有条件时可以选择数字化印模技术。

2. 取模时机　根据戴入修复体的时间，可以选择术中印模和愈合后印模两种不同的印模方式。由于种植体系统不同及种植体植入时的初期稳定性不同，骨结合的时间有所不同，一般情况下种植体植入后3个月，植骨术后6个月，二期手术后2～4周种植体周围软组织稳定后制取印模。

3. 印模材料要求　种植体印模需要准确转移种植体的三维空间位置，印模材料凝固后必须有足够的强度和弹性，能够固定种植体印模帽或转移基桩不发生移位和松动，能够从组织倒凹处取出且不发生变形，印模应该有足够的稳定性和精度。通常使用加成型硅橡胶、聚醚橡胶等。取种植体印模时的成品替代体形态不受印模质量影响。

4. 印模制取　可采用种植体水平印模、基台水平印模取模，并灌注石膏模型。目前，数字化印模技术已广泛应用。

（1）种植体水平印模　通过种植体印模帽与种植体直接连接，准确复制种植三维空间位置和方向的印模（图8-11）。根据印模方式不同，可将种植体水平印模分为两大类：①封闭式种植体水平印模；②开窗式种植体水平印模。

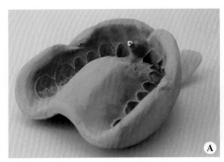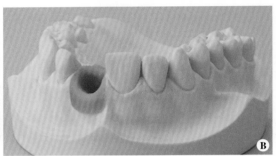

图 8-11　种植体水平印模

A. 水平印模；B. 工作印模

（2）基台水平印模　需选择合适的实心基台，在口内种植体上就位并旋紧，戴入基台印模帽，用硅橡胶复制基台和种植体的三维空间位置和方向。

5. 取颌位记录与上𬌗架　种植修复不仅是对缺失牙的形态与功能的恢复，还是对颞下颌关节、神经、肌肉三者构成的整体功能的重建。由于种植义齿特殊的生物力学特点，建立生理性咬合关系是种植修复获得长期成功的关键，必要时使用咬合架确定颌位关系。临床上根据缺牙的数目和部位选择适合的颌位记录方法。

6. 比色　使用比色板或比色仪参照邻牙及对侧同名牙进行比色，美学区及有特殊需求的患者需要充分征求患者的意见，必要时制作临时修复体经过试戴后确定牙齿颜色。

（二）试戴修复体

1. 试戴基底冠　是修复体制作过程中的重要环节，需要注意的问题如下。

（1）检验基底冠是否被动就位、判断其是否与种植体或基台精密吻合。

（2）检验修复体饰瓷空间。

（3）检验颌位关系及咬合情况。

随着数字化技术的发展与精准度的提高，计算机辅助设计和制作技术广泛应用于临床，基底冠试戴的临床步骤会被逐步简化，但多牙缺失时桥支架的试戴取决于临床流程的要求，根据不同情况确定是否试戴。

2. 试戴修复体　在种植修复体固定之前，需要检查颌位关系与垂直距离是否正确，咬合接触是否良好，有无早接触和𬌗干扰。检查是否正确恢复了缺失牙外形及邻接关系。

（1）确认被动就位　检查修复体就位是否协调。

（2）检查邻接关系　用牙线或测量尺检查邻接关系，牙线通过接触区且有明显阻力，说明接触关系良好。种植修复后的邻接丧失是常见并发症，必要时使用测量尺记录修复体近远中邻接区的相关邻接测量参数，以便种植义齿修复后的随访维护与邻接丧失的治疗。

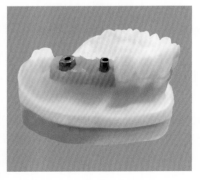

图 8-12　粘接固位种植修复体

（3）检查咬合接触关系　确认种植修复体被动就位后用力咬合无障碍，并需要检查侧方𬌗、前伸𬌗有无障碍。

3. 修复体固位　修复体粘接固位（图8-12）可以使用常规粘接剂粘接，未完全粘接时应快速彻底清洁多余的粘接剂，预防种植修复后的并发症发生。冠部若开孔可以用光固化材料封闭。粘接后再次检查或调整咬合关系，去除咬合高点，进行咬合面抛光。一体式基台冠只需用基台螺丝按规定扭力将修复体固定到种植体上，封闭螺丝孔即可。

4. 留存临床影像资料　治疗结束后，需要拍摄根尖X线片或曲面体层X线片，观察最终修复体是否准确就位，粘接固位须确认是否有残留的粘接剂。残留粘接剂是种植体周黏膜炎和植体周病的重要发病因素。视情况留存口内照片及面相照片，以便复诊参照对比。

5. 种植修复后注意事项

（1）正确使用修复体清洁工具。

（2）对夜磨牙症或紧咬牙者要采取有效的预防措施，必要时夜间佩戴树脂保护器。

（3）定期随访检查，包括种植修复后1周、3个月、6个月、1年的随访，此后每年1～2次，随访时间可根据检查结果调整。修复后1周复诊尤其是咬合关系检查十分重要。

6. 种植修复成功标准

（1）X线片显示种植体位置、轴向良好，周围无透射区。

（2）种植体无动度。

（3）种植修复体能正常行使功能。

（4）伤口愈合良好。

（5）无持续性或不可逆的症状，无需临床处理的并发症和（或）合并症。

第4节 种植义齿的健康维护

种植义齿的维护需要患者与医生积极配合，从而达到维持种植义齿长期稳定的目的。种植义齿需要终生持续维护，专业维护的重点在于定期随访与检查，做到早发现、早诊断、早治疗。

一、种植义齿自我维护

（一）菌斑控制

1. 机械菌斑控制法

（1）刷牙 是控制菌斑最常规、最有效的机械性菌斑控制法。通常情况下，建议早、晚各刷牙一次，每次至少2分钟。良好的菌斑控制对预防种植体周黏膜炎的发生极其重要。

（2）牙线 使用牙线可以有效去除种植体之间及种植体周围的菌斑和食物残渣，尤其适用于牙间隙正常的患者。饭后使用牙线清洁义齿，配合正确刷牙、使用漱口液，可以有效地防止菌斑附着和牙石产生，对预防植体周病有良好的效果。

（3）牙间隙刷 当患者牙齿排列不齐或牙龈萎缩时，在种植义齿的某些部位（如邻面、组织面）使用细小灵巧的牙间隙刷可以减少对牙龈的损伤，更有效地清除牙菌斑。

（4）冲牙器 水冲式洁牙器也叫冲牙器，可以很好地清洁牙刷、牙线等工具不易到达的区域，在餐后冲洗1～3分钟即可获得较理想的清洁效果。

2. 化学性菌斑控制法 最常用的化学性菌斑控制法是含漱液漱口，它能有效抑制菌斑在龈上堆积或牙周袋内定植，预防植体周病的发生。目前最常用的漱口水为 0.12%～0.2%的氯己定溶液，又名洗必泰含漱液，它能较好抑制龈上菌斑形成。其缺点是可能会使牙齿、修复体等轻微染色，对口腔黏膜有轻度刺激。有的患者含漱后有一过性的味觉改变，建议在饭后或睡前使用。

（二）全身干预

吸烟是引起种植早期失败的一个主要原因，吸烟也会加快种植体周围菌斑沉积，加速种植体周围骨吸收，从而导致种植体远期预后不良。应建议患者戒烟。

二、种植义齿的专业维护

患者良好的自我口腔维护可以有效清除菌斑，但要更好地去除菌斑、牙石还需要依靠专业手段。种植患者的菌斑控制和清除仍然需要结合定期的复查和专业维护。

（一）定期口腔检查

1. 种植体周围软组织的检查　检查种植体周围软组织的颜色、形态、质地，龈乳头的高度，附着龈的高度。探诊时注重检查探诊深度、附着水平、探诊出血情况。

2. 修复体检查　种植修复体表面高度抛光，不易滞留菌斑，各组成部分之间的边缘密合性良好。修复体应固位效果良好，无早接触或咬合干扰，咀嚼功能良好。

3. 美学效果检查　种植修复体周围龈缘形态曲线与周围牙列协调一致。龈乳头充满邻间隙并与邻牙牙龈乳头形态相似。种植位点的唇侧轮廓形成稳定、自然的牙根样凸起，与自然牙列协调。修复体的形态、色泽、亮度、饱和度、透光度等与对侧同名牙一致。

4. 骨结合情况　临床检查和影像学检查种植体骨结合良好。

5. 天然牙牙周情况　检查患者口腔卫生及口腔内余留天然牙的牙周情况，是否有牙石、软垢沉积，探诊是否出血，以及确定是否需要牙周治疗。如患者有牙周炎病史，检查是否已经控制良好。检查是否有龋齿或其他非龋性牙体疾病。做到早发现、早治疗。

6. 指导复诊时间　根据患者全身风险因素和口内种植体，以及修复体的状态来判断是否改变最初的复诊计划。如果患者自我维护不良，或者存在未控制的糖尿病及吸烟习惯等导致出现植体周病的风险因素，应适当缩短复诊的间隔时间。

（二）口腔卫生指导

临床工作中需要加强种植修复后患者尤其是伴有重度牙周炎患者的口腔健康教育与口腔卫生指导，并采取必要的菌斑控制措施，预防植体周病的发生。

（三）种植义齿预防性清洁

种植义齿预防性清洁是口腔专业人员针对种植体周与上部结构实施的健康维护措施。发现患有植体周病或种植体周黏膜炎时，需要及时采取治疗措施。

种植义齿周洁治需要使用专业洁治器械，按操作原理可分为手动器械和电（气）动设备。按材料性质分为金属类和非金属类，金属类器械包括不锈钢、钛合金、纯钛、金合金刮治器；非金属类包括树脂、碳纤维、硬木洁刮器。临床常用的为碳纤维洁刮器、纯钛洁刮器和气压喷磨系统。

第5节　种植义齿修复治疗的并发症

一、外科并发症

（一）种植术中并发症

1. 术中出血　是指在手术中伤及知名动静脉及其分支导致的出血，一般在手术切开黏膜、翻瓣和备洞时会有少许出血，如果术区有明显出血，则需针对出血来源予以止血。

2. 上颌窦黏膜穿孔 是指在上颌磨牙区种植备洞时，引起上颌窦底黏膜穿孔。穿孔较小者用胶原膜衬垫穿孔区；穿孔较大时应关闭创口，3个月后再种植。

3. 神经损伤 牵拉、切割、压迫及其他医源性原因致使神经的完整性或功能受到破坏，种植手术中神经损伤可能包括下牙槽神经损伤、颏神经损伤、切牙神经损伤、舌神经损伤。

4. 邻牙损伤及侧壁穿孔 种植手术备洞时如果方向偏斜，有可能造成邻牙损伤或侧壁穿孔。种植体与邻牙及侧壁之间须至少保持1.5mm的距离。

5. 全身并发症 心脑血管意外及麻醉意外是种植手术可能发生的全身并发症。这类并发症虽不多见，但后果却比较严重，术前应仔细问诊、检查与进行全身健康状况评估。

（二）种植术后并发症

种植术后并发症是指出现在种植术后，义齿修复之前的并发症，其发生与种植适应证的选择、外科手术中的操作及术后处理有一定关系，包括种植术后急性感染、种植体骨结合不良、种植术后出血及皮下瘀斑和术区创口裂开等。

二、生物学并发症

种植体生物学并发症是指发生于种植体周围软、硬组织的炎症性损害，包括种植体周黏膜炎和植体周病。

（一）种植体周黏膜炎

种植体周黏膜炎时，出现种植体周围炎症表现，黏膜红肿，探诊出血和（或）溢脓，探诊深度较基线水平增加或无增加，除初期牙槽骨改建所致的牙槽嵴顶水平改变外无骨丧失。

（二）植体周病

植体周病是种植体周围软硬组织的炎症损害，存在种植体周牙槽骨丧失。植体周病常由种植体周黏膜炎发展而来。应保持口腔卫生，定期复查。

三、机械并发症

种植义齿的机械并发症是指种植义齿的部件出现机械性或结构性破坏，可导致种植义齿完整性和功能性丧失的情况，包括种植体基台松动和折断，上部结构螺丝松动和折断，种植体折断，修复体断裂等。

四、美学并发症

美学并发症与患者的主观感受密切相关且很难挽救，因此，它对临床医生有特别的要求。常见病因有：①种植体近远中向植入位置不佳；②冠根向植入位置不佳；③唇腭向植入位置不佳；④种植体的轴向问题；⑤多个邻近种植体植入位置不佳；⑥修复体外形、比色、邻面接触关系等问题。

自 测 题

A₁型题

1. 牙种植术的概念正确的是（ ）
    A. 将未发育完成的牙胚植入牙槽骨内的手术
    B. 将人工牙植入牙槽骨内的手术
    C. 将异体牙植入牙槽骨内的手术
    D. 将自体牙植入牙槽骨内的手术
    E. 将脱位牙植入牙槽骨内的手术

2. 为确保牙种植体实现骨结合，种植手术过程应做到
（ ）
    A. 避免种植体异种金属元素污染
    B. 种植窝制备过程产热少、创伤小
    C. 种植窝的直径和方向精确
    D. 种植体植入后初期稳定性良好

    E. 以上都是

3. 目前应用最广泛的种植材料是（ ）
    A. 钛及钛合金
    B. 生物活性陶瓷
    C. 生物降解陶瓷
    D. 复合材料
    E. 高分子材料

4. 下列不属于种植义齿的适应证的是（ ）
    A. 年龄18岁以下，颌骨尚未发育成熟
    B. 全身健康状况能满足牙种植外科手术要求
    C. 口腔软硬组织健康，剩余牙列情况、缺牙间隙大小、
        龈𬌗距离、咬合关系、颌骨形态、张口度等均满足
        种植修复要求
    D. X线检查种植区牙槽骨量满足种植要求
    E. 愿意配合医生或接受其他附加手术

（何宝杰）

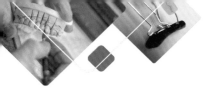

口腔修复的数字化技术是指以计算机技术为基础，运用信息化技术、自动化技术、人工智能技术、虚拟现实技术、先进制造技术等在口腔修复领域的应用技术。数字化技术的应用突破了传统修复模式，使口腔修复治疗更加精准、高效、自动化，是口腔修复学乃至口腔医学的发展趋势之一。

第 1 节 口颌三维数据获取技术

口颌三维数据的获取是数字化口腔修复的基础。数字化印模技术在20世纪80年代中期被引入口腔医学领域，近年来在临床中已得到了广泛的应用。数字化印模技术是运用数字化扫描设备对牙体及口腔软硬组织形态进行数据采集，从而获得数字化印模，为进一步修复体设计制作提供精准数据。

一、扫描技术的分类

（一）按数据获取方式分类

1. 激光扫描技术　利用激光测距原理通过记录被测物体表面信息，快速获取被测对象表面的三维图像数据，对物体进行三维测量、模拟和分析，具有速度快、精度高等特点。

2. 结构光扫描技术　是利用光学原理，将结构光栅投射于物体表面后发生变形，摄像头捕捉变形的光栅并通过计算机软件转化为点云数据形成物体三维图像，其优势是测量精度高、无辐射、扫描速度快。

3. 立体摄影技术　是一种模仿双目视觉原理的三维测量技术，其扫描原理是用照相机或摄像机从两个或多个角度摄取口腔模型二维图像，对所拍摄的一对或一组具有角度关系的二维图像进行数学换算处理，从而建立三维立体模型。

（二）按临床应用范围分类

1. 口内扫描技术　是近年来发展较快的一种数字化印模技术，应用小型探入式扫描测头直接在患者口腔内进行口腔组织表面形态的数据获取，省略了临床制取印模的过程，简化了操作流程，提高了治疗效率。

现有数字化口内扫描仪均基于光学扫描技术原理，采用光源进行口内组织照明，通过数字传感器捕捉后进行信息处理及数据输出（图9-1）。口内扫描系统依据其使用光源不同可主要分为两大类：①基于激光技术的口内扫描系统；②基于可见光技术的口内扫描系统。

2. 颜面部扫描技术　颜面部因先天性唇腭裂、外伤或肿瘤导致的缺损常需要赝复体修复，因取模对象为上、

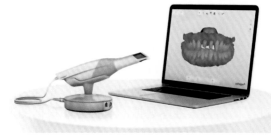

图9-1　口内扫描仪

下颌骨，腭部及颜面部器官组织，传统口腔印模方法有一定的困难。颜面部扫描技术就解决了这个难题。

3. CBCT扫描技术　其原理是X线发生器围绕投照体做环形数字式投照，然后将多次投照后所获得的数据在计算机中重组，进而获得三维图像，目前广泛应用于口腔种植修复领域。

二、口颌三维扫描数据

（一）牙颌模型三维表面数据

牙颌模型三维表面数据是指采用扫描技术获取的牙齿及口腔内组织的三维表面形态数据。以此数据为基础可进行各类三维测量分析，以及计算机辅助设计和制造。

1. 技术特点　牙颌三维数据通常采用一种开放的数据格式（STL格式），这种格式简单，只描述物体的几何信息，大多数三维软件都可以读取、显示和处理。

2. 分类与应用　根据数据采集方式的不同，牙颌模型三维表面数据可分为口腔印模三维数据、牙颌石膏模型三维数据和口内牙颌三维数据。

（1）口腔印模三维数据　在口外使用三维扫描设备对利用传统印模材料采集的患者牙列印模进行扫描获取的三维数据。

（2）牙颌石膏模型三维数据　采用三维扫描设备对患者牙列石膏模型进行扫描获取的三维数据，其技术实现相对容易。

（3）口内牙颌三维数据　利用口内扫描设备，直接在患者口腔内进行扫描获取三维数据（图9-2）。口内牙颌三维数据是直接获取的口腔组织形态数据，避免了因印模材料、石膏变形产生的形态误差，能准确地获取上、下颌牙列咬合关系，提高了牙颌模型三维数据的获取精度。这是目前主要的数据采集方式。

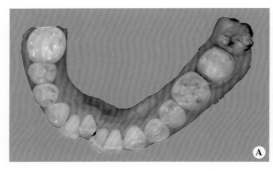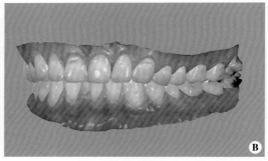

图9-2　口内牙颌三维数据
A. 下颌牙列扫描；B. 上、下颌牙列咬合关系扫描

（二）口颌三维体数据

口颌三维体数据是指颌面部组织经CT、磁共振成像（MRI）、CBCT等扫描成像后形成的有等级序列的三维数据。最常用的CBCT数据可用于种植手术的牙槽骨及周围组织结构的测量。

1. 技术特点　口颌三维体数据常见格式为医学数字成像和通信标准格式。

2. 分类与应用　通过各种图形重建及显示算法将数据转换成具有真实感的三维图形并显示出来的过程，称为三维体数据的可视化。根据图形表达方式的不同，三维体数据的可视化可分为面绘制和体绘制两种形式。

（三）下颌运动轨迹数据

下颌运动轨迹数据是下颌运动中双侧髁突、下颌牙列或下颌整体相对于上颌的运动轨迹点、曲线或构成该轨迹的关键数据，如髁道、切道斜度等。下颌运动轨迹数据为虚拟𬒊架提供基本参数，是数字化口腔医学中开展与口腔功能运动有关研究、诊断和口腔修复体功能性咬合面设计的基础数据。

1. 技术特点　数据获取主要依赖三维运动轨迹记录仪实现。记录仪采用光电磁、超声波等无线传感技术实时记录下颌体相对于上颌的三维运动轨迹。主要体现为双侧髁突的体表映射点和下颌前牙区标志点相对于上颌体基准坐标系的连续三维坐标数据。

2. 分类与应用　应用下颌运动轨迹数据的输出包括关键参数值、二维运动轨迹数据和三维运动轨迹数据。并可导入计算机中的虚拟𬒊架软件，再现个体的下颌运动，用于颞下颌关节运动的病理生理诊断，以及口腔修复体功能性咬合面形态的三维数字化设计。

第2节　修复体数字化设计技术

修复体数字化设计技术是对各类口腔修复体或口腔临床辅助诊疗装置的三维形态进行交互式或自动化建模的可视化设计技术。其提高了临床中各种修复体的设计效率，避免了传统手工制作中的误差，提高了修复体制作质量。

随着计算机硬件技术及三维图形学技术的飞速发展，口腔数字化设计技术已用于口腔冠桥、嵌体、可摘局部义齿、全口义齿、个性化种植基台、种植导板、颜面赝复体的数字化设计，正逐步替代各种口腔修复体和临床诊疗辅助装置的传统手工制作方式。口腔数字化设计是通过计算机辅助设计（CAD）软件工具实现的。

一、技 术 特 点

（一）数据输入与预处理阶段

CAD软件可对不同来源的口腔三维数据（如颜面部扫描数据、口内扫描数据）进行融合重建，获得完整精确的口腔数字模型。

（二）修复体设计阶段

操作CAD软件逐步完成口腔修复体三维形态的设计和构建。对于全解剖型冠、桥、嵌体和贴面，其解剖形态的生成方法主要有3种。

1. 利用标准牙数据库　该类CAD软件内置了一系列预先设计好的标准牙冠的三维数据，可自动挑选最佳的标准牙冠，也可手动选择合适的标准牙冠。此功能生成的牙冠常需后续手动调整。

2. 生物再造技术　根据基牙邻牙及对颌牙的位置和解剖形态，自动生成符合临床要求的修复体形态。该方法操作简便，对修复体形态仅需少量调整设计，效率高，生成的修复体形态较为自然。

3. 生物复制和参照　从相同牙弓的对侧同名牙处复制牙冠形态，或是从诊断蜡型的扫描件、基牙预备前的牙冠形态、之前设计的数字化临时冠处复制牙冠形态。该方法操作效率高，生成的修复体形态与来源牙相似度高。

（三）数据封装与输出阶段

将修复体的组织面和功能面边界进行拼接，形成一个无缝过渡的整体，并输出为可用于数字化加工的标准格式数据。

二、技术应用

（一）嵌体数字化设计

嵌体数字化设计是指借助CAD技术完成嵌体修复设计的技术。通过各种口腔三维数据获取技术，获得修复单元的牙齿三维表面形态数据，再通过计算机智能化或人机交互辅助设计的方式，创建嵌体修复体的三维数字模型（图9-3）。

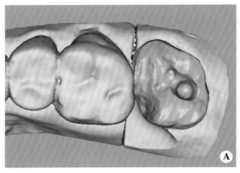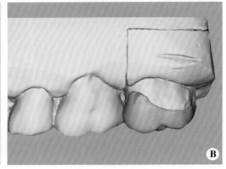

图9-3　嵌体数字化设计

A. 预备体扫描；B. 嵌体设计

嵌体的数字化设计流程如下：首先通过口内扫描获取预备体数字模型，包括3个部分，即预备体数据、邻牙数据及咬合记录数据；然后提取预备体洞形边缘线，自动完成组织面的构建，进行功能面形态设计；最后对咬合及接触关系进行调整。

（二）冠桥数字化设计

冠桥数字化设计是指用口腔修复CAD软件虚拟设计基底冠、全冠、固定局部义齿基底支架和全冠桥的组织面和功能面的技术，是口腔CAD技术最早实现的功能，目前应用最为广泛。

常规冠桥数字化设计的工作原理和流程如下。

1. 数据输入与预处理　将口内扫描数据输入CAD软件，获得完整、精确的冠桥修复工作区的数字模型。

2. 提取颈缘线　预备体颈缘线的提取是冠桥修复体数字化设计中比较关键的步骤，提取质量直接影响着修复体的边缘密合度。CAD软件一般采用交互式的提取方式，表现为颈缘线自动吸附肩台外缘线的效果，随后进行必要的局部调整和修改（图9-4）。

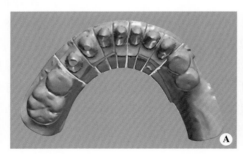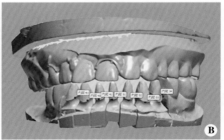

图9-4　冠桥数字化设计

A. 下颌（预备体）扫描；B. 牙冠设计

3.组织面设计　软件自动截取颈缘线内部的预备体表面，计算得到就位道方向，设置填倒凹参数、粘接剂厚度等，精确控制最小倒凹面积、倒凹去除比例及预备体不同部位的粘接剂厚度。该步骤涉及的关键参数也支持人工设置。

4.功能面设计　均厚式基底冠功能面通常用数据偏置算法将组织面均匀增厚后获得；全冠功能面通常采用数据库法，先调用数据库中对应牙位的标准全冠模板，再手动完成标准冠定位、形态调整、咬合、邻接关系调整等步骤，这些步骤最能够体现个性化设计的特点。

（三）可摘局部义齿支架数字化设计

可摘局部义齿支架数字化设计即应用CAD技术，半自动交互式完成可摘局部义齿支架设计的过程。常规可摘局部义齿支架数字化设计的原则和流程如下。

1.通过各种口腔三维数据获取技术获得缺损牙列及牙槽嵴和相邻软组织以及对颌牙列的三维表面形态数据。

2.借助专业CAD软件的设计功能，分别创建可摘局部义齿支架的各功能组件。绘制支架放置的范围，调整至合适的方向和位置，可简便快速地绘制出腭板、舌杆、支托、大连接体、小连接体等组件。

3.进行修整、微调，最终形成完整的支架三维数字模型，支架设计完成（图9-5）。

可摘局部义齿支架的数字化设计存在以下技术难点：①支架结构复杂、组件繁多；②各组件形态的数学提炼与表达较困难；③支架形式多样，自动化设计程度相对较低。

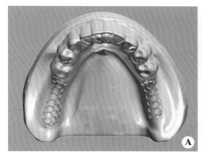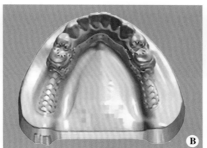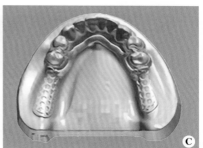

图9-5　可摘局部义齿支架数字化设计

A.基托内支架设计；B.连接体设计；C.卡环及支托设计

（四）全口义齿数字化设计

全口义齿数字化设计是采用CAD技术进行全口义齿人工牙列、基托三维设计的技术，相对于在固定修复领域的广泛应用，数字化技术在全口义齿方面应用仍有局限性。

全口义齿数字化软件相对复杂，其基本工作原理和流程如下。

1.通过扫描获取正中关系位、无牙颌牙槽嵴及相邻组织、蜡堤三维数字模型。口内法直接数字化三维扫描技术在全口义齿印模制取应用方面尚不成熟。目前无牙颌颌位关系数字化的主要方式是对传统的颌位记录如哥特式弓、闭口式印模三维扫描，再将上、下颌模型数据配准至颌位记录以重建无牙颌的颌位关系。

2.利用CAD软件绘制创建人工牙列、平衡𬌗、基托组织面和功能面的解剖标志点、线、面。

3.依据全口义齿平衡𬌗原则，通过模型分析，确定𬌗平面，确定上、下颌牙弓中点，尖牙区，上颌结节，磨牙后垫等特征点，确定基托范围，自动排列全口义齿人工牙。根据需要调整牙列、单颗牙在水平、矢状及冠状面上的位置。根据基托范围设计基托，利用虚拟𬌗架调整咬合关系，修整全口义齿基托，完成全口义齿的三维设计。

4.相关数据用于人工牙列和基托的数字化加工。

（五）种植导板数字化设计

种植导板数字化设计是应用CAD技术，半自动交互地完成种植外科手术辅助导板的设计过程。在软件中进行种植手术模拟，精确设定种植体植入的三维空间位置，并通过CAD技术设计出植入手术中引导种植体植入位置和方向的种植导板。

种植导板数字化设计的基本工作原理和流程如下。

1. 三维数据获取　颌骨三维数据通过CBCT获取，修复体的三维数据可以来自虚拟设计或扫描诊断修复体模型。

2. 三维数据的重建与手术设计　将颌骨CT数据重建成颌骨三维模型，分析剩余骨量、下颌神经管等重要解剖结构信息，进行虚拟交互式的种植手术设计，制订最佳的种植修复方案。

3. 导板设计　种植导板是将术前的虚拟设计准确转移到术中实施的关键。根据手术设计的计划信息（种植体植入位置、深度、角度等），采用正向与逆向相结合的方式进行设计（图9-6）。

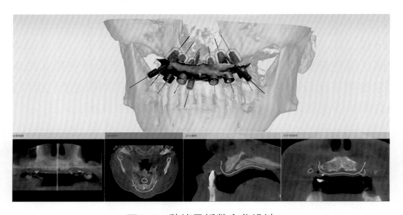

图9-6　种植导板数字化设计

数字化设计的种植导板可有效提高种植体的植入精度，精准控制种植体的三维位置，从而充分利用术区剩余骨量并降低手术风险，最终达到理想的修复效果。

（六）个性化基台数字化设计

个性化基台数字化设计即采用数字化设计技术进行种植基台的种植体连接面、修复体粘接面和软组织接触面三维个性化设计的技术，可以使种植体周围牙龈组织的穿龈形态更加匹配，提高了种植修复的功能和美学效果。个性化基台数字化设计通常采用专门的CAD软件进行。

与常规修复体不同，种植基台的数字模型需要专用的种植体空间位置转移杆。通过扫描用螺丝固定在种植体或替代体上的转移杆，间接获得种植体与近远中邻牙、对颌牙、周围软组织的空间位置关系。然后从种植体数据库中匹配种植体三维数据，与转移杆扫描数据配准后，用于基台的CAD（图9-7）。

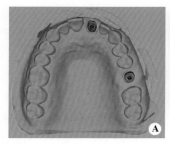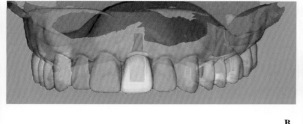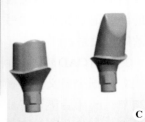

图9-7　个性化基台数字化设计

A. 个性化基台设计；B. 个性化牙冠设计；C. 个性化基台

（七）颜面部赝复体数字化设计

仿真设计是颜面部赝复体计算机辅助设计和制作技术中最关键的环节。对于未跨过中线的缺损，最佳的方法是镜像翻转健侧器官数据来设计赝复体。对于跨越中线的缺损，可从颜面部器官三维正常形态数据库中初选外观形态相似的作为基础，按患者的实际情况进行精确匹配和修饰，再按赝复体各部的厚度和固位方式完成设计，最后通过三维打印技术完成赝复体的快速制作，显著提升了颌面部缺损的修复水平。

第3节 修复体数字化加工材料与制作技术

一、数字化加工材料的种类及特点

（一）口腔陶瓷材料

目前可进行数字化加工的陶瓷材料很多，不同种类的陶瓷具有不同的特性。目前主要有长石基切削瓷、二硅酸锂基切削瓷、玻璃渗透切削瓷和预烧结切削瓷。

1. 长石基切削瓷　这类瓷的切削性能、半透明性和抛光性能良好。这种瓷切削后可直接上饰面瓷，不需要进一步烧结。但强度及韧性相对较差，因此一般用于制作前牙贴面、嵌体、高嵌体及前牙冠等修复体，不能用于制作全瓷桥。

2. 二硅酸锂基切削瓷　二硅酸锂基切削瓷修复体透明性较好，强度明显高于长石基切削瓷。这种瓷主要用于制作贴面、嵌体、部分冠、前后牙冠和前牙三单位桥。

3. 玻璃渗透切削瓷　力学性能优于粉浆堆涂玻璃渗透瓷，根据原料粉末的种类分为尖晶石基玻璃渗透切削瓷、氧化铝基玻璃渗透切削瓷和氧化锆基玻璃渗透切削瓷，可用于制作前牙和后牙冠、前牙三单位桥。

4. 预烧结切削瓷　在切削成型时，瓷坯块只是部分烧结，因而具有良好的可切削性，切削成型后进行终烧结，获得最终的修复体。主要有氧化钇稳定的四方相氧化锆多晶瓷和氧化铝预烧结切削瓷。这类瓷力学性能优良，但美观性欠佳，主要用于制作冠桥冠、多单位桥的基底及种植体基台等。

此外还有一种树脂陶瓷复合材料。树脂有良好的延展性，但是强度不足，因此近年来有学者将这两种材料结合起来，形成了现在的树脂陶瓷复合材料，成本低，抗疲劳性更强，有更高的挠曲强度。

（二）口腔复合树脂材料

相对于陶瓷材料，复合树脂材料更易于进行机械加工，并且成本较低，材料容易修补。这些优点使复合树脂材料在数字化口腔修复中的应用愈加广泛。根据加工方式的不同可分为可切削复合树脂和快速成型复合树脂。

可切削复合树脂与临床常用的直接充填复合树脂不同，其在体外通过特定的工业化方法聚合固化，聚合程度高且相对均匀，这就保证了其具备较好的力学性能。

快速成型技术是依靠加法原理，将材料粉末层层叠加在一起，最终完成修复体的制作。临床上用于诊断模型、临时冠桥、种植导板、活动义齿等修复体的制作。

（三）口腔金属材料

口腔修复用金属材料主要包括金合金、钴铬合金、含钛合金及纯钛等。金属材料的计算机辅助设计与计算机辅助制造技术切削成型主要应用于前后牙冠、桥修复体，以及烤瓷基底冠、桥。金属材料的快速成型是直接对金属粉末进行加法加工，成型各类口腔修复体或部件，选择性激光熔融制造技术是主要的加工技术，加工精度高，边缘适合性好，适用于基托、支架、前后牙冠、桥修复体，以及烤瓷基底冠、桥。

（四）口腔蜡材

蜡可用于机械切削加工，也可用于快速成型，与复合树脂材料类似，可用于诊断、方案设计或铸造用模型，CAM技术加工精度和效率较手工高。

二、修复体数字化制作技术

修复体数字化制作技术即应用CAM技术加工制作口腔医学诊断模型或医疗装置（口腔修复体、颌面赝复体、手术导板等）的技术，具有精确高效、成本低、污染少等优点，主要包括切削成型技术和快速成型技术两个方面。

医者仁心　　　　　　　　　**追求至善的赵铱民教授**

中国工程院院士赵铱民教授，从战士到院士，一直在奋斗。他崇尚"厚德精业、止于至善"，坚持"志存高远、不断创新"。他创立了中国的颌面赝复学，研制出世界首台自主式种植手术机器人、我军首款智能战创伤模拟人，为意外失去耳朵的战士戴上义耳，为缺牙18年的"坑面女"装上义齿，并荣获中国口腔界的首个国家科技进步一等奖。他遵循"为世界建馆、为中华立碑、为口腔书史、为民众启智"宗旨，创建了世界牙科领域藏品历史最久、数量最多、门类最全、质量最高、影响最大的国际口腔医学博物馆。

（一）口腔修复体切削成型技术

口腔修复体切削成型技术也称为减材法加工技术，用工业铣削或磨削的加工方式，将已具一定形状的固体口腔科坯料切削消减而形成所需口腔修复体形状的数控加工技术。

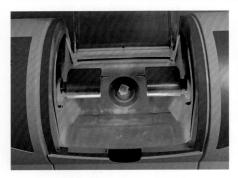

图9-8　数控多轴机床

减材法制作修复体通过应用数控多轴机床完成，轴代表机床切削组件可实现的自由度数（空间维度），自由度越高，灵活性越好，可加工模型的复杂程度也就越高（图9-8）。口腔修复体切削成型技术可加工的口腔科材料包括口腔科金属（金合金、钴铬合金、含钛合金及纯钛）、陶瓷和复合树脂材料。

口腔修复体切削成型技术的优势在于技术成熟、加工精度高、材料适用范围广，几乎可直接加工各种口腔常用材料。这种技术的不足在于对加工材料的浪费相对较多，导致修复体成本较高。

（二）口腔修复体快速成型技术

口腔修复体快速成型技术是一种基于分层制造、逐层叠加的离散堆积成型技术，又称增材法加工技术。首先将口腔修复体三维数字模型转为二维片层模型后连续叠加，再由计算机程序控制按顺序将口腔科材料层层堆积，快速制造出形状复杂而具有一定功能的口腔修复体。

目前，主要的快速成型技术包括立体光固化成形（SLA）技术、选择性激光熔化（SLM）技术、熔融沉积制造（FDM）技术、三维打印（3DP）技术等（图9-9）。

1. SLA技术　是最早出现的一种快速成型技术，是基于液态光敏树脂的光聚合原理，使用光源（激光或可见光）投射，选择性地固化液槽的液态光敏树脂，逐层固化堆积成型。该技术方法是目前快速成型技术领域中研究得最多的方法，也是技术上最为成熟的方法。加工精度较高，主要针对复合树脂类材料的特性而研制，口腔修复领域的应用主要包括牙颌模型、种植导板、可摘局部义齿树脂基托等。

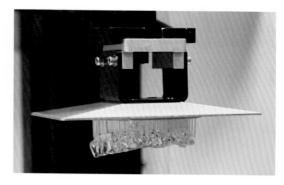

图9-9　快速成型机

2. SLM技术　是一种基于离散和堆积原理的制造技术，采用激光器对粉末材料（塑料粉、陶瓷与粘接剂的混合粉、金属与粘接剂的混合粉等）进行选择性烧结，由离散点一层层堆积成三维实体的快速成型技术。该技术主要针对金属及其合金材料，装备有惰性气体保护仓的设备还可熔融烧结纯钛粉末制备出致密度较高的纯钛制品，解决了纯钛铸造缺陷的问题。在口腔修复领域的应用主要包括金属基底冠桥、可摘局部义齿支架等。

3. FDM技术　是将丝状热熔性材料加热熔化，通过带有一个微细喷嘴的喷头挤喷出来，沉积在制作面板或者前一层已固化的材料上，在温度低于固化温度后开始固化，通过材料的层层堆积形成最终修复体。其成型材料种类多，成型件强度高、精度较高，主要适用于小塑料件。

4. 三维打印（3DP）技术　原理类似于喷墨式打印机，采用逐点喷洒粘接剂来粘接粉末材料，或逐点喷洒树脂液滴并同步光固化的方式，最后逐层堆积成型。三维打印技术可成型的材料包括石膏粉末、部分金属粉末及光固化树脂材料。可用于打印牙颌模型、全口义齿型盒、铸造蜡型、颜面部赝复体、手术导板等。

自 测 题

A₁型题

1. 冠桥数字化设计最能体现个性化设计的特点是（　　）
   - A. 数据输入与预处理　　B. 提取颈缘线
   - C. 组织面设计　　　　　D. 功能面设计
   - E. 邻接面设计

2. 可摘局部义齿支架的数字化设计存在的技术难点不包括（　　）
   - A. 支架结构复杂、组件繁多

   - B. 各组件形态的数学提炼与表达困难
   - C. 数字化印模的精度较差
   - D. 支架形式多样
   - E. 自动化设计程度相对较低

3. 氧化锆多晶瓷属于（　　）
   - A. 长石基切削瓷　　　　B. 二硅酸锂基切削瓷
   - C. 玻璃渗透切削瓷　　　D. 预烧结切削瓷
   - E. 粉浆堆涂玻璃渗透瓷

（李　锋　何宝杰）

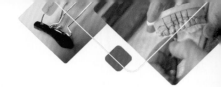

第**10**章
口腔修复学的其他技术

第 1 节　固定 - 可摘联合义齿修复

一、概　　述

固定 - 可摘联合义齿修复是一种以附着体或套筒冠为固位形式的可摘式义齿修复方式。固定 - 可摘联合义齿主要利用机械嵌合力、锁结力、弹簧珠嵌合力和磁引力固位。其特点是固位稳定性好，美观，异物感小。附着体技术兼顾了活动义齿与固定义齿的优点，日益受到临床的重视，近年来发展迅速。

二、附着体义齿

附着体通常由两部分结构组成，一部分设置在基牙或种植体上，另一部分设置在义齿的可摘部分上，通过机械摩擦力或磁力实现义齿的固位、稳定。附着体义齿由 5 部分组成：人工牙、基托、连接体、桥体、附着体。附着体隐藏在基牙的近远中邻面或根面上，余留牙唇颊面无金属显露，能满足患者的美观要求。附着体修复后义齿稳固，咀嚼时可接近患者原有的效率，在咀嚼黏性食物时不因食物的黏性作用使义齿脱位。

（一）附着体的分类

附着体类型很多，为了方便临床选择附着体，常把附着体分为以下几个类型。

1. 附着体放置在基牙的部位不同

（1）冠内附着体　附着体阴性结构镶嵌在基牙牙冠内，不突出牙冠，附着体阳性结构安置在相对应的义齿支架上，附着体阴性与阳性结构结合，置于基牙牙冠内，组成冠内附着体。常用的是栓体、栓道的形式，其固位力主要靠栓体与栓道间的摩擦力，而有些冠内附着体为增加固位效果，在原栓体栓道的结构中增加设计了辅助固位装置。

（2）冠外附着体　安置在基牙的附着体结构一部分或全部突出于牙冠，另一部分附着体结构安置在相对应的义齿支架上，附着体两部分结构结合，置于基牙牙冠外，组成冠外附着体。常用的附着体固位形式有锁式固位、弹簧珠固位、铰链式固位、栓体栓道式等。

（3）根面附着体　根面附着体阳性结构安置在基牙牙根的根面上或根面内，附着体阴性结构安置在相对应的义齿基托组织面内，组成根面附着体。根面附着体有多种类型，常用的是杆卡式附着体、按扣式附着体和磁性附着体。

2. 附着体的精密程度

（1）精密附着体　阴性和阳性结构均为金属成品件，通过焊接、粘接或物理固位方法固定于基牙和义齿支架，阴性、阳性结构精密吻合。

（2）半精密附着体　阴性或阳性结构中一部分是树脂熔模，另一部分为金属成品件，树脂熔模与冠基底层蜡型或义齿支架蜡型连接成整体后，通过包埋、铸造、研磨制成金属件，其精密程度比精密附着体低。

3. 固位原理不同

（1）机械式附着体　通过摩擦、制锁等机械作用力产生固位力。

（2）磁性附着体　通过永磁体间或衔铁与永磁体间的磁引力形成固位力。

根据不同的牙列缺损情况可选择合适的附着体类型。当牙冠有缺损时可考虑使用冠内栓体栓道式附着体；所选基牙难取得共同就位道时，于一侧基牙选择冠内附着体，另一侧基牙选择冠外附着体。

（二）附着体义齿的适应证和禁忌证

1. 适应证　附着体义齿可适用于各种类型的牙列缺损，如在 Kennedy 第三、第四类牙列缺损修复设计中，根据牙齿缺失数目、邻近缺牙区天然牙的健康情况可选择固定局部义齿、可摘局部义齿、种植义齿，但也可选择附着体义齿，特别是在无法取得共同就位道的牙列缺损固定局部义齿修复中，通过附着体义齿设计能取得共同就位道，在咀嚼时义齿承受的𬌗力通过桥体传递至基牙，义齿的支持形式与固定局部义齿相似。在 Kennedy 第一、第二类牙列缺损修复设计中，由于远中无基牙支持，义齿承受𬌗力时会产生翘动和摆动，对远期修复效果产生影响，此时选择附着体义齿也可根据缺失牙数目、缺牙区邻近的牙齿和牙周支持组织的健康状况、缺牙区组织的状况选择合适类型的附着体作为义齿的固位体。

2. 禁忌证

（1）龋易感患者　有些患者由于多种因素牙齿容易龋坏，并且龋病经修复治疗后仍易发生继发性龋坏。此类患者采用附着体修复牙列缺损后，安置附着体的基牙如发生龋病，会导致修复失败，故此类患者一般不宜选择附着体义齿修复牙列缺损。

（2）中、重度牙周炎者　牙列缺损伴中、重度牙周炎患者牙周袋加深，附着丧失严重，牙槽骨吸收明显，牙齿松动度增加，牙齿牙周组织明显减少，其牙周组织储备力量明显降低，此时基牙无法分担承受缺失区人工牙传递的𬌗力。如患牙承担的𬌗力超过其能承受负荷，将加速牙周组织进一步破坏吸收，因此中、重度牙周炎患者在牙列缺损修复时不宜选择附着体义齿。牙列缺损伴轻度牙周炎的患者在修复治疗前未经牙周炎综合治疗或牙周炎炎症未控制者也不宜选择附着体义齿修复牙列缺损。

（3）有活力的伸长、倾斜牙者　有活力的伸长、倾斜牙齿在未行活髓摘除、根管充填治疗前，不宜作为附着体义齿的基牙，因基牙制备需纠正伸长牙的冠根比例或倾斜牙的牙冠倾斜度，否则容易损伤牙髓组织而影响修复效果。过度倾斜牙齿也不宜作为附着体基牙，因牙齿倾斜度过大，在义齿承受咀嚼力时传递至基牙上的𬌗力即使是垂直力也会转换成侧向力，造成基牙牙周支持组织创伤，最终导致修复失败。

（4）缺牙区𬌗龈距离过小、牙冠高度过低者　有些患者由于缺牙时间过长，未进行义齿修复，使缺牙区骨组织吸收下垂，导致缺牙区𬌗龈距离过小，无法作为附着体义齿的固位体。有些患者牙冠切端和𬌗面因过多磨损或自然牙列牙冠高度过短使牙冠颈缘至𬌗面或切端高度过低，导致无法放置附着体。

（三）机械式附着体义齿

1. 机械式附着体义齿的设计

（1）缺失牙数目　缺失牙少时，可选用刚性的冠内或冠外附着体。如单侧下颌第二磨牙缺损，可选择单侧修复体设计，在第一磨牙远中及第一前磨牙近中设计冠内附着体，也可考虑在第一磨牙远中设计冠外附着体，在第一前磨牙设计冠内附着体。缺失牙多时，如一侧下颌磨牙缺失，附着体义齿必须连接到对侧，使义齿得到平面支持，防止义齿翘动。双侧末端游离缺损时，需考虑选用缓冲型附着体，降低基牙的负荷，减小基牙的损伤。

（2）基牙的承受力　缺失牙数目较多或基牙承受𬌗力的能力降低时，可选用缓冲型附着体，减轻基牙的受力，同时应在邻近缺牙区选择2个以上邻牙作为联合基牙，采用联冠形式修复，以增加基牙的支持力，降低人工牙受力时对基牙产生的扭力。缺牙区两端都有基牙支持时，一般可选用刚性的冠内和冠外附着体，使缺牙区的受力传递至基牙。

2. 机械式附着体义齿的治疗程序

（1）修复前准备

1）修复前检查：仔细检查患者牙列缺损状况，基牙、缺牙区黏膜、牙槽嵴、咬合及余留牙情况等。用于放置附着体的基牙牙周组织吸收应不超过牙根长度的1/3，牙周局部炎症已得到控制，放置冠内附着体、根面附着体的基牙需经过完善的根管治疗，并保证根尖周无炎症，放置冠内、冠外附着体的基牙牙冠要有足够的𬌗龈向高度和颊舌向宽度。

2）口腔内准备：与可摘局部义齿和固定局部义齿的要求相同，拔除不能保留的患牙，治疗余留牙的龋病、牙髓炎、根尖周病、牙周炎症等。

（2）基牙预备

1）冠内附着体：基牙牙体预备量视冠内附着体的类型而定。如栓道式附着体，基牙预备时需根据设计预备出放置栓道的空间。

2）冠外附着体：基牙牙体预备量与全冠相似。

3）根面附着体：桩道的牙体预备与桩核冠相同，牙颈部根面牙体预备量视选用的根面附着体类型而定。一般将基牙根面预备成平面或凹面，平齐龈缘，预留安放附着体的空间。

（3）制取印模、模型，颌位关系转移。

（4）义齿制作

1）模型设计：模型通常要经过修整，才能进行模型设计。主要内容如下。①在平行研磨仪的观测平台上，确定最佳共同就位道。②根据基牙牙冠的大小、基牙预备的情况确定附着体的类型。③确定间接固位体和大、小连接体。④在模型上画出支架和基托的范围。

2）附着体与义齿的连接：①精密附着体的阴性和阳性部分均为金属成品件，通过物理固位、焊接等方式分别与基牙金属冠、金属基底层或可摘义齿金属支架、基托连接；②半精密附着体的树脂熔模与基牙金属冠、金属基底层蜡型连接，通过铸造形成整体，而金属成品结构则通过粘接、物理固位等方式与义齿可摘部分连接。附着体与义齿的其他制作步骤和方法与固定局部义齿和可摘局部义齿相似。

（5）初戴与复查

1）初戴：冠外和冠内附着体义齿在初戴时，先将修复体的两个组成部分正确结合，然后将牙冠粘固于基牙上。根面附着体义齿初戴时，先将位于牙根内的附着体结构粘接于基牙牙根内，然后将另外的附着体结构固定于义齿基托组织面。附着体义齿初戴的其余步骤和要求与固定局部义齿和可摘局部义齿相同。

2）复查：初戴附着体义齿后，需安排患者定期复查，一般为每6个月一次。复查时应注意：进一步指导患者自行摘戴修复体的可摘部分；检查患者口腔及义齿的清洁卫生情况；检查义齿咬合状况，必要时进一步调𬌗等；检查义齿基托与下方组织的密合性，必要时对基托组织面进行加衬；检查附着体的固位力，如因附着体部件磨损等导致固位力不足，需调整附着体固位力或更换磨损部件。

（四）磁性附着体义齿

磁性附着体是利用磁性材料的磁力将修复体吸附到基牙或种植体上，使修复体获得固位和稳定的装置，通常由一个安置在患者口内余留牙根或种植体上的衔铁和一个设置在义齿基托上的磁体两部分组成，利用两者间的磁吸引力使修复体牢固地保持在牙的缺损区上。磁性附着体具有其他机械式附着体不具备的突出优点，如稳定而持久的固位力、简便易行的操作、广泛的应用范围等。而其最突出的特点是磁性附着体在修复体取戴或行使功能时，能使修复体所受到的应力中断，从而使基牙或种植体所受的侧向力和损伤力减小，有利于基牙及种植体骨界面的健康（图10-1，图10-2）。

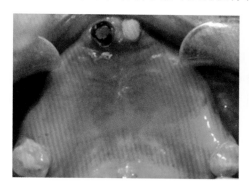 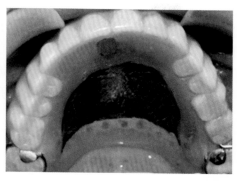

图10-1　安放在牙根上的衔铁　　　　　　图10-2　义齿戴于患者口内

1. 磁性附着体的设计及临床应用

（1）衔铁的种类

1）成品式钉帽衔铁：为最常见的应用形式。用树脂包埋，将钉帽衔铁插入根管治疗后经过预备的根管，调整方向，使钉帽衔铁与根面近于密合，与根面外形一致，这种方式通常用于前牙或前磨牙根，不适用于磨牙根。

2）铸接式衔铁：在常规根管、根面预备的基础上，制取覆盖牙根的完整印模，而后在工作模型上用铸造蜡制作顶盖蜡型，并将半成品的衔铁镶嵌在蜡型顶端，采用金合金或钴铬合金，常规包埋、铸造后，即形成一个嵌有软磁合金衔铁的钉帽衔铁。

（2）磁性附着体义齿的临床应用　磁性附着体义齿在临床中有多种应用形式，包括磁性附着体固位全口及局部覆盖义齿、磁性附着体辅助固位可摘局部义齿等，凡符合基牙保留条件的牙根及残冠都可设置磁性附着体，但患者的上、下颌关系应基本正常，人工牙可排于牙槽嵴顶端。单颌义齿的颌间距离不低于6mm，以便有足够的空隙设置磁性附着体，以及有一定厚度的树脂覆盖磁性附着体。

2. 磁性附着体的治疗程序

（1）选择基牙

1）由于磁性附着体不传递侧向力利于基牙健康，且固位力值可选择范围大，磁性附着体基牙的选择范围较广。一般情况下，磁性固位体对基牙的要求较低，口腔内保留的任一有效根长（即牙根在骨内的长度）在8～10mm，松动度Ⅰ度以内，经过完善的根管治疗，牙槽骨吸收未超过根尖1/3者，无牙周炎症的残根、残冠都可作为设置磁性附着体的覆盖基牙。

2）由于尖牙及前磨牙牙根较粗大，且为单根或双根牙，便于根管治疗及粘接钉帽状衔铁，故多选用尖牙或前磨牙作为基牙。

3）最好在颌弓的两侧选择基牙，并尽可能使基牙散在分布，使磁性附着体对义齿的固位力、支持力均衡。

4）口内只有一个可利用牙根，亦可采用磁性附着体与卡环联合固位。

5）磁性附着体固位全口覆盖义齿常选用的磁性附着体为尖牙和磨牙。通常选择2～3个基牙设置磁性附着体即可使义齿固位。

（2）根管预备　将选择设置磁性附着体的保留牙根进行根管治疗后，将根面降至龈缘下0.5mm，颌间距离大者可降至齐龈，根面磨平。

（3）制备衔铁　如为成品式钉帽状衔铁，需酸蚀处理后粘接于牙根上；如为铸接式衔铁，可采用玻璃离子水门汀、树脂粘接。

（4）制取印模　先将钉帽衔铁粘接在常规酸蚀处理后的根管内，再将磁体及缓冲垫片吸附于钉帽衔铁上，常规取模。

（5）设计金属支架　必要时应设计铸造金属基托或支架。

（6）义齿试戴与磁体粘接　基托在试戴合适后，于基托预留的磁体窝舌侧基托上开一个直径为2～3mm的小孔。将闭路磁体准确吸附于衔铁上，基牙四周可用少量硅橡胶围一圈，阻挡自凝塑料挤入基牙的倒凹区，调拌自凝树脂置于基托各磁体窝中，将义齿戴入口内，嘱患者正中咬合数分钟，自凝树脂固化后即将磁体固定于义齿中，清除由小孔中溢出的多余的自凝树脂，修复即完成（图10-3，图10-4）。

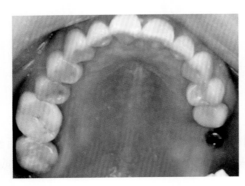
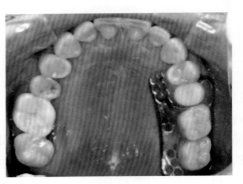

图10-3　种植体支持式磁性附着体　　　　图10-4　义齿戴于患者口内

（五）附着体义齿的修理

附着体义齿的修理包括更换附着体和修理附着体。

1. 附着体的更换　包括更换义齿内附着体部件和基牙上附着体部件，临床上可根据实际情况，更换附着体的一个部件或全部部件。只要附着体的部件没有磨损到必须全部更换的程度，只需更换其中一个部件。

（1）更换义齿内附着体部件

1）更换的原因：①附着体经过一段时间使用后，发生了严重磨损，固位力减弱。②义齿内附着体部件损坏。③只要更换义齿内附着体部件即可达到改善固位的目的。

2）更换的步骤：①仔细检查基托的密合性。②取出义齿内附着体部件和金属支架。③选择新的附着体部件，使之与基牙上附着体部件相匹配。④采用专用工具调整附着体的固位力。⑤将新的附着体部件戴入基牙附着体部件上，取模，将新的附着体部件复位到阴模上，灌模，完成工作模型制作。⑥用焊接或粘接的方法将附着体与支架连接。⑦常规完成义齿。

（2）更换基牙或钉帽上附着体部件

1）更换的原因：①附着体基牙金属冠或钉帽出现边缘渗漏或松动。②附着体基牙或根管口发生继发龋。③附着体基牙发生牙髓或牙根尖病变。④烤瓷冠出现崩瓷现象。

2）更换的步骤：①去除金属冠或钉帽，重新进行基牙或根管预备。②制取印模，灌注模型，颌位记录，上𬌗架。③在模型上制作附着体牙冠或钉帽的树脂铸型，并在口内试戴。④常规完成金属冠或钉帽，在口内试戴，并做暂时性粘接。⑤取出义齿中的附着体部件，将其戴入金属冠或钉帽上，然后将义齿在口内就位。⑥保持金属冠或钉帽与附着体部件的轻微接触，并加以固定。⑦完成义齿，检查密合性。⑧永久性粘接金属冠或钉帽。

2. 附着体的修理　附着体的修理一般比较困难，特别是精密附着体，通常情况下需要更换或者重新制作，但附着体义齿较为昂贵，在可能的情况下可以考虑修理附着体，主要有以下几种情况。

（1）附着体过度磨损。

（2）附着体部件断裂。

（3）附着体可摘义齿其他部件损坏。

（4）附着体部件与金属支架焊点断裂。

通常，可采用高温焊接法和激光点焊法对断裂部位进行焊接。

（1）焊接前应仔细检查金属支架在模型上的复位情况。

（2）修理附着体部件时，需去除包裹附着体部件的塑料，使需要焊接的部位完全暴露。

三、套筒冠义齿

套筒冠义齿是指以套筒冠为固位体的可摘义齿。套筒冠固位体是由内冠和外冠构成的双重冠。内冠可以是金属全冠，以粘接剂固定于基牙上，外冠则依靠嵌合作用套于内冠上。套筒冠义齿的外冠通过连接体与义齿其他部分组成一个整体，义齿的固位力为摩擦力和吸附力，通过对内冠锥度的调节可控制固位力的大小。支持作用由基牙或基牙和基托下组织共同承担。

（一）圆锥型套筒冠义齿的适应证和禁忌证

1. 适应证

（1）可以采用固定或活动义齿修复者。

（2）牙周炎及牙周炎伴牙列缺损修复者。

（3）需殆重建治疗修复者。

（4）颌骨部分切除伴牙列缺损需修复者。

（5）先天性牙列缺损需修复者。

2. 禁忌证

（1）牙周炎未经治疗者　若在此阶段进行夹板修复，此后在牙周炎治疗过程中，如进行牙周炎手术或炎症控制时，易发生牙龈退缩，牙根暴露，影响修复后的美观效果。

（2）伸长、倾斜并有活力的牙齿　由于圆锥型套筒冠固位体由内、外冠组成，其基牙的牙体制备量较大。如伸长、倾斜并有活力的基牙在牙体制备时无法达到圆锥型套筒冠固位体内冠的牙体制备要求，或勉强符合牙体制备要求，容易损伤牙髓组织。

（3）年轻恒牙　年轻人的恒牙牙体硬组织比成年人的恒牙薄，髓室和根管都较粗大，髓角相对较高，根尖孔大。除中、重度牙周炎外，若能采用其他固位方式修复牙列缺损，一般不宜选用圆锥型套筒冠修复。如必须采用该修复方法，应进行完善的根管治疗后才能选为基牙，同时对基牙牙体应采用桩核来加固，以降低牙体折断的风险。

（4）易患龋者　此类患者由于口腔条件等多种因素的影响易发生牙齿龋坏，并且龋齿修复后仍易发生继发龋，从而影响修复效果。

（5）其他　如龋坏未经治疗，义齿承托区及其周围组织有黏膜疾病或其他疾病，不利于义齿戴入者，不宜采用该修复方法。

（二）圆锥型套筒冠的优点和缺点

1. 优点

（1）固位力较稳定　圆锥型套筒冠的固位力源于内、外冠之间的紧密嵌合作用，其摩擦力基本不会因反复摘戴而有所下降。

（2）固位力可调节控制　圆锥型套筒冠的固位力的大小与内冠轴壁锥度密切相关。在其他条件不变时，内冠锥度越大，固位力越小，反之则越大。当存在多基牙情况时，可适当调整各内冠锥度，避免修复体摘戴困难。

（3）保护基牙　基牙经过完善的充填治疗或根管治疗后，由内冠或桩核覆盖包裹，可以有效地防止继发龋和牙折，更好地保护基牙。另外，基牙负荷多为轴向或趋于轴向，当义齿取出的瞬间，固位力会迅速丧失，不利的侧向力产生较少，可以分散殆力，有利于保护基牙。

（4）利于支持组织的健康　圆锥型套筒冠义齿使承受的殆力得到了分散，一方面通过固位体传递至基牙，有利于牙根的健康和牙槽骨高度的保存；另一方面通过基托传递至黏膜，保证了一定的生理性刺激，防止黏膜萎缩或增生。同时，金属内冠覆盖于基牙上，高度抛光，表面易清洁，不利于菌斑附着和产生继发龋，可防止龈缘炎的发生。

（5）可调整咬合关系　圆锥型套筒冠义齿可适当调整倾斜牙、伸长牙、磨耗磨损牙，重建或恢复患者自身的咬合关系。

（6）具有牙周夹板的作用　套筒冠义齿就位后，将多个基牙连接在一起，形成一个"巨型牙"。这样，将各自运动的基牙转变为整体运动的形式，当义齿受力时，能迅速分散作用于义齿上的外力，起到保护基牙牙周组织的效果。因此，套筒冠义齿具有牙周夹板的作用。

（7）美观　与卡环固位的可摘局部义齿相比，套筒冠义齿就位后没有暴露的金属卡环，因而更美观。

（8）异物感小，对味觉、发音影响小　圆锥型套筒冠义齿的基托体积与可摘局部义齿相比明显减小，故异物感更小，对味觉及发音的影响程度也较小，患者感觉更舒适。

2. 缺点

（1）基牙的牙体组织磨除较多　圆锥型套筒冠义齿由内冠和外冠组成，为了保证外冠的厚度，在基牙牙体预备时需切割的牙体组织比传统的全冠要多。尤其当基牙是活髓牙时，极易引起牙髓损伤、牙本质过敏或牙髓炎症。

（2）美观上略显不足　前牙的套筒冠有时会暴露牙颈部的颈缘金属线，并且当义齿从口腔内取下后，金属内冠会暴露于口腔内，影响美观。

（三）圆锥型套筒冠义齿的设计

1. 基牙的选择　一般来说，对牙冠、牙根及牙周组织条件要求不高，但因制备时磨切量较大，一般选择失去牙髓活力的牙。对于牙周炎症已得到控制，牙髓经过完善治疗的牙齿也可选作基牙。

2. 固位体的设计

（1）内冠轴面　轴壁内聚度为6°～8°。

（2）外冠外观形态要求　尽量恢复基牙形态、邻接关系、牙面突度及外展隙等至生理状态。

（3）内外冠接触要求　根据设计要求而变，缓冲型套筒冠义齿内外冠殆面间应保持0.3mm的间隙。非缓冲型内外冠应密切接触。

（4）内外冠颈缘要求　内外冠边缘应光滑，位置正确，既不能压迫牙龈，也不能暴露颈部组织。

3. 人工牙及连接体的设计

（1）缺牙少时可设计成牙支持式圆锥型套筒冠义齿，人工牙设计同固定桥桥体。

（2）缺牙多时往往设计成混合支持式套筒冠义齿，采用成品树脂牙。

（3）小连接体在外冠近中和远中轴面中1/3处，厚度在1.5mm以上，宽度在2mm以上，其与黏膜之间应有1.5mm的间隙。

4. 基托的设计　混合支持式套筒冠义齿的基托设计基本要求同可摘局部义齿。对于缺牙数多、牙周病伴牙列缺损的患者，当选择缓冲型套筒冠牙周夹板治疗时，应扩大基托面积、减少患牙承受的殆力；对于缺牙数少、基牙牙周状况较好者，基托面积可适当减小以降低异物感。

（四）套筒冠义齿的治疗程序

1. 修复前准备

（1）修复前检查 仔细检查患者牙列缺损状况，余留牙的数目、位置，有无龋病、牙周病等，有无倾斜和伸长，牙髓活力状态，以及缺牙区𬌗龈距离、软组织情况和咬合状况等。并结合X线片判断余留牙牙周组织吸收与破坏程度、根尖周有无炎症、根管治疗情况等。根据检查情况分析该患者是否符合套筒冠义齿的适应证。

（2）口腔内准备 对于龋坏的基牙，需去净龋坏并进行充填治疗，必要时进行根管治疗；对于明显伸长、倾斜的牙，无牙髓活力的牙以及根尖周病患牙需进行根管治疗；对于存在牙龈炎、牙周炎患牙应进行牙周基础治疗或手术治疗，消除炎症，控制病情；对于牙槽嵴顶有明显的活动性软组织者，应手术切除待伤口愈合。

（3）研究模型和临时义齿制作 取两副模型，一副用于研究分析圆锥型套筒冠义齿各基牙倾斜和咬合状况，确定义齿共同就位道，在各基牙上标记牙体预备量，绘制出义齿设计图；另一副模型则按咬合记录转移至𬌗架，按确定的共同就位道和牙体预备量，在模型上对基牙进行牙体预备，然后按常规方法制作树脂临时义齿备用。

2. 基牙预备 按设计的内冠内聚度进行牙体预备，牙体预备量为内、外冠厚度之和。各基牙之间应有共同就位道。基牙颈缘预备成宽0.3mm的斜面肩台。牙冠高度预备量视基牙冠根比而定。

3. 临时义齿初戴

（1）用临时义齿修复 对修复前制作的临时义齿基牙牙冠组织面做磨削，然后将临时义齿戴入口内，如义齿未就位再磨削基牙牙冠组织面直至就位合适。取拉丝后期的自凝塑料，置入义齿基牙牙冠组织面内，此后立即把临时义齿戴入口内，将义齿就位并做正中咬合。在自凝塑料固化的橡皮期前期和后期，两次摘下和戴入临时义齿，以免自凝塑料渗入基牙颈缘下方，自凝塑料完全固化后临时义齿摘下困难或无法摘下。待自凝塑料固化后摘下临时义齿，修整基牙颈部多余塑料，对义齿进行抛光。再将义齿戴入口内做正中、侧向咬合，调整直至合适，完成临时义齿初戴。临时义齿的初戴也可起到检验共同就位道的作用。

（2）用旧义齿修复 可利用患者已有的可摘局部义齿进行临时义齿修复。去除可摘局部义齿的固位体，在基牙上用塑料牙面或自凝塑料直接恢复圆锥型套筒冠固位体外冠外形，固位体外冠与义齿通过自凝塑料连接成整体，同样再进行咬合调整，完成临时义齿修复。

4. 内冠制作 在超硬石膏工作模型上，根据设计的内冠内聚度形成内冠蜡型，在平行研磨仪上用专用刀具修整蜡型，使内冠轴面平整，并达到设计的内聚度，然后采用金属铸造完成内冠。当基牙较多时，常会有基牙牙长轴不平行的情况发生，可通过牙体预备调整基牙轴面内聚度或制作内冠时调整内冠轴面内聚度来取得义齿共同就位道并获得合适的固位力。

5. 粘接内冠

（1）金属内冠检查 检查内冠颈缘有无缺陷，内冠轴壁是否平整光滑，内冠轴壁与𬌗面交界处斜面是否光滑。

（2）试合时检查 内冠与基牙是否密合；颈缘处的连接是否密合，有无悬突或内陷；内冠颈缘有无过长或短缺，如颈缘过长会压迫龈缘造成牙龈苍白，此时修整过长内冠颈缘直至合适为止，如颈缘短缺需重新制作内冠；内冠壁是否过厚，如内冠壁过厚需重新研磨调整内冠壁厚度直至合适；内冠各轴壁之间是否圆钝。

（3）粘接内冠 内冠试合合适后，进行内冠与基牙清洁，调拌粘接剂，将内冠粘接于基牙。待粘接剂凝固后，去除颈部多余粘接剂。粘接内冠的粘接剂一般选用含氟的树脂粘接剂较好，氟离子的

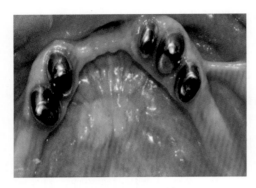

图 10-5 内冠粘接于基牙上

释放有利于保护基牙牙体组织、预防继发龋、提高粘接强度（图10-5）。

6. 临时义齿修整　内冠粘接于基牙后，需戴上临时义齿进行保护。磨削临时义齿基牙组织面使其就位于口内，再用自凝树脂衬垫义齿组织面。

7. 制作义齿支架　支架内冠粘接完成后用硅橡胶取模，超硬石膏灌注工作模型，根据咬合记录上𬌗架。根据材料厚度要求，制作外冠基底层蜡型，并在蜡型唇颊面颈缘设计金属保护线结构，基底层蜡型上设计固位形；设计制作义齿支架的网状结构和大连接体蜡型；在外冠基底层蜡型近中或远中轴面制作小连接体蜡型；再把外冠基底层蜡型与支架蜡型连接成整体，铸造完成义齿支架。外冠基底层与支架也可分别制作蜡型、铸造后通过焊接连成整体。

8. 试戴义齿支架　义齿支架在口内试戴合适后，再次记录咬合关系，将戴有义齿支架的模型按咬合记录重新上𬌗架。

9. 完成义齿　用所选材料在外冠基底层上分层堆塑、光固化形成外冠形态，排列人工牙、制作基托并进行打磨抛光，完成圆锥型套筒冠义齿（图10-6）。

10. 套筒冠义齿初戴　将义齿戴入口内（图10-7），检查义齿固位力和稳定性，黏膜外观是否美观、协调，咬合关系是否正确等，注意教会患者正确保养义齿。

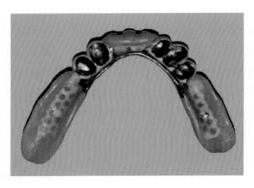

图 10-6　外冠修复体制作完成

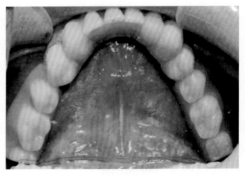

图 10-7　外冠修复体初戴

11. 复查及义齿使用中可能出现的问题

（1）复查　义齿初戴3～7天应进行复查，调整咬合关系、邻接关系，并检查基托下黏膜组织是否有压痛、压痕、溃疡等，可用压力指示剂找出基托对应下方软组织压力过大区，缓冲相应基托组织面。初戴1个月后应再次复查，此后每隔3个月或者6个月定期复查。复查时应注意以下方面。

1）检查修复体有无损坏，如有损坏应找出原因并进行修理。

2）检查基牙健康状况，牙周组织和基托下组织有无炎症，如发现问题及时处理。

3）检查颞下颌关节、咀嚼肌有无不适，若存在不适，应检查𬌗位关系是否正确，有无𬌗干扰等，找出原因并进行处理。

4）检查口腔和修复体的清洁情况，进一步指导患者关于修复体和牙列的清洁方法。

（2）义齿使用中可能出现的问题

1）外冠和桥体唇颊面的烤瓷或烤塑饰面折裂或脱落：其原因有外冠颈缘金属保护线强度不够，外冠金属基底层表面污染，外冠选用的金属材料与瓷粉不匹配，义齿咬合有早接触等。

2）外冠的小连接体处折断：其原因为小连接体处强度不够，尤其在末端游离缺失的牙列缺损中，受力时游离端基托下方软组织被压缩，引起义齿翘动，小连接体部位受力过大导致折断。

3）内冠脱落：基牙较短小，由于经常摘戴义齿，在内外冠间的摩擦力的作用下导致内冠脱落；内冠制作与基牙不密合；选择的粘接材料不恰当及处理不当等。

4）基牙疼痛、松动：其原因有内冠边缘过长压迫龈缘；基牙受力过大致牙周组织创伤；活髓牙牙体制备量较大，内冠粘接后由冷热刺激引起牙髓炎症等。

套筒冠义齿戴用后，若基牙出现问题，应及时处理。如遇牙髓炎、根尖周炎可拆除内冠，治疗后重新制作内冠粘接于基牙上。如个别基牙无法保留被拔除，原套筒冠义齿仍可以使用，只需在外冠组织面内充填树脂，修复体不需重新制作，如基牙拔除后影响套筒冠义齿的固位和稳定，基牙和基托下所承受的𬌗力分配不合理，则需重新制订修复治疗方案。

第 2 节　覆盖义齿修复

覆盖义齿是指义齿基托覆盖在已治疗的牙根、牙冠或种植体上，并由它们提供支持的一种可摘义齿，可以是局部义齿或全口义齿，这些被覆盖的牙或牙根称覆盖基牙。覆盖义齿主要包括义齿和义齿基托下的覆盖基牙两部分。由于覆盖义齿能够保留并有效利用残根、残冠和松动牙，不仅避免了患者拔牙的痛苦，还阻止或减缓了牙槽骨的吸收，并且可以增强义齿的固位、稳定和支持。因此，覆盖义齿是一种较为理想的修复方式。

一、概　　述

（一）覆盖义齿修复的生理学基础

覆盖义齿与常规义齿最根本的区别在于覆盖义齿基托下方除覆盖着黏膜外，还覆盖有天然牙、牙根或种植体，因此，覆盖义齿在功能状态下对外界刺激的感觉和反应能力有其特殊的生理学意义。

1. 牙根、牙周膜与本体感受器　牙周膜是参与咀嚼活动的重要组织器官之一，牙周膜内有丰富的本体感受器（也称压力感受器），能接受机械刺激，形成感觉冲动。经传入神经中枢反馈至牙周膜时，即可区别物体的大小、形状、负荷的方向等，同时可反射性调节𬌗力大小，避免过大的𬌗力破坏覆盖基牙及其牙周组织。

2. 牙槽骨的吸收与保存

（1）牙与牙槽骨的相互依存关系　牙槽骨随牙的生长、萌出而发育，并依赖牙及牙周组织的健康和功能得以保持。各种原因引起的牙齿缺失，都会极大地加快牙槽骨的吸收、改建、萎缩。

（2）戴用覆盖义齿与牙槽骨的吸收　覆盖义齿因有覆盖基牙的存在，𬌗力仍可通过正常牙周膜纤维传导，从而对牙槽骨产生正常的功能性刺激，使牙槽骨得以保存，同时牙根缓冲了义齿传递到牙槽骨的力量，大小适宜的𬌗力的刺激可促进牙槽骨和牙根的保健，保护牙槽骨的健康，延缓其吸收速度。

（3）冠根比例与牙槽骨的吸收　采用覆盖义齿修复时，需要降低覆盖基牙临床牙冠的高度，即减小了冠根比例，减小了杠杆力，义齿行使功能时减小了基牙上的侧向力和扭力，从而减小甚至消除了对基牙的创伤，保护了牙周组织的健康。

（二）覆盖义齿修复的适应证和禁忌证

1. 适应证

（1）先天性口腔缺陷患者 如先天性腭裂，部分恒牙胚缺失、过小牙、畸形牙、釉质发育不全及颅骨-锁骨发育不全症等患者，其临床表现有牙列不齐、牙体过小且形态异常，散在牙间隙和咬合异常，X线检查牙根过短，此种若采用常规义齿修复方法则义齿固位、稳定和支持以及美观难以达到良好的效果。

（2）后天性口腔病患者

1）龋病、外伤、严重磨耗、釉质发育不全等，致使牙冠大部分缺损或变短，或经根管治疗后牙冠脆弱的牙齿，不宜进行固定局部义齿修复或可摘局部义齿修复的基牙。

2）口内余留牙伸长、过度倾斜、牙位异常等，严重影响咬合或义齿就位者。

3）余留牙的牙周组织健康状况较差，且有一定松动，牙槽骨吸收不超过根长的1/2，不宜进行固定局部义齿或可摘局部义齿修复的基牙，经适当治疗后根尖周情况稳定者。

4）游离端缺牙时，在牙弓远中端保留牙根作为覆盖基牙，则可减少义齿游离端下沉，保护软硬组织及近中基牙的健康。

5）全口义齿修复，但为了减缓牙槽嵴的吸收、增加义齿的固位与稳定，可选择一些牙周健康状况较好的少数牙或牙根，经治疗后作为覆盖基牙。

2. 禁忌证

（1）对于患有牙体、牙髓、牙周疾病而未治愈的牙，其残根残冠不能作为覆盖基牙。

（2）对于丧失维护口腔卫生能力，或患有严重全身性疾病，如严重糖尿病、癫痫、精神障碍等不适宜采用此种义齿修复。

（三）覆盖义齿的优点和缺点

1. 优点

（1）可保留一些采用可摘局部义齿或全口义齿难以利用或需要拔除的牙齿和牙根，保存了牙周膜的本体感受器和神经传导途径，使义齿具有区别咬合力大小和方向的能力，改变了冠根比，消除或减小了侧向𬌗力和扭力，有利于基牙牙周组织健康。

（2）可减少牙槽嵴和软组织承受的压力，减轻末端基牙所受的扭力，减轻牙槽骨组织的吸收。

（3）增强了义齿的固位和稳定，提高了义齿的功能，为患者恢复了较高的咀嚼效率。

（4）避免拔牙，并同时满足功能和美观的要求，且义齿易于修理、调整。

2. 缺点

（1）覆盖基牙易发生龋坏。

（2）覆盖基牙周围龈组织易患牙龈炎。

（3）覆盖基牙需进行治疗、制作金属顶盖或安放附着体，制作工艺复杂，需花费较多的时间和费用。

二、覆盖义齿的设计

（一）覆盖基牙的选择

1. 覆盖基牙的牙周情况 牙周组织状况是覆盖基牙选择的主要指标。

（1）要求覆盖基牙的牙周无明显炎症，无牙周袋或牙周袋较浅且无溢脓，牙龈附着正常。

（2）牙周骨组织吸收不超过根长的1/2。

2. 覆盖基牙的牙体、牙髓情况　有龋坏者应进行充填治疗，如有牙髓病变或根尖周感染者，应进行完善的根管治疗。如果根尖无炎症，而根管已钙化，可直接作为覆盖基牙；如根管已钙化不通且根尖周有炎症，临床无法治愈者，则应拔除。

3. 覆盖基牙的数目　对覆盖基牙的数量一般无严格要求，一般单颌保留2～4颗牙齿最好。若仅余一颗牙或牙根，也有保留价值。对于先天缺牙、小牙畸形、严重磨耗、釉质发育不全、存在多数残根残冠等，也可保留较多的牙作为覆盖基牙。

4. 覆盖基牙位置的选择　覆盖基牙的位置取决于口内余留牙的位置和健康状况，理想的位置是牙弓的前后、左右均有基牙且位于咬合力较大的部位。

（1）通常情况下前牙和后牙都可以选择，但多选择前牙，上颌或下颌均首选尖牙，其次为第一前磨牙或第二前磨牙。

（2）在缺牙区的远中或近中保留覆盖基牙，以使游离缺失设计的混合支持式可摘局部义齿变为牙支持式义齿。

（3）基牙最好分散在牙弓的左右两侧，如形成四边形或三角形支持分布，将获得最好的支持效果。

（二）覆盖基牙的设计要求

1. 基牙数量及分布　若患者有4颗以下的基牙，可以考虑用覆盖义齿。如果上、下颌均为覆盖义齿，则下颌基牙力量应与上颌尽可能相同。以2～4颗分散的基牙最为理想。覆盖义齿基牙最好是分布于牙弓的两侧，不得已时也可仅保留一颗基牙。

2. 基牙位置　分开的基牙提供覆盖义齿理想的支持和稳定。2颗尖牙和2颗第二前磨牙作基牙是最普遍的类型。如果是3颗基牙，可以是2颗尖牙和1颗前磨牙，或2颗尖牙和1颗中切牙，这种分布提供了三角形支撑。两颗邻近的天然牙不必一起选择用附着体固位，因为这样并不能较采用单一基牙提供更好的支持和稳定，同时患者难以清洁、义齿就位困难且美观性差。

三、覆盖义齿的治疗程序

在制作覆盖义齿之前，应对患者进行全面的口腔检查，根据每个患者的具体情况，制订修复计划。

（一）覆盖基牙的预备

按要求对基牙进行预备，确定使用长冠基牙或短冠基牙，还是附着体固位。

1. 长冠基牙的预备　长冠基牙是指龈缘上保留3～8mm牙冠的基牙。其预备方法有两种：一种方法是对基牙作少量预备，将覆盖义齿直接制作在长冠基牙上；另一种方法是对基牙进行预备后，在其上制作金属顶盖，又称帽状顶盖或冠帽，然后再在金属顶盖上制作覆盖义齿；也可以制作成双层顶盖，其最外层顶盖固定于义齿基托内，以增强义齿固位。

（1）无金属顶盖的牙体预备　预备时仅适当地修整牙冠外形，调磨轴面倒凹，以求得覆盖义齿的共同就位道。𬌗面的磨除量视口腔情况而定，原则上调磨后的颌间隙应保证覆盖义齿基托有足够的厚度而不致折断。调磨各轴面角及边缘嵴，使之圆滑。同时做好脱敏和防龋处理。

（2）有金属顶盖的牙体预备　通常将牙冠磨短至龈缘上3～5mm处。其外形预备与普通金属全冠不同的是，基牙轴面向𬌗方聚合度稍大，𬌗面预备成钝圆形，顶盖的制作方法与普通铸造金属全冠相同。

2. 短冠基牙的预备　短冠基牙是指截断牙根的位置在平齐龈缘或龈上3mm以内的基牙。其预备方法如下。

（1）截冠　将牙冠降低至龈缘或在龈上1～3mm。

（2）修整外形　将根面修整成光滑的圆弧状，根管口的周围磨成小平面，以便殆力沿基牙长轴传递。

（3）将根面打磨圆钝、抛光。

（4）根据口腔具体情况和原设计对根面进行处理。

（二）制取印模、灌注石膏模型

覆盖基牙处理完成后，按制作一般义齿的方法制取印模、灌注石膏模型。

（三）记录并转移颌位关系

其方法同普通可摘义齿。

（四）制作和完成覆盖义齿

制作和完成覆盖义齿的步骤和方法与制作常规可摘局部义齿相同。

（五）初戴义齿

将制作完成的义齿按常规进行试戴。缓冲基托边缘过度伸展部分，调磨正中殆及非正中殆，达到咬合平衡。

（六）覆盖义齿的制作要点

1. 覆盖基牙的缓冲　覆盖基牙的存在使覆盖义齿成为混合支持，由于黏膜组织承受压力后易出现弹性变形、基牙受压后易出现牙周膜变形，最终使义齿承受的压力主要传递到基牙上，造成基牙负担过重。因此，在覆盖义齿的设计与制作中，必须考虑覆盖基牙的缓冲。通常采用下述两种方法。

（1）制作模型后，在覆盖基牙的颈部均匀地刷涂一层厚度为1.0mm左右人造石作为缓冲区。

（2）覆盖义齿完成后，先将咬合纸放在基牙牙根面上，再将义齿戴入患者口内，嘱患者做正中咬合，而后取出义齿按照咬合纸所染色的部位，将有印迹的基托部位均匀磨去约1.0mm，使基牙与基托间保持一定的间隙，当承受适宜的殆力时，基牙与基托才有均匀的接触。

除上述两种方法外，还可采用压力法制取印模，也可达到此目的。当患者口内保留基牙较多且位置分布合理时，应以覆盖基牙支持为主而不采用上述方法。对于可摘局部覆盖义齿，如基牙条件较好，位置适当，则义齿可以少设计一些支托而由覆盖基牙来承担部分殆力。

2. 覆盖基牙上加附着体增强固位　利用磁性附着体或机械式附着体来解决义齿的固位问题，是一种比较理想的方法。这里主要介绍磁性附着体固位的覆盖义齿制作。

（1）磁性附着体固位全口覆盖义齿　与磁性附着体治疗程序相似，这里不做赘述。

（2）磁性附着体固位局部覆盖义齿　在有可利用余留牙根的牙列缺损修复中，由根上型磁性附着体提供固位的修复体，即磁性附着体固位的局部覆盖义齿，其固位形式同全口覆盖义齿。

1）适应证：与全口覆盖义齿相似，主要适用于缺牙区较大，余留牙根较多的患者。特别适用于缺牙多，只能采用可摘局部义齿修复，且对义齿美观要求高的患者。缺牙区可为游离端，也可为非游离端。覆盖基牙区的龈殆距不应低于6mm。

2）义齿设计：这类义齿完全由磁性附着体固位，通常在缺损区选择2～3颗余留牙根，根据牙根的健康状态，设置固位力不同的磁性附着体。应注意尽可能使附着体分布均匀，以利于义齿的支持与稳定。

这类义齿的支持形式属于混合支持式，即由余留牙根与黏膜组织共同支持。应根据余留牙根的具体情况设计支持力。可以在相邻的余留牙上设置支托，在大的缺牙区则应尽可能采用压力印模法制取印模，以便形成有效的黏膜支持。这类义齿设计的要点是提高义齿的稳定性，即增加义齿抗水平方向移动的能力。还需重视的另外一个问题是义齿与余留牙间的邻接关系，义齿与余留牙间应形成密切接触的邻接关系，以免食物嵌塞。

磁性附着体固位局部覆盖义齿的治疗程序与磁性附着体固位全口覆盖义齿基本相同（图10-8，图10-9）。

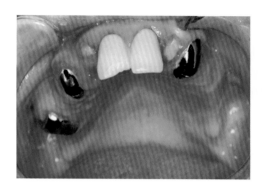 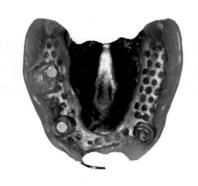

图10-8 应用磁性附着体的天然牙根　　图10-9 磁铁粘接完成的可摘义齿

3. 增加义齿的强度 高覆盖义齿由于基牙较长，常在义齿的𬌗面形成一些薄弱部位，如不采用加强措施，则易造成义齿折断或局部磨损。缺牙区𬌗龈距离为2～4mm时，一般应设计铸造金属加强网，如此间距小于2mm时，则应设计金属𬌗面。

四、覆盖义齿修复后可能出现的问题及处理

1. 龋病 覆盖义齿戴入后，由于基托覆盖，使唾液的冲洗、食物对牙与邻近软组织的摩擦等作用降低，牙自洁作用变差；易造成食物碎渣的集聚，菌斑的附着，细菌的繁殖生长；引起基牙龋坏及炎症发生，应采取以下措施积极预防基牙龋坏。

（1）龋坏组织必须彻底清除，并做适当的预防性扩展。彻底清洁覆盖基牙四周及牙龈，可用牙间隙刷进行清洁。

（2）消除薄壁弱尖，以免以后发生牙折、继发龋及修复体的折脱。

（3）可采用化学法防龋，如基牙表面涂氟、义齿组织面放入氟凝胶发挥防龋作用。也可用含氟漱口水进行日常护理。

2. 龈炎及牙周炎 覆盖义齿戴用后产生龈炎的原因常是口腔卫生差、基托压迫龈缘过紧、基牙周围基托缓冲过多引起食物嵌塞等，若治疗不及时，可进展形成牙周炎，导致牙周袋形成、牙周溢脓、附着龈丧失，甚至基牙丧失。可采用以下方法进行预防。

（1）基牙周围开放式基托设计应恰当，基托不能过紧压迫龈缘，也不能磨除过多形成死角。

（2）消除病理性盲袋后，截冠必须彻底，有利于彻底消除侧向力和扭力。

（3）松动牙，尤其是松动孤立牙，应注意缓冲，目的在于使覆盖基牙承担的𬌗力与周围黏膜、牙槽骨接近，以免牙周负担过重加速牙周情况的恶化。

3. 牙槽骨吸收 覆盖义齿戴入后个别情况下覆盖基牙会出现快速牙槽骨吸收，其原因如下。

（1）患者口腔卫生较差，导致基牙上食物残渣、软垢、菌斑聚集，引起炎症。

（2）义齿咬合关系差，义齿下沉不均匀，导致咬合不协调。

（3）个别基牙存在支点或早接触点，咬合时力首先传递到该基牙，导致基牙负荷过重，牙槽骨出现快速吸收。

针对以上原因，应及时采取有效预防措施，避免牙槽嵴的快速吸收。

五、覆盖义齿修复后护理

戴用覆盖义齿后的护理与定期复诊是保证覆盖义齿成功的重要措施。

1. 义齿护理 合理的义齿护理可清除掉义齿基托上的食物残渣、软垢、细菌等，从而保护覆盖基牙及其牙周组织的健康，并预防义齿性口炎的发生。嘱患者每日餐后清洁义齿，夜间停戴义齿，定期使用义齿清洁剂护理。

2. 定期复查 覆盖义齿患者每3～6个月应复诊做常规检查，了解义齿的使用情况，检查基牙及其牙周组织的健康状况，如发现问题应及时处理，必要时可对义齿进行重衬处理。在复诊时若发现患者在清洁义齿过程中存在问题，应加强对患者口腔卫生的指导，督促患者清洗口腔，特别是清洗覆盖基牙及义齿。

第3节 颌面部缺损的修复

一、概　　述

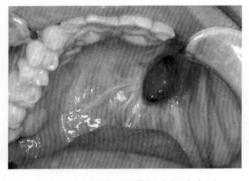

图10-10 左侧上颌骨部分切除术后

颌面赝复学是应用口腔修复学的基本原理和方法修复患者颌面部缺损的一门学科。用以修复颌面部缺损的人工材料修复体称为颌面赝复体。

肿瘤、创伤及先天性因素所造成的颌面部缺损，一部分可以通过外科手术的方法进行治疗修复，恢复或部分恢复患者的容貌及丧失的功能。由于头面部器官的解剖形态及组织结构特殊或身体状况所限，难以采用外科方法进行修复，故许多颌面部缺损仍需采用人工材料的赝复体进行修复。颌面缺损修复分为颌骨缺损修复和颜面部缺损修复两大部分，前者重在恢复其功能，后者则重在恢复其容貌，或同时兼顾功能及容貌（图10-10）。

（一）颌骨缺损赝复体修复的优点和缺点

颌骨缺损患者因先天缺损、受到创伤或肿瘤疾病手术后，不可避免地发生程度不同的毁容、生理功能丧失，故患者往往修复治疗的心情迫切。目前临床常用外科手术方式、颌骨缺损赝复体、修复体与外科手术相结合的方式来为患者治疗。这几种修复方法针对患者的具体状况或需要各有优、缺点。颌骨缺损赝复体的修复方式与颌面外科及整形外科手术修复相比较，存在以下优、缺点。

1. 颌骨缺损赝复体修复方法是最及时、最简单的选择。颌骨缺损的患者可以利用颌面外科及整形外科的方法，通过植皮、植骨或皮瓣转移等手术方式修复，但多次手术不是所有患者能够忍受的，采用赝复体进行修复，避免了患者过多的手术，对患者的身体影响较小。

2. 颌骨缺损赝复体使口腔和鼻腔分隔开，有利于患者进食和吞咽，可以预防局部感染，如腭护板可提供一个基托，在其上面放置外科敷料，并保持敷料在适当的位置不脱落，防止伤口受口腔污染和损伤，降低局部感染的风险。

3. 颌骨缺损赝复体可以尽快恢复患者的基本生理功能，如赝复体覆盖住了缺损腔，并重新形成正常的腭轮廓，使患者语音得到明显的改善。

4. 颌骨缺损赝复体可以支撑缺损区的软组织，以减轻创伤或手术愈合后缺损区的瘢痕挛缩，减轻术后不适感。

但是，颌骨缺损赝复体是由非人体自身组织制作而成的修复体，也必然会给患者带来一些不适或痛苦。如赝复体往往给患者带来很强的异物感，患者自觉舒适性差，需要忍受、适应一段时间；赝复体不可能完全恢复患者的生理功能，其维护、使用也比较麻烦。

（二）颌骨缺损赝复体的组成及分类

1. 颌骨缺损赝复体的组成　颌骨缺损赝复体根据患者缺损情况及制作方法的不同，其组成部分有一定的差别。一般组成与普通可摘局部义齿大致相同，主要由固位装置的卡环、基托或义颌（阻塞器）、人工牙及其他装置等组成。

（1）固位装置　缺损不太严重，有可利用的余留牙者，可在其上设计卡环；若缺损严重可设计义颌（中空基托）利用组织倒凹固位；上颌骨全部切除或次全切除者，可设计鼻孔插管固位；部分患者也可设计磁性附着体、种植体固位等。

（2）连接装置　同可摘局部义齿类似，主要是由基托构成，如腭护板（阻塞器）。体积较大的连接装置常设计成义颌或中空式基托。

（3）人工牙　同可摘局部义齿的设计要求。

（4）其他　如下颌骨缺损常用的翼颌导板的颊侧部分（即基托的延伸部分），弹性翼腭托颌导板的弹性翼装置。

2. 颌骨缺损赝复体的分类　颌骨缺损赝复体有很多类型，根据颌骨缺损的分类、制作方法的差别、修复需要的不同，其修复的方法有所不同。临床常见的颌骨缺损赝复体如下。

（1）腭护板　包括各类阻塞器。

（2）中空式上颌赝复体　①暂时义颌；②正式义颌。

（3）硅橡胶阻塞器与上颌义齿分段式修复体。

（4）下颌导板　①翼状导板；②弹性翼腭托颌导板。

二、颌骨缺损的修复原则

1. 早期系列修复　颌骨缺损不仅使口腔功能受到不同程度的影响，面部产生不同程度的畸形，而且给患者带来痛苦。因此，尽早进行修复治疗是非常必要的。颌骨缺损系列修复治疗一般包括3期：①术前制作护板（如腭护板），便于术后立即佩戴，保护手术创面；②术后2周左右，将护板改为暂时性阻塞器或者制作暂时性义颌，有利于减少瘢痕挛缩，尽早恢复部分生理功能；③术后2～3个月，创面完全愈合，为患者制作永久性修复体。

2. 以恢复生理功能为主　颌骨缺损修复治疗应尽可能地恢复患者咀嚼、吞咽、吮吸、言语及呼吸等生理功能。在此基础上，再根据患者颌面部具体情况，尽量恢复其面部容貌。当功能修复与外形恢复有冲突时，应以功能恢复为主。

3. 保护余留组织　除了不能治愈的残根、残冠或过度松动的牙需要拔除、骨尖骨突的修整，以及妨碍修复治疗的瘢痕组织需切除外，治疗中应尽量保留剩余组织。

4. 要有足够的支持和固位　由于颌骨缺损的修复体往往大而重，原支持组织多已丧失，所以在修复设计时，要仔细检查，周密考虑，尽量争取创造骨组织的支持和获得固位措施，这是影响颌骨缺损修复效果的关键。

5. 修复体坚固、轻巧、耐用　在取得足够的固位和支持的前提下，颌骨缺损的修复体必须设计得既轻巧又坚固，支架不能过于复杂，阻塞部分应制作成中空式或开顶式，同时应该做到患者摘戴容易、就位后患者感到舒适、对组织无刺激和不产生过大压力，另外修复体应方便且耐用。

三、颌骨缺损修复前的检查和准备

如果采用义颌修复的方法来修复颌骨缺损，那么在修复治疗前应该对患者的全身情况、颌面部情况进行详细的检查，以便及时处理，尽可能消除不利因素，提出最适合该患者的治疗方案。

1. 全身情况的检查

（1）首先应了解颌骨缺损的原因，如是先天性、外伤性还是肿瘤术后的缺损等。若为肿瘤术后的缺损，还应进一步问询肿瘤是良性还是恶性的，有无复发倾向等，这与修复方案、修复时间、修复方法等密切相关，对有复发趋向的患者应缓行修复治疗。

（2）了解手术时间，检查术后创面的愈合情况。一般情况下，应在手术2个月后进行永久性修复。对术后创面愈合不良的患者，应推迟修复时间。修复的前提是缺损区创面完全愈合。

（3）对于恶性肿瘤的患者尚需了解其是否在进行放射治疗及放射治疗的量和结束时间。一般在放疗结束2个月后，方可开始修复治疗。如拟在缺损区及邻近部位植入种植体进行种植修复的，种植体的植入时机，应在放疗结束后1年，以降低种植体的失败率。

（4）了解患者有无全身系统性疾病，患者身体如极度虚弱，或有明显精神异常，不能主动配合治疗，则不宜行修复治疗。患者若有心脏病、血液病、糖尿病、原发性高血压、肾病或代谢障碍等疾病，则需慎重考虑采用种植式修复体。

2. 颌面部检查

（1）首先检查颌骨和面部缺损的部位、范围，两者是否有联系，能否采用同一修复体修复。检查缺损区伤口是否愈合良好，有无炎症及其他异常情况。

（2）检查面部外形的改变情况，唇颊部的丰满情况，有无凹陷，左右是否对称，有无颜面部瘢痕挛缩，是否需做手术松解，能否用修复方法恢复面部外形。

（3）下颌骨的位置是否正常，与上颌骨的关系如何，有无缺损、偏移，是否需做植骨手术。

（4）张口度是否正常，口裂有无缩小，唇、颊部的弹性如何，对取模和修复体的摘戴有无影响，是否需做瘢痕切除术或口裂扩大术。

3. 口腔检查

（1）颌骨缺损的部位及范围　上颌骨缺损者口鼻腔有无穿通，下颌骨缺损者有无颌骨偏位，是否做过植骨手术。颌骨骨折者，应仔细检查骨折断端愈合情况，有无错位愈合，是否需做复位手术。

（2）缺损区的组织愈合情况　有无炎症、出血、化脓、肉芽组织等，必要时应请有关科室会诊处理。上颌骨缺损者应特别注意鼻底、鼻咽腔、残留软腭及颊侧倒凹等的情况，以判断能否作为固位区。

（3）余留牙的情况　有无牙折裂、残根、龋齿、错位牙、伸长牙及松动牙。由于颌骨缺损后修复体的固位常存在一定的困难，故对Ⅱ度以下松动牙、余留牙甚至残根残冠一般均采用尽量保留的原则。对错位牙或伸长牙，适当调整后应尽量利用。Ⅲ度松动牙，一般仍以拔除为好。

（4）牙槽嵴情况　牙槽嵴的高度和宽度，以及唇颊沟的深度如何，是否需做唇颊沟加深术。

（5）𬌗关系的情况　颌骨的缺损，常会导致𬌗关系的紊乱，检查时应注意覆𬌗的程度，有无反𬌗、深覆𬌗、开𬌗等情况；后牙的咬合关系如何，上、下颌有无早接触、少数牙接触或完全无接触。

（6）有无瘢痕挛缩，张口受限　开口度小于2.0cm，将影响制取印模和摘戴修复体。应嘱患者行张口训练，必要时辅以松解术。

（7）语音和吞咽情况　语音是否清晰，腭咽腔是否能闭合。

4. X线检查　对采用常规修复体不能达到良好修复效果的患者，应进行颌骨的X线检查，观察余留颌骨的高度和骨密度。对有足够高度，骨质为中等密度的颌骨，可考虑植入种植体，作为修复体的固位和支持装置。

5. 取印模并灌注模型以备诊断和治疗使用，记录殆关系并转移到殆架上。

6. 制订一个明确的、可行的修复计划　向患者解释修复治疗的利弊、疗程及治疗所需费用。

7. 如患有严重的心理障碍者，应劝其先接受心理治疗。

四、颌骨缺损的修复方法

虽然颌骨缺损修复与常规的牙列缺损、缺失修复有很多相似之处，但是由于颌骨缺损往往具有范围较大、支持组织少等特点，给修复治疗带来了不同程度的困难，所以颌骨缺损修复在取模方法、固位方法及重建咬合关系等方面有一定的特点。

1. 取印模的方法　由于颌骨缺损往往范围较广，瘢痕组织收缩，唇颊部软组织弹性减低，张口度受限或口裂缩小，如采用一般的印模方法往往无法取得完整而精确的印模，有时要采取一些特殊的印模方法，常用的有以下几种。

（1）个别托盘印模法　此种方法在制取颌骨缺损印模中最为常用，适用于张口不受限或轻度受限的患者，张口度在2cm以上，因口腔情况较特殊而无合适的成品托盘可供选择的上颌骨缺损患者。首先选择一个比较合适的托盘，将适量烫软的印模膏，堆放在合适的位置上轻轻加压，同时做印模边缘的肌功能修整，稍冷却后取出，用冷水冲洗干净。检查初印模有无缺损变形，必要时可加软化的印模膏再做修整。将其表面及边缘区均匀刮除约2mm留作印模材料空间，再将表面做成粗糙面。调拌弹性印模材料，放在初印模内，再引入口内采取印模，即得较完整而精确的终印模。

（2）分层印模法　此法适用于上颌骨缺损较广较深，或深至眶底且无法一次取得印模者。其操作步骤如下。

1）取一小块软化的印模膏，填入缺损区最深处，趁其尚软时插入U形粗钢丝作柄，以便其取出后可与下部印模相对合，冷却后取出（图10-11）。

2）将调拌好的少量印模材料涂于印模块的组织面，再放入缺损区，进行加衬，凝固后取出，并修去多余的部分，然后重新放入缺损区（图10-12）。

3）选择合适的托盘或者个别托盘，取第二层加衬印模，凝固后分别取出托盘和印模膏块。

4）在口腔外进行拼对（图10-13），接缝处用蜡固定后灌注模型。

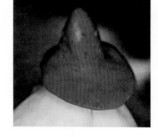

图10-11　印模膏塑形图

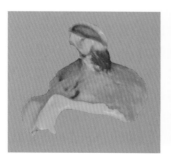

图10-12　缺损腔印模制取图

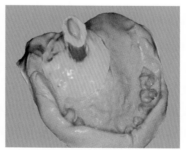

图10-13　口外拼接终印模

（3）分段印模法　此法适用于张口受限的患者，以及用其他方法未能取得完整的印模者。其操作步骤如下。

1）选择左、右半侧托盘各一只。

2）先用半侧托盘取一侧的印模，腭侧印模边缘应超过腭中缝至少1cm，然后灌注石膏模型。

3）在石膏模型上按设计要求制作该侧的卡环和恒基托，然后戴入患者口内。

4）用另半侧托盘取得另一侧印模，要求腭侧印模边缘盖过恒基托至少2cm。

5）取出印模和恒基托，按原位在口外拼对，并用蜡固定后灌注模型。然后制作另一侧的卡环和恒基托，并与对侧基托连接成一完整的恒基托，最后在恒基托上制作𬌗堤，记录颌位来重建颌位关系，排牙，常规完成修复体。

2. 固位方法　颌骨缺损后，由于相关组织大量缺失，修复体得以支持和固位的组织大为减少，所以治疗中必须根据患者口腔具体情况，尽量利用现有组织，设计出多种固位方法，临床上常用的固位方法如下。

（1）卡环固位法　卡环是一种较好的固位体，在修复治疗中，应首先考虑卡环固位法，当其固位力不足时，可选用其他固位法（图10-14，图10-15）。

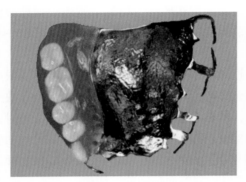

图10-14　上颌赝复体（腭面观）

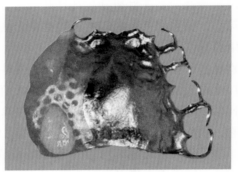

图10-15　上颌赝复体（组织面观）

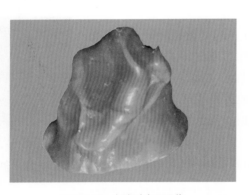

图10-16　组织倒凹固位

（2）组织倒凹固位　利用组织倒凹实现修复体固位是修复临床常用的方法，如部分上颌骨缺损后，其缺损腔的鼻腔侧常有一个较大的倒凹区，以硅橡胶等弹性材料制成富于弹性的阻塞器，使其发生弹性变形后进入倒凹区然后阻塞器再依靠弹性恢复原来的形状，即可稳固地保持在缺损腔内，获得良好的固位（图10-16）。

（3）附着体固位法　利用残根、残冠，根管治疗后接入磁性附着体或球帽附着体，修复体通过附着体取得固位的方法。磁性附着体具有固位可靠、操作简单、可自动复位无须调节修理、不传递侧向力，以及应用范围广等优点，现已成为改善颌骨修复体固位的重要手段。磁性附着体的应用方式主要有4种：①将衔铁设置在余留牙根或残冠上，而将闭路磁体设置在义齿或赝复体的对应部位；②将衔铁和闭路磁体分别设置在修复体的两部分的相应位置上；③将衔铁设置在种植体顶端，作为种植体的上部结构，而将闭路磁体设置在修复体的对应部位；④将衔铁设置在种植体或牙根支持的金属支架上，将闭路磁体设置在修复体相应部位，利用衔铁与闭路磁体间的磁引力便于修复体获得良好的固位。

（4）种植体固位法　种植体是颌骨缺损修复中重要的固位和支持结构，利用种植体可以植入任何有足量骨组织部位这一特点，即可在缺损区或邻近骨上植入种植体，解决修复体的支持和固位问题。种植体具有多种上部结构。在颌骨缺损修复中应用最多的是杆卡式、磁附着式和螺丝固定式3种上部结构。

3. 重建咬合关系　颌骨缺损后，尤其是由外伤引起或者先天性唇腭裂者，咬合关系往往发生紊乱，有的患者可能只有个别牙有咬合接触，从而严重影响了面部外形和生理功能的发挥。所以在进行颌骨缺损修复治疗时，通常可采用选磨、人造冠修复、𬌗垫、双重牙列，以及翼状颌导板等方法来重建患者的咬合关系。

五、上颌骨缺损的修复

上颌骨缺损患者的赝复体修复治疗一般可分为3个阶段。

1. 第一阶段 即刻外科阻塞器修复阶段，亦即腭护板修复阶段，是在上颌骨手术前预制，在外科切除术后即刻戴上的修复体。这种修复体需要经常地、间隔地对其做修改，以适应缺损区组织愈合时的快速变化，腭护板主要作用是在手术后初期，恢复和保持口腔功能在适当的水平。

2. 第二阶段 暂时义颌修复阶段。通常在术后2～6周时进行，目的是给患者提供一个较舒适且有一定功能的修复体，直到组织完全愈合。暂时义颌的阶段是可变的，如果患者的缺损腔小，而腭护板又比较合适，也可不用制作暂时义颌，可在腭护板的基础上添加、修改后戴用。当手术切除范围与手术前决定的有变化，手术后组织快速改变程度大和缺损广泛时，就迫切需要重新做一个暂时义颌。是否需要制作、何时制作暂时义颌，取决于患者的状况及腭护板的功能水平。

3. 第三阶段 正式义颌修复阶段。患者在术后2～3个月缺损腔组织愈合良好，大小稳定后，这时就必须制作永久性正式义颌进行修复。正式义颌修复阶段可采用的修复体较多，有中空式义颌、颊翼开顶式义颌、颧颊翼义颌、种植体固位义颌等。

（一）腭护板

腭护板是在上颌骨术前取印模并预先制成，在手术后能立即戴上的一种暂时性修复体，亦称即刻外科阻塞器。若手术前未能预制腭护板，也可在术后6～10天再制作，又称为延迟外科阻塞器。

腭护板的制作方法及要求与可摘局部义齿的制作方法和要求基本相同。以下简单介绍几种有代表性的腭护板的制作方法。

1. 腭部手术护板的制作

（1）牙体预备 首先在上颌两侧后牙中选择4颗基牙，以备卡环固位。一般选用第一前磨牙和第一磨牙，并尽量利用自然间隙。采用可摘局部义齿的制作方法预备间隙卡环沟。

（2）取模灌模 常规制取印模、灌注模型。在模型上用石膏将腭盖部填没，使护板离开腭盖5～8mm，以便留出手术后安放敷料的位置。如系腭裂手术者，除腭缺损区应填补外，同样也须将腭盖部填没。

（3）制作卡环 同可摘局部义齿的制作方法弯制间隙卡环，用软化的基底蜡片均匀地铺放在模型的腭侧，并固定好卡环的位置。

（4）完成护板 同可摘局部义齿的制作方法形成蜡基托蜡型，蜡型边缘应与牙冠腭面贴合，后缘应到达软腭。然后经装盒、填塞、磨光完成。手术前尚需进行口内试戴，修改合适后，浸入消毒液内（苯扎溴铵溶液）备用。

2. 上颌骨部分切除腭护板的制作

（1）牙体预备 根据手术切除的范围在健侧选择3～4颗基牙。按可摘局部义齿的制作方法进行牙体预备。

（2）取模灌模 常规制取印模、灌注模型。在模型上，按手术范围将须切除的牙槽嵴连同牙齿一起刮除，并挖深少许，降低其高度，减小宽度，特别是前面的区域，以减轻对皮肤和唇的张力。

（3）制作卡环 同可摘局部义齿的制作方法，用不锈钢丝弯制卡环和蜡将卡环固定。

（4）完成护板 同可摘局部义齿的制作方法，形成护板蜡型，护板蜡型应包括整个腭部，在手术区尚需延伸至软腭，唇、颊侧边缘应厚而圆钝，以免擦破黏膜。常规装盒、填塞、热处理即制成树脂护板。

3. 上颌骨全切除腭护板的制作

（1）取模灌模　按颌骨缺损的印模要求制取上、下颌印模，灌注成模型后，按正中关系上𬌗架。

（2）制作蜡型　制作蜡型前，在上颌模型上用石膏刀修去牙槽嵴。若设计制作用细不锈钢丝结扎到颧骨、鼻棘、剩余牙槽嵴上，或固定到剩余硬腭上的腭托，则按前述腭护板制作要求完成蜡型。若设计成拱形护板，则用基托蜡制作拱形护板的蜡型，两侧后牙区做蜡𬌗堤，护板的拱形部分与患者腭部的高度和形态相似，前牙区不做𬌗堤，以备患者进食。

（3）完成护板　常规装盒，填塞、磨光完成。修改合适后，消毒备用。

（4）戴用护板　腭托的戴用需在手术过程中用细不锈钢丝结扎到颧骨、鼻棘、剩余牙槽嵴上，或固定到剩余硬腭上。术后戴用的拱形护板，因其只能依靠下颌牙列固位，故手术后尚需用绷带将下颌骨固定于头部，利用下颌骨固定拱形护板。

腭护板戴用后需在术后6～8天取下，去除填塞的敷料，清洗伤口及腭护板，并对腭护板进行修改。另外要嘱咐患者夜间也需戴腭护板。这是因为患者术后愈合早期，伤口收缩变化很快，如夜间不戴，第二天早上戴时会感到困难和疼痛。教会患者及家属如何护理阻塞器，保持缺损腔的清洁卫生。通常2周复诊一次。

（二）正式义颌

在患者术后3～6个月，缺损组织愈合良好且大小稳定后，可制作正式义颌。上颌骨单侧、前部或后部缺损者由于缺损处没有骨支持，所以患者正式义颌修复治疗应采用以下方法来防止义颌翘动：对上颌骨切除的无牙颌患者，设计用种植体固位法，采用解剖式后牙，功能尖排列在牙槽嵴顶上，并无侧方𬌗干扰；利用尽可能保存下来的牙或牙根；尽量减轻义颌重量；义颌的阻塞器部分延伸进入缺损腔；从剩余腭部组织结构来获得固位、稳定和支持。以下主要介绍上颌骨单侧缺损，健侧有较多余留牙患者，采用中空式分段义颌进行修复。上颌骨缺损的修复设计制作要点如下。

中空义颌主要靠健侧的余留牙和患者的组织倒凹来固位，所以义颌不稳定、基牙易受损伤、咀嚼功能差等，部分患者因为瘢痕挛缩，开口受限，采用分段式赝复体修复，利用剩余腭部组织结构来获得多一些的固位、稳定和支持，也减轻了对基牙的损伤，患者摘戴义齿更加方便，能较好地恢复美观和咀嚼功能。

1. 牙体预备　在健侧选择3～4颗以上的基牙放置卡环，按可摘局部义齿的制作方法进行牙体预备。

2. 分段式取模灌模，灌注模型。

3. 制作阻塞器　用硬质硅橡胶制作阻塞器，进入倒凹区域衬软质硅橡胶，可让患者试戴1周。

4. 患者完全适应阻塞器后，按可摘局部义齿的制作方法取模、铸支架、排牙、试戴、制成局部义齿，利用支架将修复体所承受的𬌗力部分传递到阻塞器，从而使修复体获得满意的修复效果（图10-17，图10-18）。

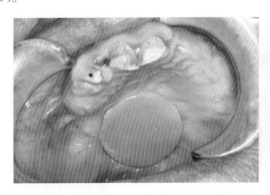　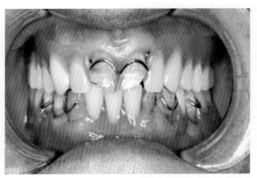

图10-17　阻塞器（赝复体）戴入口内　　　　图10-18　义齿戴入口内（正面）

六、下颌骨缺损的修复

下颌骨缺损多数是由位于舌、口底、下颌骨和周围组织恶性肿瘤的切除、火器伤、创伤，以及放射性骨坏死去除死骨等原因引起，偶尔也因治疗颌骨骨髓炎而引起。

下颌骨缺损的修复不同于上颌骨缺损修复，常需应用一些特殊技术和方法。除外科手术修复方式外，基本上是运用固定义齿、可摘义齿和种植义齿等一些技术方法，还有下颌导板治疗等方法。其中翼状导板是最常被采用的。这种带翼导板可以控制下颌余留骨段，阻挡其偏移，使下颌骨余留段保持在原来的位置上，为后期治疗及修复创造条件。本节即介绍翼状导板的制作工艺。

1. 基牙预备　在选择的基牙上，以小柱状金刚砂车针制备出卡环间隙沟。卡环设计为弯制钢丝卡环时预备深度约1mm，若设计整体铸造的导板及铸造卡环，预备按要求可适当加深加宽。

2. 取模灌模　用成品托盘或个别托盘法制取上颌印模；采用分段印模法或个别托盘法制取余留下颌骨的印模；对于已严重偏斜移位的下颌骨，可采用分瓣印模法取全余留骨段的印模，用人造石灌注模型。

3. 正中𬌗位　将灌注好的上、下颌模型按照正中咬合关系对合在一起，加蜡固定后，转移到𬌗架上。

4. 制作导板　打开𬌗架，用铅笔在上颌模型腭部画出基托范围及卡环位置，按照共同就位道方向填上颌后牙腭侧颈部倒凹、下颌余留牙舌侧颈部倒凹，注意这些部位的倒凹不能填得过多，以便使导板与牙体能保持密切接触，增加导板的抗力。然后弯制卡环，并将所弯制的间隙卡或圆环形卡用蜡固定于模型上，用约2mm厚的蜡片制作腭部基托。非翼板侧的基托边缘止于上颌牙腭侧导线𬌗向1mm处，翼板侧的基托边缘应与𬌗面平齐，用3mm厚的软蜡片贴附在余留下颌骨段牙的舌侧，并压出相应的形态，高度较牙冠高约2mm为宜，以覆盖全部余留后牙及尖牙为宜，而后关闭𬌗架，使上、下颌牙列保持广泛密切的接触关系，将上颌的腭部基托与下颌牙舌侧的翼状导板固定连接成一个整体。最后将蜡型喷光，形成完整的翼状导板蜡型。将蜡型装盒、充填、热处理，即完成翼状导板制作。

5. 试戴翼状导板　将制作完成的翼状导板戴入上颌牙，检查基托边缘长短、固位情况是否合适。在张口位将余留的下颌骨段向外牵拉，越过翼板后再闭口，此时余留牙颌骨便被动地沿着翼板滑向正中𬌗位，并保持在正中𬌗位上。当患者张口时，下颌牙即沿着导板滑至开口位。

以上方法可用于双侧或单侧翼状导板的制作，可调节式导板制作方法则同可摘局部义齿。

七、面部缺损的修复治疗

颜面部在人的外貌特征中占据重要的位置，还承担人体感觉、呼吸、摄食和情感等重要功能。面部缺损给患者带来的心理创伤常远大于其他部位。因此，面部缺损的仿生修复对于不能采用手术等方法恢复的患者来说具有非常重要的意义。

面部缺损的修复治疗原则如下。

1. 早期修复　面部缺损的修复治疗虽然主要是恢复缺损区的外形，但对保护创面、防止周围组织挛缩，以及恢复患者咀嚼、吞咽、语音等生理功能非常有利，所以必须以早期修复为原则。

2. 尽可能地恢复面部容貌　用于面部缺损修复的修复体，除了形态外，修复体色泽及透明度应力求自然，并且质地要柔软，以达到逼真的效果。

3. 要有足够的固位　由于面部缺损的修复体显露在外面，易受到碰撞或挤压，所以必须有足够的固位力，以免松动脱落。

4. 修复体轻巧、使用方便和舒适耐用。

自 测 题

A₁型题

1. 附着体义齿不包括（   ）
   A. 附着体   B. 卡环
   C. 人工牙   D. 基托
   E. 连接体

2. 以下不是附着体义齿优点的是（   ）
   A. 增加义齿固位和稳定
   B. 避免暴露卡环影响美观
   C. 容易清洁
   D. 恢复患者较高的咀嚼效率
   E. 临床应用范围广泛

3. 安置在基牙部分的附着体阴性结构镶嵌在基牙牙冠内，不突出于牙冠外，附着体阳性结构设置在义齿上。此种附着体为（   ）
   A. 冠外附着体   B. 半精密附着体
   C. 弹性附着体   D. 冠内附着体
   E. 精密附着体

4. 决定套筒冠义齿基托伸展范围的因素中不包括（   ）
   A. 缺牙部位   B. 基牙牙周情况
   C. 义齿的支持形式   D. 患者的要求
   E. 𬌗力大小

5. 下列基牙不适合设计非缓冲型套筒冠固位体的是（   ）
   A. 死髓牙   B. 残冠
   C. 扭转牙   D. 前牙
   E. Ⅰ度松动牙

（程 涛）

参考文献

杜士民，黄呈森，2014. 全口义齿工艺技术. 北京：科学出版社

冯海兰，徐军，2013. 口腔修复学. 2 版. 北京：北京大学医学出版社

冯希平，2020. 口腔预防医学. 7 版. 北京：人民卫生出版社

宫苹，2020. 口腔种植学. 北京：人民卫生出版社

李新春，2014. 口腔修复学. 2 版. 北京：科学出版社

孟焕新，2020. 牙周病学. 5 版. 北京：人民卫生出版社

张志愿，2020. 口腔颌面外科学. 8 版. 北京：人民卫生出版社

赵铱民，2020. 口腔修复学. 8 版. 北京：人民卫生出版社

自测题答案

第2章
1. C　2. B　3. C　4. D　5. D　6. A

第3章
1. D　2. C

第4章
1. C　2. E　3. A　4. E　5. D　6. B　7. C　8. E　9. E

第5章
1. E　2. B　3. A　4. C　5. A　6. E　7. E　8. B　9. A

第6章
1. C　2. D　3. E　4. B　5. D　6. D　7. D　8. B

第7章
1. E　2. C　3. A　4. E　5. D　6. C　7. D　8. C　9. B　10. C

第8章
1. B　2. E　3. A　4. A

第9章
1. D　2. C　3. D

第10章
1. B　2. C　3. D　4. D　5. E